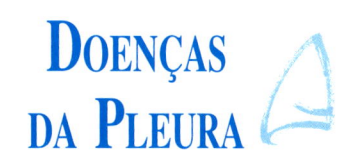

DOENÇAS
DA PLEURA

PNEUMOLOGIA E TISIOLOGIA

Outros livros de interesse

Bethlem — Pneumologia 4ª ed.
Capone — Série Cadernos de Radiologia Torácica
  Vol. 1 Introdução ao Estudo da Tomografia Torácica
  Vol. 2 Tomografia Computadorizada de Alta-Resolução —
    Nas Doenças Intersticiais Pulmonares com Correlação
    Anatomopatológica
  Vol. 3 A Tomografia Computadorizada no Estudo
    do Nódulo Solitário
  Vol. 4 A Tomografia Computadorizada nas Supurações
    Broncopulmonares e nas Doenças da Pleura
  Vol. 5 A Tomografia Computadorizada no Diagnóstico
    da Tuberculose Pulmonar e Extrapulmonar
  Vol. 6 A Tomografia Computadorizada na Avaliação
    do Mediastino
  Vol. 7 A Tomografia Computadorizada na Avaliação
    das Pneumopatias Relacionadas à AIDS
  Vol. 8 A Tomografia Computadorizada Espiral no Estudo
    das Doenças Pulmonares
Carvalho — Ventilação Mecânica (Vol. 1) Básico
Terzi — Ventilação Mecânica (Vol. 2) Avançado
Clemax — Tuberculose na Infância
Dirceu Costa — Fisioterapia Respiratória Básica
Gilvan — A Tuberculose sem Medo
Gilvan — Tuberculose: Do Ambulatório à Enfermaria 2ª ed.
Grumach — Alergia e Imunologia na Infância e na Adolescência

Jansen — Pneumopatias Intersticiais Difusas
Jansen — Prática Pneumológica — 101 Casos Selecionados
  do Dia-a-Dia
Kopelman e Grinsburg — Distúrbios Respiratórios
  no Período Neonatal
Levene e Davis — Dor Torácica: Seu Diagnóstico
  e o Diagnóstico Diferencial
Menna Barreto — Semiologia do Aparelho Respiratório
Morrone e Fiuza de Mello — A Tuberculose
Negreiros — Alergologia Clínica
Novais — Como Ter Sucesso na Profissão Médica 2ª ed.
Pessoa — Pneumologia Clínica e Cirúrgica
Protásio da Luz — Nem só de Ciência se Faz a Cura
Rozov — Doenças Pulmonares em Pediatria — Diagnóstico
  e Tratamento
Rufino — Testes de Função Respiratória — Do Laboratório
  às Aplicações Clínicas com 100 Exercícios para Diagnóstico
SPPT (Soc. Paul. Pneum. Tisiol.)
  Vol. 1 Pneumologia — Atualização e Reciclagem 96
  Vol. 2 Pneumologia — Atualização e Reciclagem 97/98
  Vol. 3 Pneumologia — Atualização e Reciclagem 2000
Taylor — Terapêutica Respiratória Intensiva — Conduta, Técnica e Prática
Vallada — Manual de Exames de Escarro com Estudo
  das Secreções das Vias Aéreas Superiores
Williams — Asma — Guia Prático para o Clínico

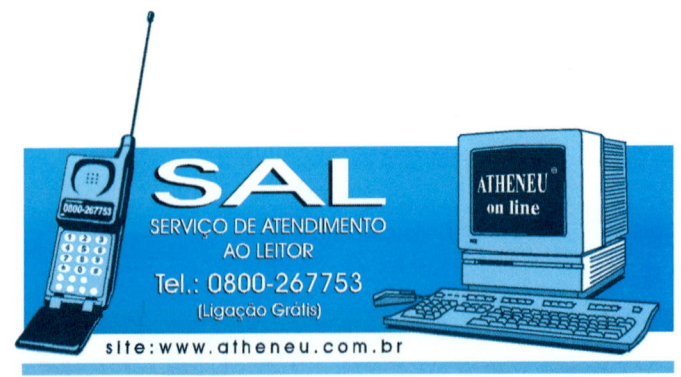

SAL
SERVIÇO DE ATENDIMENTO AO LEITOR
Tel.: 0800-267753
(Ligação Grátis)
site: www.atheneu.com.br

ATHENEU on line

O PRONTO ATENDIMENTO DE SUAS DÚVIDAS E SUGESTÕES

Doenças da Pleura

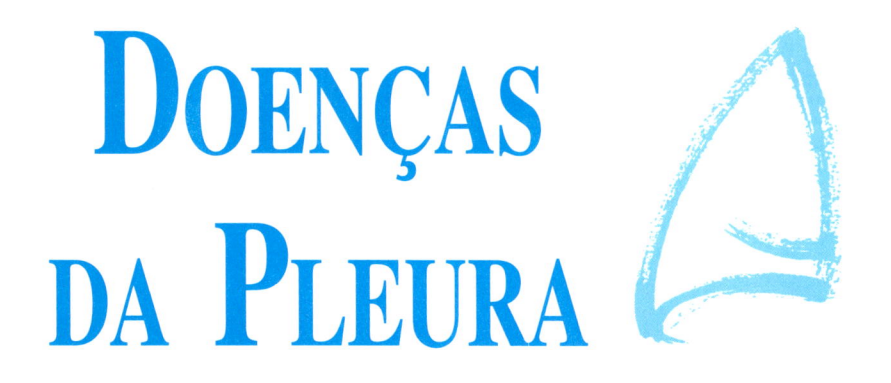

Antonio M. S. Chibante
Professor Adjunto de Pneumologia da Universidade do Rio de Janeiro

Simone Miranda
Especialista em Pneumologia pela Universidade do Rio de Janeiro

Atheneu
São Paulo • Rio de Janeiro • Ribeirão Preto • Belo Horizonte

EDITORA ATHENEU	São Paulo —	Rua Jesuíno Pascoal, 30
		Tels.: (11) 222-4199 • 220-9186
		Fax: (11) 223-5513
		E-mail: atheneu-sp@atheneu.com.br
	Rio de Janeiro —	Rua Bambina, 74
		Tel.: (21) 2539-1295
		Fax: (21) 2538-1284
		E-mail: edathe@terra.com.br
	Belo Horizonte —	Rua Domingos Vieira, 319 — Conj. 1.104

PLANEJAMENTO GRÁFICO/CAPA: Equipe Atheneu

Dados Internacionais de Catalogação na Publicação (CIP)
(Câmara Brasileira do Livro, SP, Brasil)

Aleitamento Materno / editor José Dias Rego. —
São Paulo: Editora Atheneu, 2001.

Vários colaboradores.

1. Aleitamento materno 2. Amamentação 3. Leite humano
I. Rego, José Dias.

01-3249

CDD-649.33
NLM-WS 120

Índices para catálogo sistemático:
1. Aleitamento materno : Puericultura   649.33
2. Amamentação materna : Puericultura   649.33

Chibante A. M. S., Miranda S.
Doenças da Pleura

© Direitos reservados à EDITORA ATHENEU — São Paulo, Rio de Janeiro, Ribeirão Preto, Belo Horizonte — 2002

À Sonia, Suzana e Fernanda

À Carolina

Agradecimentos

*À Flávia Patrícia S. Pereira pela presteza e
determinação na digitação dos originais.*

*À Laudiceia Monteiro da Silva pelo suporte e
boa vontade nos procedimentos
de acesso à cavidade pleural.*

Prefácio

As doenças da pleura não estão ligadas, única e exclusivamente, à pneumologia uma vez que o acometimento direto, ou indireto, do tecido pleural pode ser identificado em quase todas as especialidades.

Apesar do acesso à cavidade não apresentar dificuldades, uma porcentagem variável de derrames pleurais pode cursar sem o diagnóstico causal, permanecendo rotulados como "pleurites inespecíficas" até que manobras mais invasivas esclareçam a situação. Por outro lado, a disponibilidade de novos parâmetros visam fornecer diagnósticos anteriormente mais difíceis de serem atingidos, do mesmo modo que o estudo endoscópico através da videotoracoscopia não só abrange a avaliação da pleura como do pulmão e de outras estruturas intratorácicas. Alguns métodos terapêuticos mais recentes, como a válvula pleuroperitoneal e o emprego de agentes fibrinolíticos, assim como a análise das citocinas, vieram enriquecer e agilizar não só o tratamento como o diagnóstico etiológico de determinados derrames.

Doenças da Pleura tem como finalidade facilitar a compreensão do acometimento pleural, oferecendo à classe médica, em geral, a abordagem do assunto num estilo objetivo, conciso e atualizado, complementado por tabelas, fluxogramas e ilustrações que tornam os temas apresentados bastante acessíveis.

Rio de Janeiro, verão de 2002

Antonio M. S. Chibante
Simone Miranda

Sumário

1 Anatomia e Embriologia, 1

2 Fisiologia do Espaço Pleural, 5

3 Abordagem Semiológica na Doença Pleural, 7

4 Estudo da Pleura por Imagem, 11

5 Estudo do Líquido Pleural (LP), 23

6 Transudatos e Exsudatos, 29

7 Abordagem da Cavidade Pleural, 33

8 Derrame Pleural Tuberculoso (DPT), 39

9 Derrame Pleural Parapneumônico (DPP), 45

10 Empiema (EMP), 51

11 Derrame Pleural por Vírus (DPV), 59

12 Derrame Pleural por Fungus (DPF), 63

13 Derrame Pleural por Parasitas (DPPa), 67

14 Derrame Pleural na Síndrome da Imunodeficiência Adquirida (SIDA), 71

15 Derrame Pleural Neoplásico (DPN), 75

16 Mesotelioma (MT), 85

17 Quilotórax (QTX), 91

18 Pseudoquilotórax (P-QTX), 97

19   *Hemotórax (HTX), 99*

20   *Derrame Pleural nas Doenças Colágeno-vasculares, 105*

21   *Derrame Pleural Pós-Embolia Pulmonar (DPPE), 113*

22   *Derrame Pleural de Origem Cardíaca (DPC), 119*

23   *Derrame Pleural Induzido por Drogas (DPID), 125*

24   *Derrame Pleural de Origem Infradiafragmática, 131*

25   *Miscelânea, 141*

26   *Derrame Pleural de Causa Indeterminada (DPCI), 147*

27   *Pneumotórax (PTX), 155*

28   *Derrame Pleural em Pediatria (DPPed), 165*

29   *Derrame Pleural na Unidade de Tratamento Intensivo (UTI), 171*

30   *A Pleura nas Doenças Ocupacionais, 177*

CAPÍTULO 1

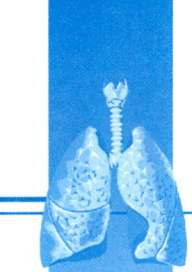

Anatomia e Embriologia

O desenvolvimento da cavidade celômica conduz à formação da cavidade pleural, tornando-a diferenciada e apta para receber os futuros pulmões. Estes são revestidos por tecido mesenquimal, cobertos posteriormente por fina camada de células mesoteliais, que corresponde ao esboço da pleura visceral que, por sua vez, revestirá os diversos lobos, definindo as cissuras interlobares. O revestimento da cavidade pleural pelas células mesoteliais conduz à formação de pleura parietal.

CÉLULA MESOTELIAL PLEURAL

As células mesoteliais se unem, vigorosamente, umas às outras sem afetar a permeabilidade intercelular. São células alongadas e de núcleo proeminente que se salientam para a cavidade pleural e contêm microvilosidades. As microvilosidades mais comuns na pleura visceral apresentam três funções importantes: a) aumentam a superfície de contato; b) favorecem maior absorção celular e c) diminuem o atrito entre as duas membranas.

As células mesoteliais livres podem mimetizar os macrófagos devido aos prolongamentos típicos e ao aumento do número de organelas intracelulares. Também podem ser confundidas com células neoplásicas, induzindo a erro diagnóstico. Devido à sua capacidade de absorção, têm papel coadjuvante na manutenção do espaço pleural livre de líquido (Fig. 1.1).

A célula mesotelial, quando ativada, provoca a liberação de citocinas quimiotáxicas que participam do processo inflamatório. Os tipos de citocinas liberadas dependem da qualidade

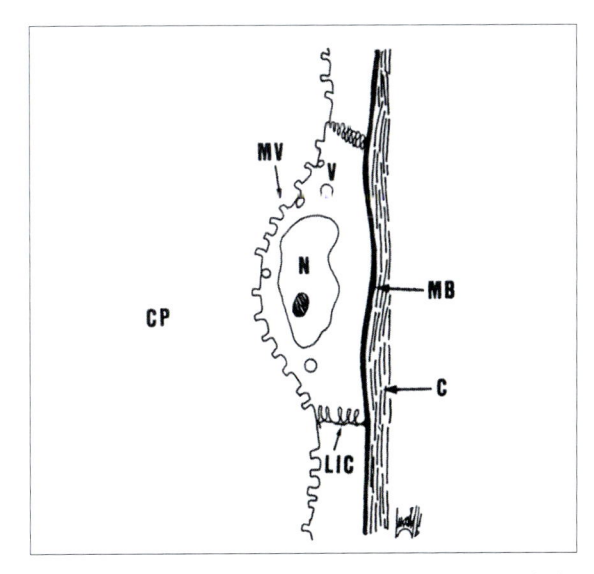

Fig. 1.1 — Célula mesotelial pleural. MV: microvilosidade; N: núcleo; LIC: ligação intercelular; CP: cavidade pleural; MB: membrana basal; C: tecido conjuntivo.

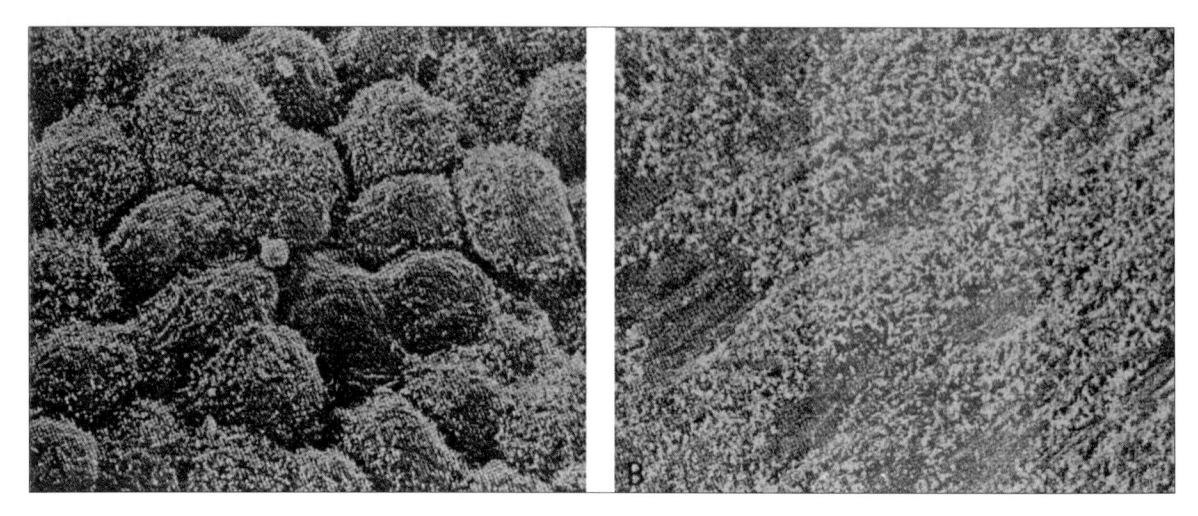

Fig. 1.2 — Scanning microscópico eletrônico da pleura. A. Percebe-se as saliências das células mesoteliais e os limites intercelulares. Notar a riqueza de microvilosidades celulares (aumento original: X1.300). B. Aspecto mais indistinto do conjunto mesotelial, observando-se distribuição irregular das microvilosidades (aumento original: X250). (De Wang, N.S.: The regional difference of pleural mesothelial cells in rabbits. Am. Rev. Respir. Dis., 110: 623-633, 1974.)

do estímulo sobre a célula mesotelial. Lipopolissacarídios bacterianos, TNFα e IL-1β, por exemplo, promovem ativação da célula mesotelial com liberação de quimiocinas específicas (C-C e C-X -C). A proteína 1-quimioatrativa do monócito (MCP-1) e a IL-8 atuam na migração de leucócitos para o espaço pleural. Macrófagos ativados também estimulam a célula mesotelial na produção de IL-8 além de NO. Por outro lado, a recuperação (haptotaxia) da camada mesotelial parece estar ligada à presença de MCP-1 e de IL-2, assim como à concentração local de NO.

Nos processos inflamatórios e infecciosos, com exceção da pleurite tuberculosa, as células mesoteliais reagem de imediato e podem descamar em concentrações elevadas formando, inclusive, verdadeiros grumos celulares. Algumas observações têm evidenciado aumento do número de células mesoteliais em portadores da Síndrome da Imunodeficiência Adquirida (Aids). As células descamadas podem ser classificadas como *degeneradas*, nos derrames mais arrastados, e apresentam vacúolos no citoplasma que podem coalescer — devem ser diferenciadas dos macrófagos e dos adenocarcinomas; *atípicas*, que podem sugerir malignidades e reativas, com filamentos em volta do núcleo e presença de vacúolos, podendo sofrer mitose; *hiperplásicas*, maiores, com vários núcleos, grandes e longas microvilosidades.

A apoptose das células mesoteliais pode ser induzida e bem estudada quando exposta a partículas de asbestos e de wolastonita (Fig. 1.2).

Conteúdo Habitual da Cavidade Pleural

Apesar de ser considerado como um espaço virtual, existe na cavidade pleural pequena quantidade de líquido, células, proteínas e íons. O volume de líquido é pequeno, mas variável e tende a aumentar com o exercício. As oscilações são de ordem de 1ml, em repouso, até 20ml pós-exercício.

Cerca de 700ml de líquido passam diariamente pelo espaço pleural, sendo absorvidos em velocidade igual à sua formação.

É normal a presença de células mesoteliais, monócitos e linfócitos, assim como macrófagos em pequena proporção. Também pode ser detectada a presença de glóbulos vermelhos em indivíduos normais. Tanto a presença de células como a concentração protéica colaboram para a manutenção da pressão oncótica no espaço pleural.

A concentração local de proteínas é de cerca de 1,77g% com predomínio da albumina sobre as globulinas. Todos estes componentes concorrem para manter a pressão oncótica local em torno de 6,0cmH_2O. As concentrações iônicas (Na, K e Cl) são semelhantes às do plasma, mas os íons bicarbonato acham-se em valores 25% acima dos do plasma, elevando o pH local para cerca de 7,64 (Tabela 1.1).

Tabela 1.1 Valores Médios no Líquido Pleural Normal	
Volume livre	1–20ml
Volume mobilizado	700ml/24h
Proteínas	1,77g%
Pressão oncótica	6cmH$_2$O
pH	7,64

Vascularização das Membranas Pleurais

A pleura parietal recebe sangue de capilares provenientes da circulação arterial sistêmica através das artérias intercostais e mamária interna. A pleura mediastínica recebe sangue das artérias pericardiofrênicas, enquanto sua porção diafragmática é suprida por ramos das artérias frênicas superiores e musculofrênicas. A drenagem venosa é feita pelas veias ázigos, hemiázigos e mamárias internas.

A pleura visceral recebe sangue das artérias pulmonares e, ocasionalmente, das artérias brônquicas. Os capilares deste folheto têm maior calibre, de modo a favorecer menor pressão hidrostática, fundamental para a absorção do líquido pleural. A drenagem venosa dá-se pelas veias pulmonares e brônquicas, em nível hilar.

Circulação Linfática

No folheto parietal a drenagem linfática se processa para os gânglios que acompanham a artéria torácica interna e para os nódulos das extremidades costais. Já os gânglios mediastinais recebem linfa da pleura diafragmática. Existem aberturas linfáticas para a cavidade pleural, principalmente nas zonas mais baixas da pleura mediastínica e região costal, que se comunicam com lagos linfáticos subpleurais e favorecem a absorção de partículas e células.

No folheto visceral a rede linfática é desenvolvida e direciona a linfa para os gânglios hilares e brônquicos. Comunicações entre linfáticos pleurais e peritoneais são comuns, principalmente à direita.

O exercício aumenta o fluxo linfático local.

Inervação Pleural

Fibras do plexo autônomo pulmonar desprovidas de estruturas algirreceptoras se distribuem pela pleura visceral, por isso não há referência à dor quando ela é atingida, enquanto a pleura parietal recebe terminações sensoriais provenientes dos nervos intercostais, que também inervam a periferia da pleura diafragmática. A zona central da pleura diafragmática, no entanto, recebe fibras provenientes do nervo frênico, motivo pelo qual a irritação pneumônica neste nível pode se representar por dor referida no ombro homólogo. A pleura parietal, nos ápices pulmonares, recebe ramos provenientes do plexo braquial.

Bibliografia

1. Antony VB et al. Pleural cell biology in health and disease. Am Rev Resp Dis 145: 1236-1239; 1992.
2. Black LF. The pleural space and pleural fluid. Mayo Clin Proc. 47: 493-606; 1972.
3. Chibante AMS. Doenças da Pleura. Ed. Revinter, Rio de Janeiro; 1992.
4. Dinarello CA. Proinflammatory cytokines. Chest 2000; 118:503-8
5. Gonzalez JF, Costa JR. Citologia respiratoria y pleural. Ed. Medica Panamericana, Madrid; 1996.
6. Hua CC et al. Proinflammatory cytokines and fibrinolytitic enzymes in tuberculous and malignant pleural effusions. Chest 116:1292-6; 1999.
7. Idell S et al. Pathways of fibrin turnover of human pleural mesothelial cells in vitro. Am J Respir Cell Mol Biol 7:414-426; 1992.
8. Lauweryns IM et al. Alveolar clearance and role of the pulmonary lymphatics. Am Rev Resp Dis. 115: 625-683; 1977.
9. Light RW. Pleural Diseases. Williams & Wilkins, Baltimore; 3rd ed. 1995.
10. Mohammed KA et al. Mycrobacterium-mediated chemokine expression in pleural mesothelial cells: role of C-C chemokines in tuberculous pleurisy. J Infect Dis 178:1450-6; 1998.
11. Nasreen N et al. Talc-induced expression of C-C and C-X-C chemokines and intercellular adhesion molecule-1 in mesothelial cells. Am J Respir Crit Care Med 158:971-8; 1998.
12. Owens MW et al. Inhibition of pleural mesothelial cell collagen synthesis by nitric oxide. Free Radic Biol Med. 21:601-7; 1996.
13. Peng MJ et al. Subclinical surface alterations of human pleura. Chest 106:352-353; 1994.
14. Spencer H et al. Pathology of the lung. Pergamon Press Ld. Oxford 3rd ed. Volume 1-1:13; 1977.
15. Wang NS. The preformed stomas connecting the pleural cavity and lymphatics in parietal pleura. Am Rev Resp Dis 111:12-20; 1975.
16. Wang NS. Anatomy and physiology of the pleural space. Clin Chest Med 6:3-16; 1985.

CAPÍTULO 2

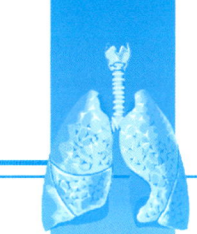

Fisiologia do Espaço Pleural

Por ser membrana permeável, a pleura parietal obedece a uma seletividade de filtração que permite a saída de líquido e proteínas para o espaço pleural. Na mesma velocidade em que o líquido é produzido, a pleura visceral o absorve, não permitindo o acúmulo do mesmo em condições normais.

A resultante das forças de retração elástica pulmonar e da oposição da parede torácica é um vetor que corresponde à pressão do espaço pleural. Em situação de repouso esta pressão é de $5 cmH_2O$.

O funcionamento dos capilares pleurais é semelhante ao dos capilares endoteliais pulmonares, de modo que qualquer agressão local aumenta o espaço interconexão celular, permitindo a saída de líquido e elementos figurados do plasma para o espaço. O aumento da permeabilidade local pode ocorrer por três mecanismos: a) aumento da pressão hidrostática; b) diminuição exagerada da pressão no espaço pleural e c) ação local de mediadores químicos. As duas primeiras situações conduzem à formação de transudato e a terceira à de exsudato.

A concentração protéica normal de 1,77g% favorece uma pressão oncótica de $6 cmH_2O$. Acima de 4g% de proteínas deixa de haver absorção de líquidos pelo folheto visceral. Cerca de 90% do líquido pleural é absorvido pelos capilares da pleura visceral e 10% pelos linfáticos locais. A pressão nos capilares parietais segue o regime da circulação sistêmica, enquanto que nos capilares viscerais o regime é o da circulação pulmonar, o que leva a flagrante diferença tensional a direcionar o líquido da serosa parietal para a visceral. Qualquer barreira ao fluxo linfático (congestão de vasos maiores ou de gânglios centrais ou aumento da pressão venosa sistêmica) favorece o acúmulo de líquido na cavidade.

A regra de Starling aplicada à dinâmica do líquido pleural pode ser estabelecida pela seguinte equação:

$$Pf = K\ [(PHc - PHpl) - (POc - POpl)]$$

Pf = pressão de filtração $(ml/seg.cm^2)$
K = coeficiente de filtração $(ml/seg.cm^2.mmHg)$
PHc = pressão hidrostática capilar ($30 cmH_2O$ na pleura parietal e $11 cmH_2O$ na pleura visceral)
$PHpl$ = pressão hidrostática pleural ($-5 cmH_2O$)
POc = pressão oncótica capilar ($32 cmH_2O$)
$POpl$ = pressão oncótica do líquido pleural ($6 cmH_2O$)

A seletividade de filtração, os níveis tensionais no espaço pleural, a pressão oncótica das proteínas *e as diferentes pressões hidrostáticas dos capilares são fundamentais para manter o equilíbrio local e qualquer alteração de uma delas conduz ao acúmulo anormal de líquido (Fig. 2.1).*

```
Pleura Parietal    Espaço Pleural    Pleura Visceral

    POc  32    ←————    32  ————→  POc

               ————→  6 POp   6  ←————

               ————→   5 Pp   5  ←————

    PHpa       ————→   30    11  ←————  PHv


               ———  +9  ——→       ——— −10 ——→

POc = pressão oncótica capilar
POp = pressão oncótica pleural
Pp  = pressão pleural
PHpa = pressão hidrostática p. parietal
PHv  = pressão hidrostática p. visceral
```

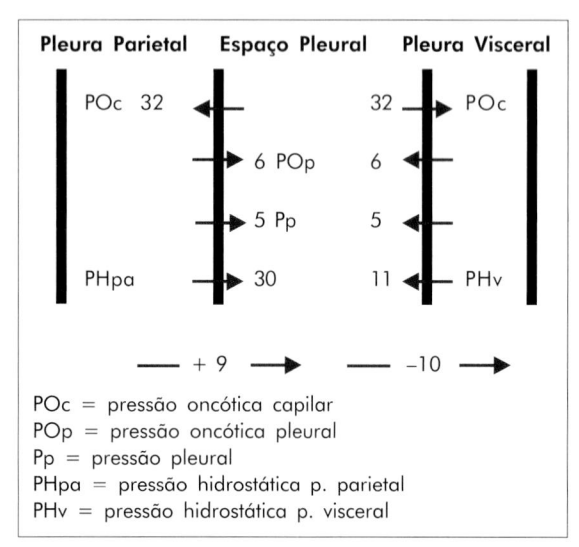

Fig. 2.1 — Fisiologia do líquido no espaço pleural.

Existe um movimento de gases no sentido da pleura parietal para a visceral sem que haja acúmulo, porque a pressão dos gases no sangue venoso é menor do que a atmosférica, o que explica a absorção do ar nos pneumotóraces espontâneos.

O espassamento exagerado das serosas com desaparecimento do espaço pleural, assim como o acúmulo exagerado do líquido na cavidade, conduz ao desequilíbrio da relação V/Q*. As patologias próprias da pleura costumam determinar distúrbios funcionais com aumento do shunt pulmonar e hipoxemia. De acordo com a Fig. 2.1, ao relacionarmos as pressões do lado da pleura parietal com as do espaço pleural, observa-se que desenvolveu-se uma força resultante de $9cmH_2O$ que desloca líquido para a cavidade. Por outro lado, o somatório das diferentes forças que atuam no espaço pleural e no folheto visceral apresenta vetor tensional de $-10cmH_2O$ com desvio de líquido para o capilar pleural. Pelos valores obtidos no confronto entre pressões de filtração e absorção, é de se supor que a tendência seria o desaparecimento completo do líquido, o que deixaria o espaço pleural desprovido da película líquida habitual. Qualquer variação nos valores das forças vetoriais da figura conduz ao desequilíbrio e, sendo assim, o aumento da pressão hidrostática capilar tende ao acúmulo anormal de líquido, o mesmo ocorrendo quando a pressão oncótica das proteínas plasmáticas for menor do que o habitual.

---

*V/Q = ventilação/perfusão

BIBLIOGRAFIA

1. Agostoni E. Mechanics of the pleural space. Phisiol Rev 5:57-128; 1972.
2. Agostoni E, Zocchi L. Starling forces and lymphatic drainage in pleural liquid and protein exchanges. Resp Physiol. 86:271-281; 1991.
3. Black LF. The pleural space and pleural fluid. Mayo Clin. Proc. 17:493-506; 1972.
4. Broaddus VC et al. Removal of pleural liquid and protein by lymphatics in awake sheep. J Appl Physiol. 64:384-390; 1988.
5. Chibante AMS. Doenças da Pleura. Ed. Revinter, Rio de Janeiro; 1992.
6. Dows JB. A technique for measurement of intrapleural pressure. Crit Care Med, 4:207-210; 1976.
7. Light RW. Pleural Diseases. Williams & Wilkins, Baltimore; 3rd ed. 1995.
8. Pistolesi M et al. Pleural liquid and solute exchange. Am Rev Resp Dis. 140:825-847; 1989.
9. Wiener-Kronish JP et al. Interrelation-ship of pleural and pulmonary intersticial liquid. Ann Rev Physial 55:209-26; 1993.
10. Wilson JW. Pulmonary microcirculation in the lung in the critically ill patient. Crit Care Med, Ed. William & Co., Baltimore; 1976.

CAPÍTULO 3

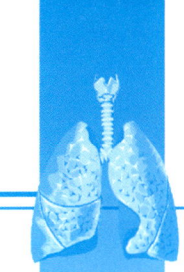

Abordagem Semiológica na Doença Pleural

A semiologia aplicada à caixa torácica pode fornecer noções do estado em que se encontram os folhetos pleurais ou a cavidade pleural. Através da abordagem semiológica podem ser confirmadas determinadas suspeitas radiológicas ligadas à pleura. Nos procedimentos invasivos, a avaliação semiológica prévia do tórax oferece informações qualitativas e quantitativas importantes para o desempenho funcional.

O acometimento pleural costuma apresentar aspectos anamnésicos próprios, principalmente no que tange ao tipo de dor referida, fato importante no diagnóstico diferencial das dores torácicas.

O reconhecimento de sinais próprios de outras enfermidades capazes de atingir a pleura é importante dentro do raciocínio do examinador.

SINTOMAS

- *Dor* — costuma ser forte, tipo pontada ou facada e relacionada com a inspiração e a tosse. É súbita na embolia pulmonar e no pneumotórax. Na pneumonia costuma ser do tipo aguda crescente. Quando referida no ombro pode significar inflamação da zona central da pleura diafragmática. A irritação da pleura mediastínica às vezes se apresenta como dor referida na região anterior do pescoço (Fig. 3.1).

- *Dispnéia* — quando acompanhada de fenômenos dolorosos costuma apresentar-se como taquipnéia de baixo volume corrente. É súbita nos processos embólicos e pneumotórax. Nos processos inflamatórios, infecciosos ou não, é do tipo aguda crescente. Nos derrames de maior volume, principalmente neoplásicos, a dispnéia só se manifesta quando é de maiores proporções.

- *Febre* — quando associada a derrame pleural sugere inflamação de causa infecciosa, colágeno-vascular ou linfomatosa. Algumas infiltrações pulmonares idiopáticas com acometimento da pleura podem vir acompanhadas de febre sem que, obrigatoriamente, se desenvolva derrame pleural.

- *Emagrecimento* — quando associado ao derrame pleural, sugere malignidade ou empiema, e se acompanhado de febre a etiologia tuberculosa ou empiemática parece ser a mais provável.

INSPEÇÃO

A inspeção do tórax oferece indícios razoáveis da situação local e por isso é fundamental confrontar um hemitórax com o outro para que possam ser percebidas quaisquer diferenças. O paquipleuriz de maiores proporções induz à retração dos arcos e espaços intercostais, proporcional à sua intensidade. No entanto, se o paciente for

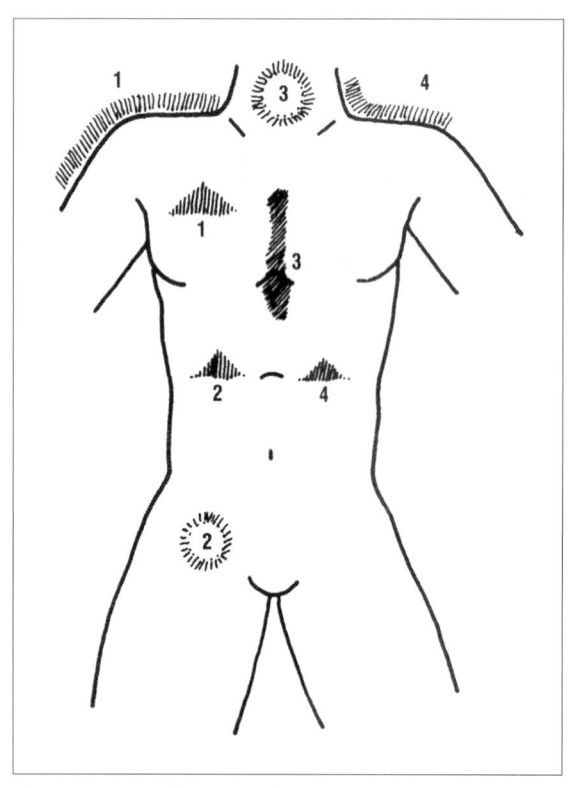

Fig. 3.1 — Irradiação da dor em alguns tipos de acometimento pleural: 1 — pleura apical; 2 — pleura basal; 3 — pleura mediastínica; 4 — pleura diafragmática (zona central).

- *Ascite* — com freqüência associa-se a derrame pleural, seja pela mesma etiologia ou pela passagem de líquido ascítico para a cavidade pleural através dos orifícios diafragmáticos.
- *Diminuição e retração dos espaços intercostais* — podem traduzir atelectasia, fibrose pleural ou paquipleuris. Nesta última hipótese ocorre, às vezes, escoliose subseqüente e rebaixamento do ombro homolateral.
- *Achatamento de um hemitórax* — subentende a existência de paquipleuris.
- *Alargamento e protrusão dos espaços intercostais* — sugere aumento da pressão intratorácica por derrame de maior volume ou pneumotórax hipertensivo.
- *Ferida cirúrgica abdominal recente* — sugere derrame pós-operatório ou infecção peritoneal subfrênica.

portador de grande derrame, costuma-se perceber abaulamento do hemitórax comprometido. Nas duas situações, a expansibilidade torácica está diminuída no lado atingido. Algumas escolioses são reflexo de espessamentos pleurais de monta e com freqüência estão associadas a uma posição mais baixa do ombro homólogo.

- *Ortopnéia* — sugere insuficiência ventricular esquerda. Costuma vir acompanhada de sinais de hipertensão venosa e cianose variável. Pode cursar com derrame, principalmente à direita.
- *Trepopnéia* — é o decúbito lateral preferencial correspondente ao lado afetado, seja para aliviar a dor por imobilização desse hemitórax, seja para atenuar a dispnéia desencadeada pelo volume do derrame.
- *Biótipo* — indivíduos jovens, longilíneos, são mais propensos a pneumotórax espontâneo.
- *Amastia* — quando acompanhada de derrame, uni ou bilateral, sugere metástases para a pleura ou pleurite actínica.
- *Artrite* — pode traduzir enfermidade colágeno-vascular associada a pleurite, quase sempre bilateral e de pequeno a moderado volumes.

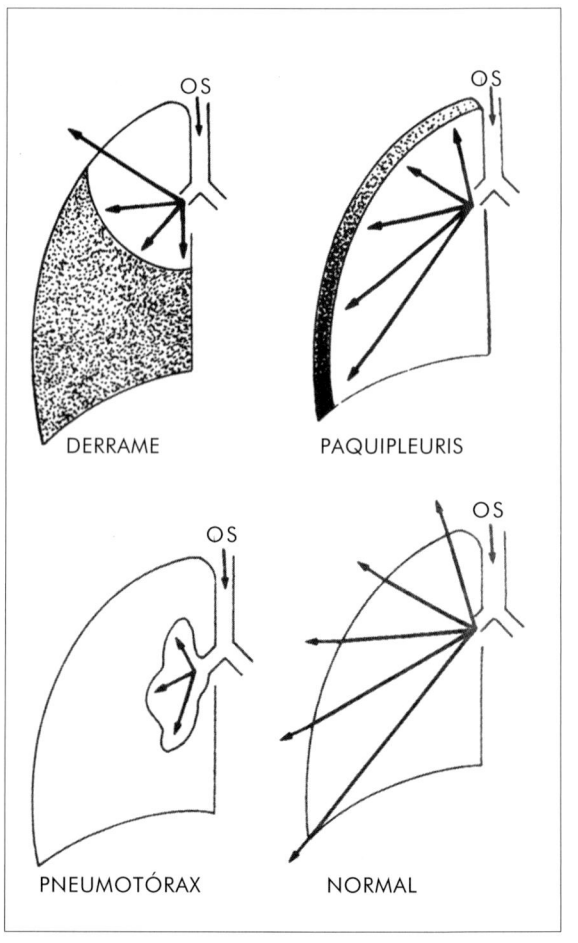

Fig. 3.2 — A interposição de um meio entre o tecido pulmonar (propagador da onda sonora) e a parede do tórax dificulta a percepção do frêmito. OS = onda sonora.

PALPAÇÃO

Permite sentir a expansibilidade dos hemitóraces, quando confrontados, assim como o frêmito toracovocal que se apresenta diminuído/abolido nos derrames líquidos, gasosos e nos paquipleurises. Também possibilita a percepção do atrito pleural nos processos inflamatórios locais mais evidentes (Fig. 3.2).

PERCUSSÃO

Pela percussão identificam-se, facilmente, o timpanismo próprio do pneumotórax e a macicez típica dos derrames líquidos e dos paquipleurises de maiores proporções.

AUSCULTA

A ausculta pulmonar estará alterada sempre que houver a interposição de um meio entre as duas serosas. Derrame pleural, paquipleuris ou pneumotórax cursam com diminuição, ou ausência, dos ruídos pulmonares respiratórios habituais, seja em todo o hemitórax comprometido ou em zonas variáveis, conforme o local atingido. Nos derrames líquidos as alterações se processam nas zonas baixas do tórax, enquanto que espessamentos ou bolsas pleurais apresentam variações relacionadas às suas localizações.

Nos pequenos pneumotóraces a ausculta está modificada nas zonas mais altas, enquanto que nos de maiores proporções as alterações são difusas.

O atrito pleural reflete processo inflamatório, em geral localizado, relacionado com os movimentos respiratórios e que pode ser percebido até mesmo à palpação da parede torácica.

**Tabela 3.1
Dados Semiológicos em Diversas Situações Pleurais**

	Derrame	**Pneumotórax**	**Paquipleuris**
Inspeção	←(	Normal ou ←(	→)
Expansibilidade	↓	↓	↓
Frêmito	↓ ou ausente	↓ ou ausente	↓ ou ausente
Percussão	macicez	timpanismo	tendência à macicez
Ausculta	↓ ou ausência M.V.	↓ ou ausência M.V.	↓ ou ausência M.V.

M V = Murmúrio vesicular
←(= Abaulamento
→) – Retração

BIBLIOGRAFIA

1. Bethlem N. Pneumologia 4 ed., Livraria Atheneu, Rio de Janeiro, 1995.
2. Chibante AMS. Doenças da Pleura. Ed Revinter, Rio de Janeiro, 1992.
3. Fishman AP. Pulmonary diseases and disorders. McGraw-Hill Book Comp. New York; 1988.
4. Light, RW. Pleural Diseases, 3rd ed., Williams &Wilkins, Baltimore, 1995.
5. Nogueira Jr A. Dor torácica. Ars Cvrandi. 16:12-13; 1983,
6. Tarantino AB. Doenças Pulmonares 4 ed., Ed. Guanabara Koogan, Rio de Janeiro, 1997.
7. Teodori V et al. Fisiologia e Clínica da Dor Torácica. Zambom S.A., Barcelona, 1975.

Capítulo 4

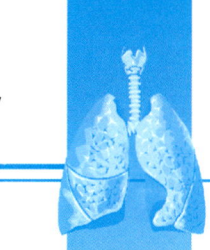

Estudo da Pleura por Imagem

As pleuras reagem de modo variável às agressões recebidas, podendo responder com simples edema local ou excessiva fibrose, capaz de encarcerar o pulmão ou deformar o tórax.

A radiologia simples tem um papel fundamental na avaliação e evolução da doença pleural. A complementação por outros métodos de imagem não só facilita a compreensão do processo pleural como permite, em determinadas situações, o acesso ao local alterado.

Os métodos de diagnóstico por imagem envolvem a radiografia, ultra-sonografia, tomografia computadorizada e ressonância magnética.

Radiografia

Imagens Normais da Pleura

- *Periféricas* — apresentam-se como sombra periférica clara, linear, regular, de alto a baixo, de até 10mm de espessura.
- *Interlobares* — correspondem às cissuras. Delimitam os lobos pulmonares.
  - *grandes cissuras* — são linhas finas, oblíquas, que descem em sentido póstero-anterior da parte alta do pulmão até o terço anterior do diafragma;
  - *pequena cissura* — linha horizontal na metade inferior do pulmão D, mais evidente na sua porção externa. Bem visualizada em perfil;
  - *cissura do lobo da ázigos* — linha fina, em forma de vírgula invertida, que começa no nível da veia ázigos e termina no ápice do pulmão D. Presente em 1% da população.
  - *cissura acessória inferior* — pequena; delimita segmento medial dos demais segmentos na base D.
- *Mediastínica* — melhor identificada nas zonas pré-arco aórtico, retrocardíaca e subaórtica. Radiografias mais penetradas a identificam bem.

Imagens Patológicas

Correspondem a derrames pleurais, espessamentos, imagens sólidas e derrames gasosos.

Derrame Pleural

- Livre
- Loculado

Derrame Pleural Livre (Volume >100ml)

Sinais diretos
- Apagamento dos seios costofrênicos posterior e lateral (pequenos DPs).

- *Imagem em parábola (volumes variáveis).*
- *Proeminência das cissuras.*
- *"Tumor fantasma"* — é a coleção de água nas cissuras, principalmente a horizontal. Desaparece com o emprego de diuréticos.
- *Imagem em forma parcial de "rim" em PA* — líquido na cissura oblíqua; geralmente em exsudatos e após esvaziamento de grandes volumes. O perfil identifica o líquido no interlobo.
- *Hipotransparência do hemitórax em decúbito dorsal que desaparece após elevação da cabeceira.*
- *Afastamento do pulmão da parede torácica, nas bases, com permanência do ângulo agudo, embora menos profundo.*
- *Imagem de derrame em decúbito homolateral com raios horizontais (sinal de Hjelm-Laurell).*

Sinais indiretos
- *Aumento da distância entre o limite pulmonar inferior e a câmara gasosa do estômago (derrame infrapulmonar).*
- *Proeminência da curvatura da parede do hemitórax (nos grandes DPs hipertensivos).*
- *Alargamento dos espaços intercostais.*
- *Rechaço de estruturas de mediastino (grandes volumes).*

Derrame Pleural Loculado

Sinais diretos
- *Imagem de convexidade interna e de maior eixo vertical, em forma de D ou D invertido conforme o perfil. Geralmente com espessamento pleural adjacente.*
- *Apagamento dos seios costofrênicos posterior e lateral.*
- *Não se modifica com os decúbitos.*
- *Imagens gasosas, pequenas, de permeio — quando infectado.*
- *Aumento de partes moles em continuação ao derrame — empiema necessitatis.*

Sinais indiretos
- *Espaços intercostais normais ou diminuídos.*
- *Presença de espessamentos perirregionais.*

Espessamentos Pleurais

Sinais diretos
- *Imagens marginais >10mm de espessura ou em superfície, regulares ou irregulares, localizadas ou esparsas.*
- *Densidade elevada.*
- *Imagens em placas ou cálcicas.*

Sinais indiretos
- *Diminuição do volume do hemitórax.*
- *Diminuição dos espaços intercostais.*
- *Sinal do entalhe na convexidade do hemitórax (sinal do violão).*
- *Repuxamento das estruturas do mediastino.*
- *Elevação da hemicúpula diafragmática adjacente.*
- *Diminuição regional da transparência pulmonar.*

Imagens Sólidas

- *Tumores primitivos* — podem ser únicos ou disseminados, benignos ou malignos, bocelados, ou não, podendo invadir as estruturas vizinhas e cissuras. Nos mesoteliomas, principalmente do tipo maligno, há derrame pleural unilateral concomitante.
- *Tumores metastáticos* — são imagens tipo nodulares, pequenas, múltiplas; mais bem avaliadas nas superfícies pleurais no pneumotórax ou em radiografia penetrada. Cursa com DP em 60% das vezes*.

Derrame Gasoso
(Corresponde aos Pneumotóraces)

Espontâneo

- *Zona de hipertransparência de extensão variável entre a linha curva, fina, da superfície da pleura visceral e a parede torácica.*
- *Melhor identificado nas zonas mais altas.*
- *Pode acompanhar colapso pulmonar total (tipo hipertensivo).*
- *Bem visualizado à expiração (pequenos pneumotóraces).*
- *Associado ao derrame pleural (hidropneumotórax).*

Na Forma Hipertensiva

- *Aumento dos espaços intercostais.*
- *Rechaço das estruturas mediastínicas.*

---

*Nas atelectasias redondas, a pleura visceral espessada e distorcida pode penetrar pelo tecido pulmonar adentro.

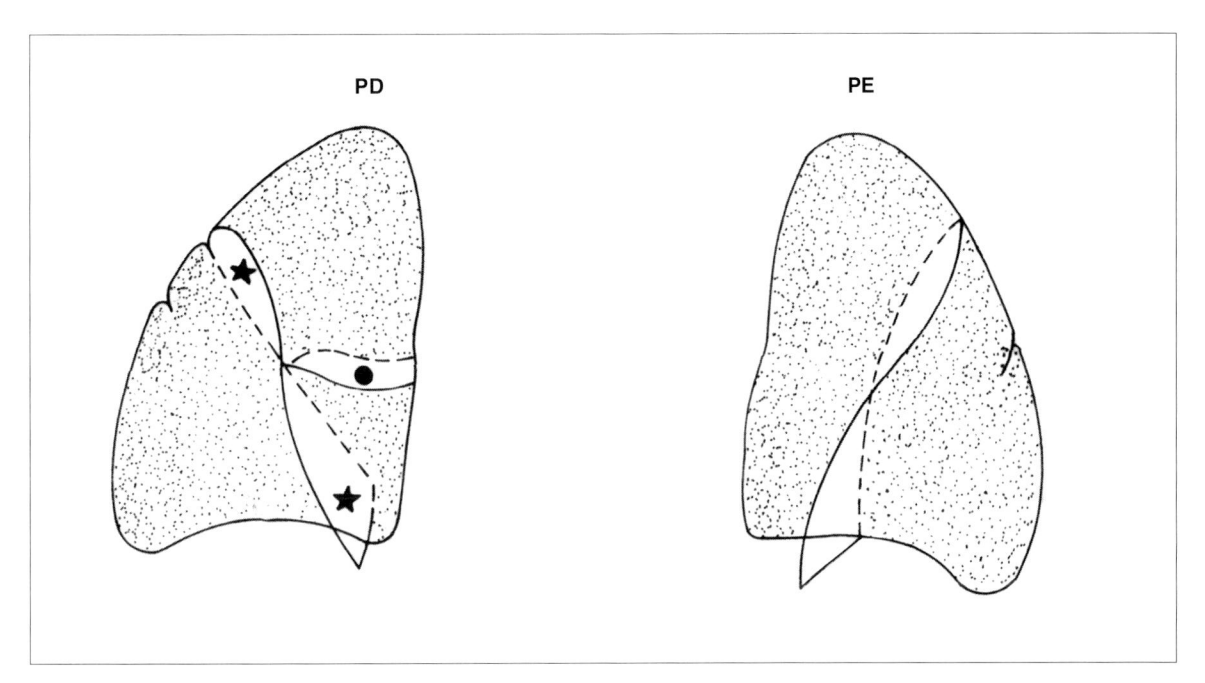

Fig. 4.1 — *Esquematização das cissuras notando-se o aspecto em hélice das mesmas.* **Pulmão direito (PD).** *Nota-se a extensão maior da grande cissura (estrela) que separa os lobos entre si. A pequena cissura horizontal (esfera) separa o lado superior do médio.* **Pulmão esquerdo (PE).** *Grande cissura (única) separando o lobo superior do inferior.*

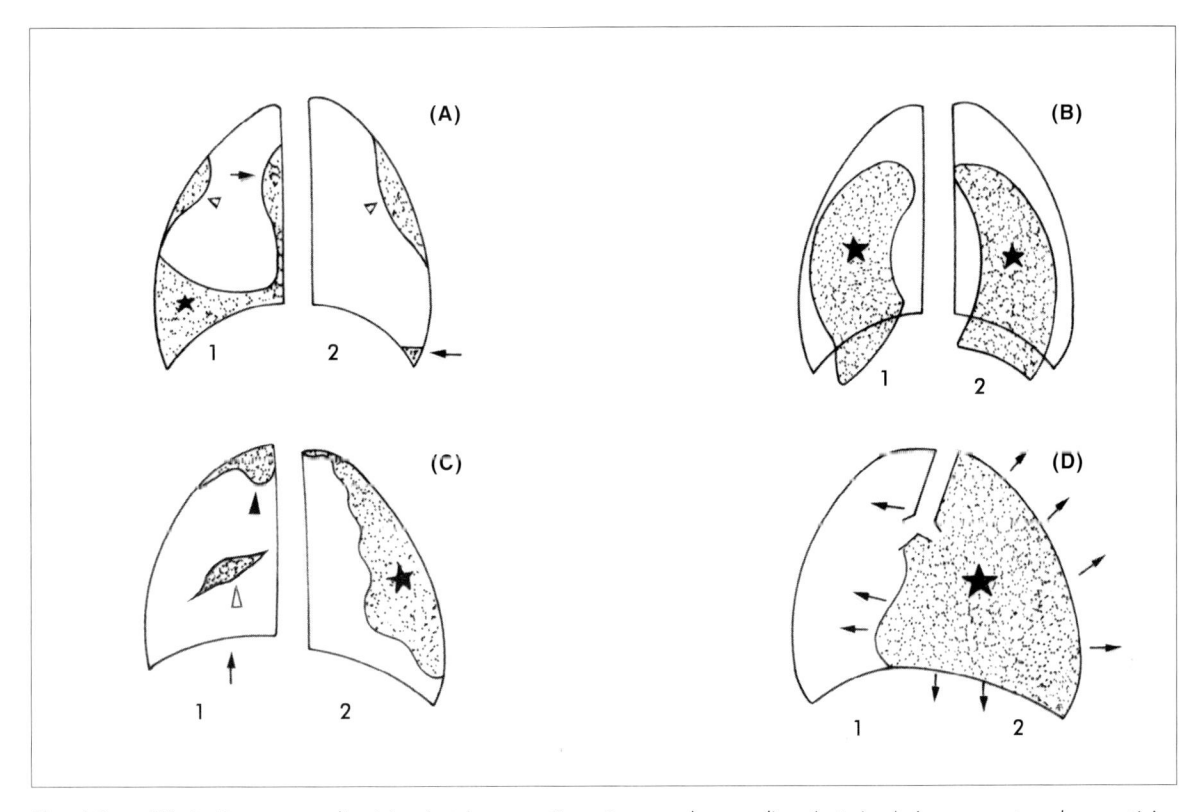

Fig. 4.2 — **(A) 1.** *Derrame mediastínico (seta) em continuação com derrame livre (asterisco). Imagem extrapulmonar típica (triângulo).* **2.** *Apagamento do seio costofrênico (seta). Acometimento pleural marginal extenso (triângulo).* **(B) 1 e 2.** *Expressão em PA do acometimento das grandes cissuras (estrela).* **(C) 1.** *Elevação da hemicúpula D (seta) ou derrame infrapulmonar. Imagem intercissural (pequena cissura), notando-se aspecto em "bico de colibri" (triângulo). Imagem apical típica (ponta de seta).* **2.** *Aspecto de mesotelioma, empiema ou hematoma (estrela).* **(D)** *Derrame pleural maciço (estrela) com desvio do mediastino e rechaço da parede e do diafragma.*

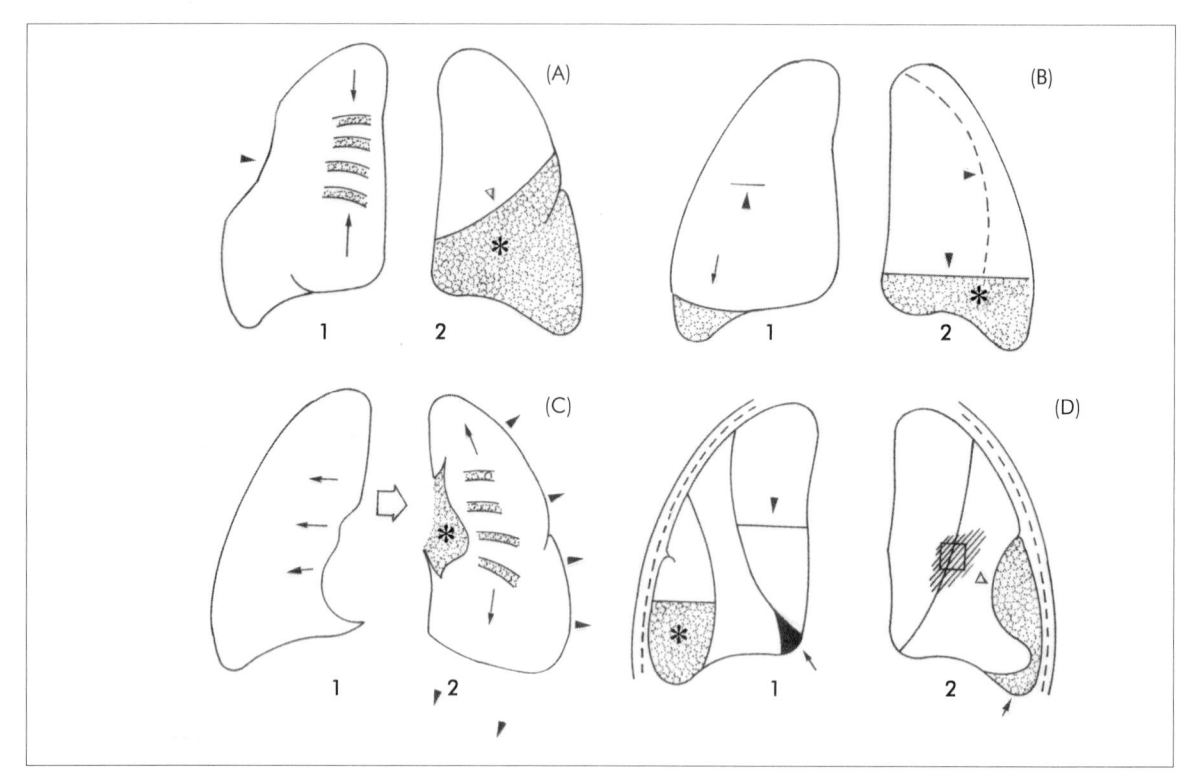

Fig. 4.2 — **(continuação)** — **(A) 1.** Espessamento pleural difuso com retração do perfil torácico (sinal do violão) (ponta de seta). Aproximação dos arcos costais (setas). **2.** Aspecto de derrame pleural (asterisco) com menisco típico (parábola de Damoiseau) (triângulo). **(B) 1.** Apagamento do seio costofrênico (seta). Aspecto da pequena cissura (horizontal) (ponta de seta). **2.** Hidropneumotórax notando-se limite pulmonar (triângulo) e nível hidroaéreo (ponta de seta). **(C) 2.** Esquema de pneumotórax total, hipertensivo, com coto pulmonar (asterisco), desvio do mediastino, afastamento dos arcos costais (setas) e protusão da parede e diafragma (ponta de seta). **(D) 1.** Perfil direito — aspecto de nível hidroaéreo em derrame ou empiema loculados (asterisco). Insinuação de líquido pela grande cisura (seta). Cissura horizontal proeminente (ponta de seta). **2.** Perfil esquerdo — apagamento do seio costofrênico posterior (seta). Imagem sugestiva de abscesso loculado (triângulo). Aspecto de acometimento do interlobo (quadrado).

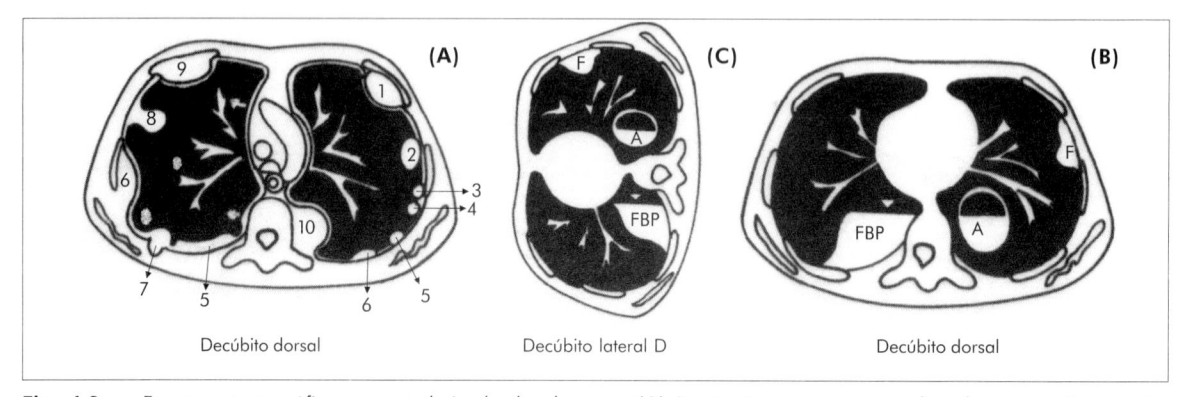

Fig. 4.3 — Esquema tomográfico computadorizado da pleura — **(A) Lesão 1** — massa extrapleural — corrosão costal e rechaço das pleuras. **Lesão 2, 3 e 4** — nódulos pulmonares periféricos. **Lesão 5** — placa secundária a exposição a asbestos (aspecto mais retangular); às vezes com cálcio. **Lesão 6** — coleção líquida pleural ou extrapleural. **Lesão 7** — massa transmural. **Lesão 8** — massa pleural pedunculada. **Lesão 9** — massa costal envolvendo parede torácica e pleural. **Lesão 10** — massa paraespinhal típica. **(B) A** — Decúbito dorsal. **(C) B** — Decúbito lateral D.

FBP — Fístula broncopleural. A — Abscesso pulmonar. F — Coleção pleural líquida.

*Segundo Pugatch RD e Spirn PW. *Radiology of the Pleura*, in *Clinics Chest Rad* 6:17-32; 1985.

Tabela 4.1
Aspectos Radiológicos Habituais nos Derrames Pleurais

Tipos de Derrame	Localização	Volume	Vascularização	Hilos	Área Cardíaca	Pulmões	Mediastino	Pleura	Diafragma
Neoplásico	Uni ou Bilateral	Grandes	—	Normal ou Aumentados	—	Linfangite Nódulos Atelectasiais Infiltrações	Alargado Desviado	—	—
Tuberculoso	Unilateral	Variável	—	—	—	Infiltrações Cavitações	Repuxado	—	—
Parapneumônico	Unilateral	Pequeno	—	—	—	Condensações adjacentes	—	—	Elevado
Colágeno-Vascular	Uni ou Bilateral	Variável	—	—	↑ (pericardite)	Infiltrações	—	Espessamentos (AR)	—
Embólico	Uni ou Bilateral	Pequeno	↓ Regional ou difusa	↑	↑ (cor pulmonale)	Infiltrações Atelectasias finas	—	—	Elevado (comum)
Insuficiência Cardíaca	Uni ou Bilateral (>D)	Variável	↑	↑	↑	↓ Transparência	—	—	—
Doenças Ocupacionais	Uni ou Bilateral	Pequeno	Normal ou Indefinida	Variável	Variável	Infiltrações Fibrose	—	Espessada Placas Tumorações	—

- Rebaixamento da hemicúpula diafragmática.
- Sinais de bolhas subpleurais.
- Sinais radiológicos de DPOC.

Traumáticos

- Derrames gasosos maiores.
- Associado a fraturas costais ou claviculares.
- Associado à presença do elemento causal transfixante do tórax.
- Associado a hemopneumotórax (imagem hidroaérea).
- Associado a enfisema subcutâneo e de mediastino.

ULTRA-SONOGRAFIA

É um exame passível de ser feito à beira do leito, facilitando o diagnóstico de DP mesmo quando a telerradiografia não o evidencia. Pode ser útil em pacientes em Unidade de Terapia Intensiva, em especial naqueles sob ventilação mecânica que requerem cuidados na abordagem do derrame.

O líquido pleural apresenta-se como imagem negra à US, tornando-se visível quando confrontado com outras estruturas, mesmo em mínimos volumes.

Indicações

- Identificação de derrames líquidos, mesmo na fase intra-uterina.
- Detecção de mínimos derrames.
- Avaliação de indícios da densidade dos líquidos (viscosidade, traves de fibrina etc.).
- Identificação de lojas, septos e espessamentos pleurais.
- Detecção de nódulos metastáticos, múltiplos.

- *Delimitação e orientação do ponto de acesso ao espaço pleural.*
- *Pode surgerir pequenas fraturas costais não identificadas na telerradiografia.*
- *Segurança na abordagem do espaço pleural tanto no adulto como na fase intra-uterina.*

Tomografia Computadorizada

Permite o estudo da anatomia da cavidade pleural, derrames pleurais, lojas pleurais, tumores, espessamentos e da pleura como reflexo de doenças sistêmicas.

Detecta pequenos DPs, não identificados pela telerradiografia, assim como alterações no mediastino e na parede torácica. Importante em traumatismos torácicos. Documenta a presença de trombos arteriais pulmonares centrais ou, pela angio-TC, periféricos, nos DPs por embolia pulmonar.

Coleções infradiafragmáticas são detectadas pela TC, assim como a situação hepática e esplênica.

- *Cissuras* — aparecem como linhas retificadas ou arqueadas com pobreza vascular subjacente ou como imagem em "vidro fosco", à direita, na zona médio anterior.
- *Derrame pleural* — é de localização posterior com limite livre superior côncavo estendendo-se da parede torácica ao mediastino. Nos recessos posteriores basais apresenta-se posterior ao fígado e baço. Derrames intercissurais são de aspecto elíptico ou arredondado.
- *Loculado* — Não se modifica com variação de decúbito e é envolvido por espessamento pleural. Geralmente é posterior, mas pode situar-se em qualquer outro ponto da cavidade. Empiema tem densidade mais elevada do que o líquido livre e pode insinuar-se para o mediastino ou através da parede torácica (*empyema necessitatis*). Costuma cursar com espessamento pleural.
- *Espessamentos pleurais* — têm densidades de partes moles e geralmente espessura >10mm nos processos avançados. Costumam realçar, na fase pós-contraste, nos processos inflamatórios, mas não nos transudatos e neoplasias.
- *Neoplasias* — têm densidade e captação de contraste maiores do que os processos inflamatórios. Dependendo do tamanho podem apresentar áreas de necrose com baixa densidade local. As metástases múltiplas são identificadas como nódulos "encostados" à parede torácica, bem delimitados. Mesoteliomas podem apresentar-se como pequena imagem localizada ou extenso processo anárquico, invadindo as zonas adjacentes, cissuras e mediastino.
- *Placas/Calcificações* — Pleurites tuberculosas e pneumotóraces terapêuticos são causas comuns de calcificações pleurais vários anos após o acometimento. Nestas situações, às vezes o hemitórax apresenta-se diminuído de tamanho. Contato antigo com asbestos pode desencadear não só DP como formação de placas pleurais, principalmente à esquerda.

Ressonância Magnética

Oferece excelente distinção entre imagens vasculares e tecidos moles. Também identifica alguns aspectos pleurais e massas mediastinais, entre outros. Em geral é indicada como complementação da TC.

- *Tem poucas indicações.*
- *Pode identificar estruturas vasculares pulmonares e mediastínicas.*
- *Caracteriza bem cistos e imagens pleurais.*
- *Permite estudo das zonas pleurodiafragmáticas e pleuroapicais.*
- *Diferencia estruturas paraespinhais das pleurais.*
- *Identifica pedículos de tumores pleurais.*
- *Identifica mínimos derrames pleurais.*
- *Apresenta altíssima sensibilidade na detecção de derrames malignos.*

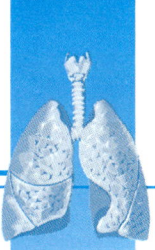

Aspectos Radiográficos

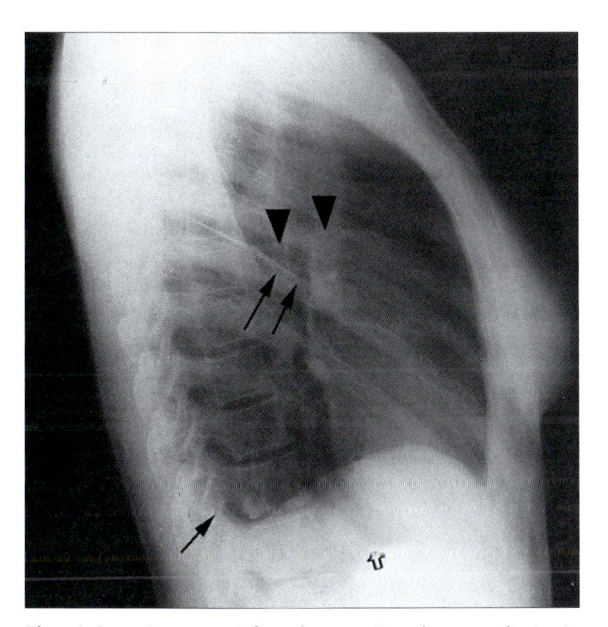

Fig. 4.4 — *Derrame infrapulmonar D., observar distância entre os desenhos das hemicúpulas (⇧), apagamento do seio costofrênico posterior (↑), cissura oblíqua D (↑↑) e cissura horizontal (▼▼)*

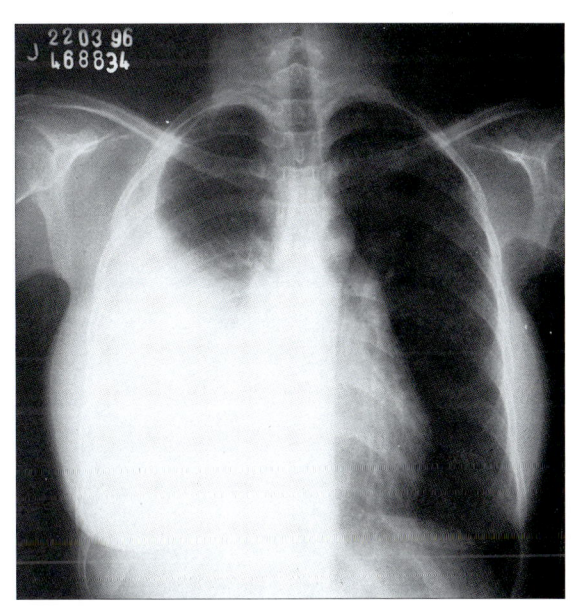

Fig. 4.5 — *Derrame pleural D. Parábola de Damoiseau.*

CAPÍTULO 4

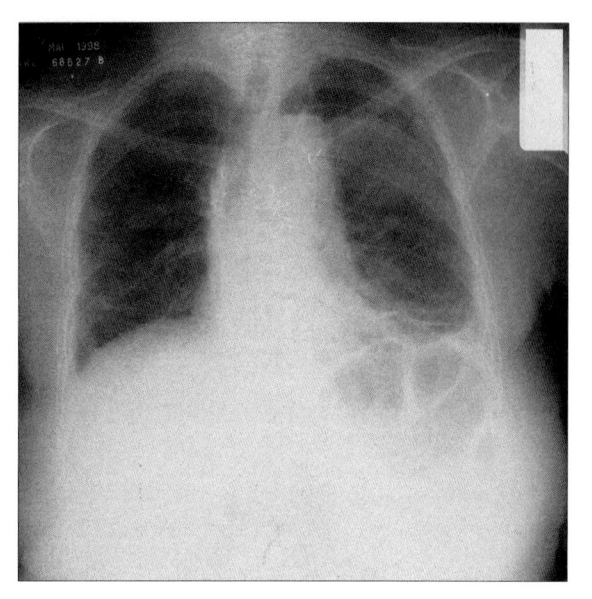

Fig. 4.6A — *Conteúdo líquido na cissura oblíqua E. imediatamente após tentativa de pleurodese (tonalidade mais clara).*

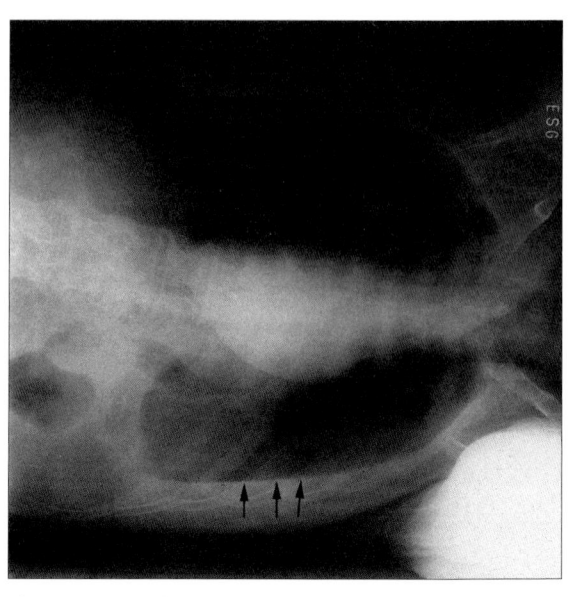

Fig. 4.7 — *Deslocamento do líquido livre (↑) em decúbito lateral E. com raios horizontais (incidência de Laurell).*

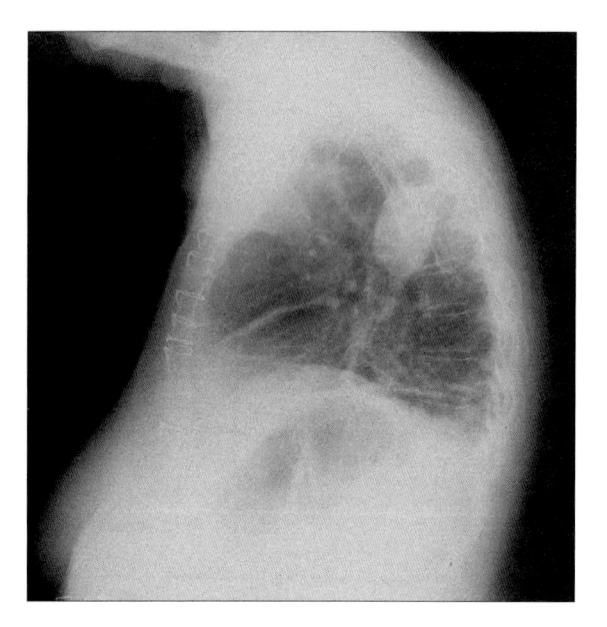

Fig. 4.6B — *Perfil E. "Tumor fantasma". Conteúdo líquido na cissura oblíqua E. imediatamente após tentativa de pleurodese.*

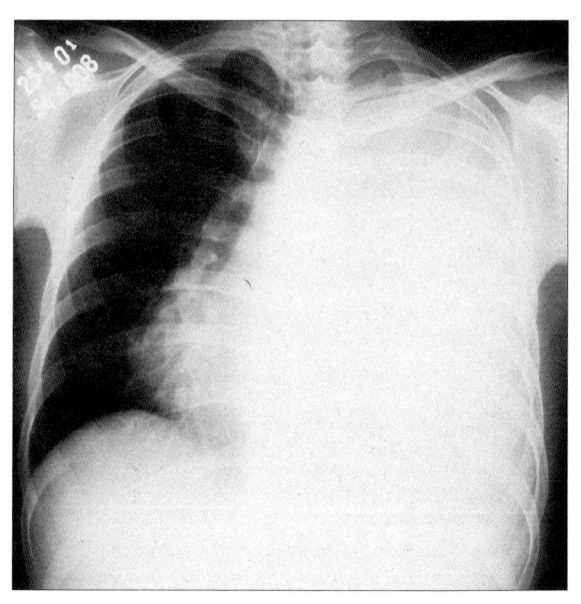

Fig. 4.8 — *Derrame pleural E. maciço com rechaço do mediastino. Notar deslocamento exagerado da imagem traqueal.*

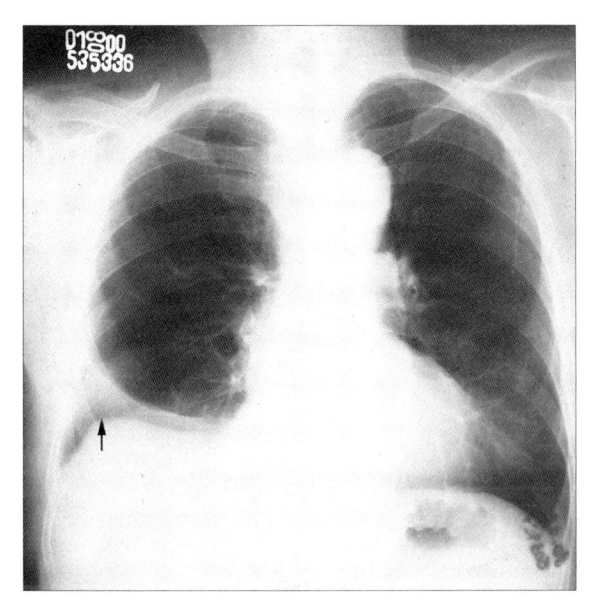

Fig. 4.9 — *Derrame infrapulmonar D., notar certo grau de elevação da hemicúpula com deslocamento lateral de seu ponto mais elevado (↑).*

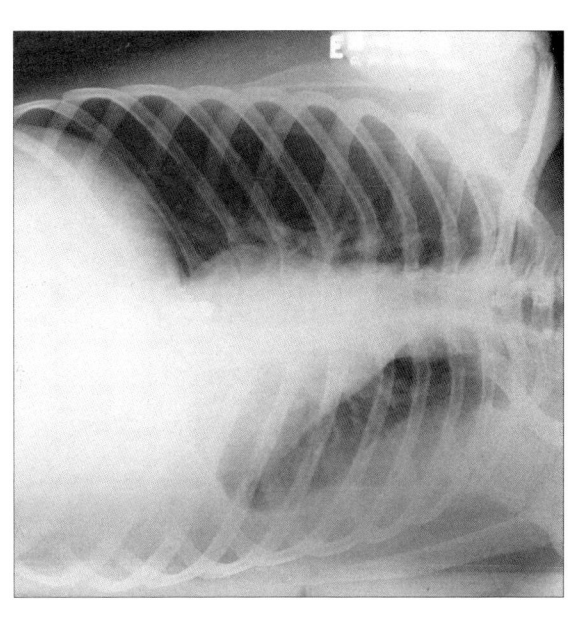

Fig. 4.10B — *Derrame pleural E. multiloculado em incidência de Laurell E., não houve variação em relação à incidência em PA.*

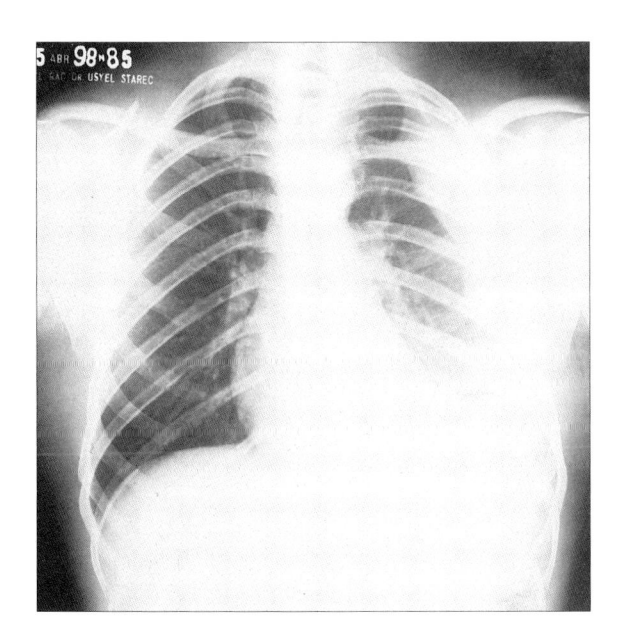

Fig. 4.10A — *Derrame pleural E. multiloculado. Observar a convexidade dos limites internos.*

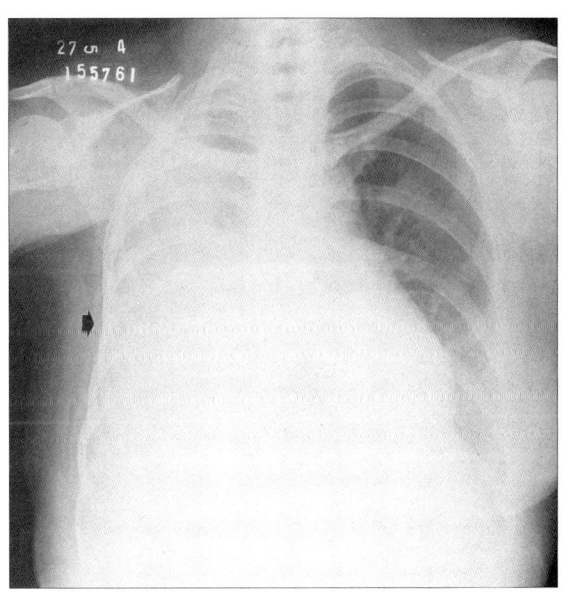

Fig. 4.11 — *Acentuado espessamento pleural em superfície. Notar acentuada retração costal (▶) (sinal do violão). Pós-pleurodese com antimalárico em DP neoplásico.*

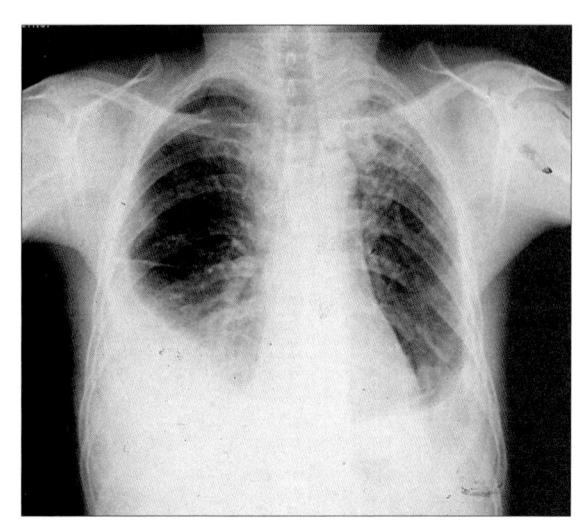

Fig. 4.12 — Derrame pleural livre à D com expressão da cissura horizontal, associado a espessamento pleural E por pleurite tuberculosa antiga. Notar diminuição do hemitórax, diminuição dos espaços intercostais à E e elevação por repuchamento da hemicúpula E, simulando parábola de Damoiseau.

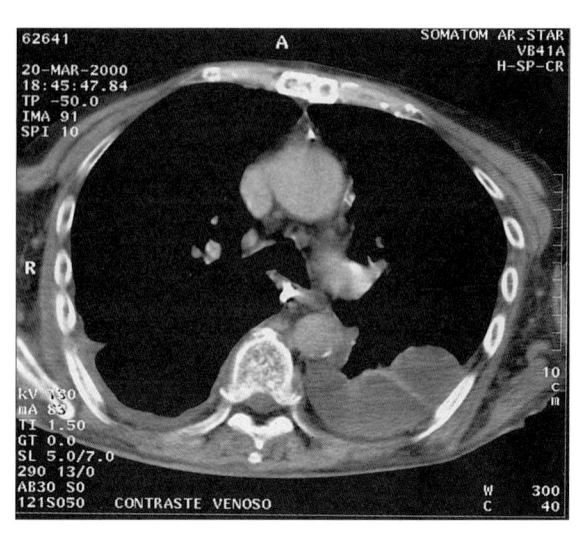

Fig. 4.15 — TC — Derrame loculado, posterior E, pós-revascuarização miocárdica complicada.

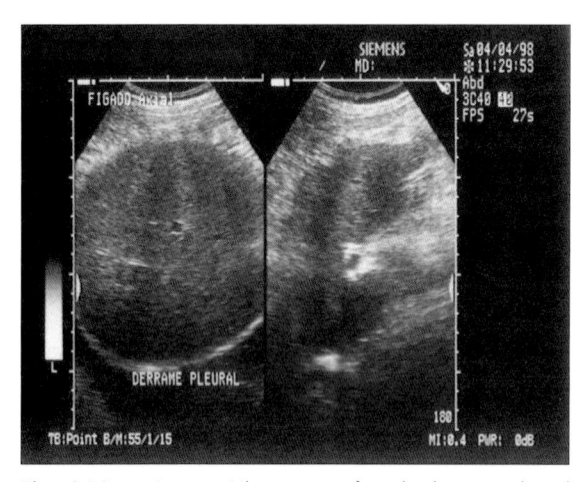

Fig. 4.13 — Aspecto Ultrassonográfico de derrame pleural direito.

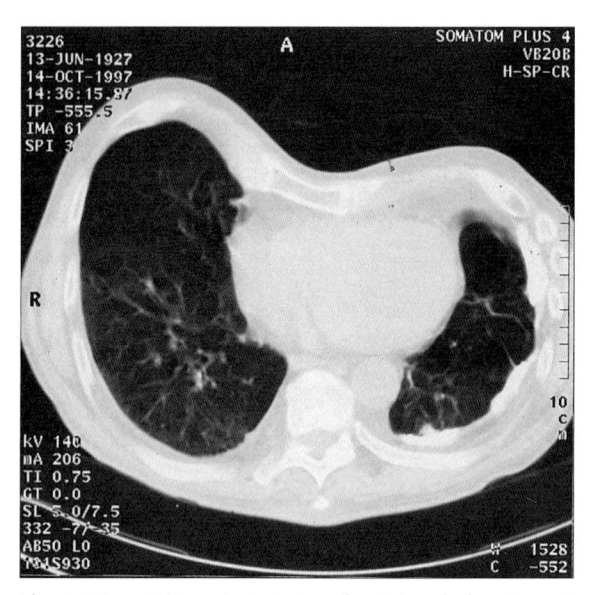

Fig. 4.16 — TC — Diminuição volumétrica do hemitórax E com calcificações pleurais importantes em paciente com passado de pneumotóraces terapêuticos.

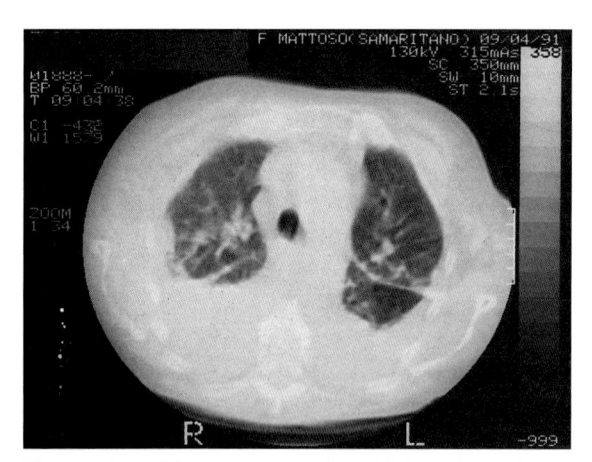

Fig. 4.14 — TC — Derrame pleural bilateral neoplásico (>D) com presença de líquido nas cissuras oblíquas.

BIBLIOGRAFIA

1. Bittner RC, Felix R. Magnetic resonance (MR) imaging of the chest: state-of-art. Eur Respir J, 11:1392-404; 1998.
2. Chibante AMS. Doenças da Pleura, Ed. Revinter, Rio de Janeiro; 1992.
3. Felson B. Chest Roentgenology, W.B. Saunders Company, Philadelphia; 1973.
4. Hierholzer J et al. MRI and CT in diferential diagnosis of pleural disease. Chest 118:604-9; 2000.
5. Leung NA et al. CT in Differential Diagnosis of Diffuse Pleural Disease. AJR, 154:487-492; 1990.
6. Levin DL, Klein JS. Imaging techniques for pleural infections. Semin Respir Infect. 14:31-8; 1999.

7. Lichtenstein D et al. Feasibility and safety of ultrasound-aided thoracocentesis in mechanically ventilated patients. Intensive Care Med. 25:955-8; 1999.
8. Light RW. Pleural Diseases, 3rd ed. Williams & Wilkins, Baltimore; 1995.
9. Lomas DJ et al. The sonography appearances of pleural fluid. Brit J Radiol 66:619-624; 1993.
10. Lotov AN et al. Application of ultrasound in differencial diagnosis of pleurisy. Khirurgiia (MOSK), 2:41-4; 2000.
11. Oliveira JR, Moreira DM. Estudo da Pleura por Imagem, in Chibante, Doenças da Pleura. Ed. Revinter, Rio de Janeiro; 1992.
12. Piqueras Olmeda RM et al. Echography-guided percutaneous biopsy of pleural lesions and effusions. Rev Clin Esp. 199:560-3; 1999.
13. Pugatch RD, Spirn PW. Radiology of the Pleura. Clin Chest Med. 6:17-32; 1985.
14. Senac JP et al. Pulmonary embolism: contribution of spiral X-ray computed tomography. J Radiol. 76:339-345; 1995.
15. Waite RJ et al. Parietal Pleural Changes in Empyemas: Appearances at CT. Radiology. 175:145-150; 1990.
16. Yang PC et al. Value of sonography in determinating the nature of pleural effusion: analysis of 320 cases. AJR 159:29-33; 1992.

Capítulo 5

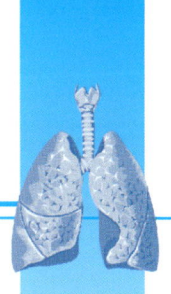

Estudo do Líquido Pleural

A amostra para estudo do líquido pleural (LP) deve ser coletada com agulha fina para evitar contaminação com sangue da parede torácica.

O LP pode ser amplamente abordado em função das suposições diagnósticas, mas em cerca de 15% a 25% das vezes, mesmo com suporte de exames complementares, há necessidade da exploração endoscópica da cavidade pleural para diagnóstico etiológico.

Aspecto Macroscópio

A tonalidade, turvação, viscosidade e odor são sinais que podem direcionar, ou sugerir, para a entidade causal de um DP, por isso os cuidados iniciais são importantes na abordagem do líquido.

Tabela 5.1
Hipóteses Diagnósticas Frente ao Aspecto do Líquido Pleural

Aspecto	Etiologia Provável
Amarelo-claro	Maioria transudatos, alguns exsudatos
Amarelo-citrino	Exsudatos
Avermelhado, sangüíneo	Acidente punção, neoplasia, infarto pulmonar, trauma
Acastanhado	Derrame antigo na cavidade pleural com sangue
Turvo, amarelo	Infecção, incluindo tuberculose
Turvo, esverdeado	Artrite reumatóide
Opalescente, leitoso	Quilotórax, empiema, pseudoquilotórax

Continua na próxima página

Continuação da Tabela 5.1

Espesso, amarelo	Pseudoquilotórax, DP crônico
Purulento	Empiema; com odor fétido sugere empiema por anaeróbios
Viscoso	Mesotelioma
Pasta de anchova ou molho de chocolate	Abscesso amebiano do fígado com fístula pleural
Bioquímica	
• Proteínas	<3g/dl — derrames não inflamatórios, hipoproteinemias <3g/dl — comuns nos processos inflamatórios/infecciosos ppl/ps >0,5 sugere exsudato
• Gradiente de albumina s-pl	>1,2 sugere transudato
• Glicose	<60mg/dl — nos exsudatos arrastados (tuberculose, neoplasias etc.) <40mg/dl — sugere empiema e pode atingir zero ml/dl <20mg/dl — comum na artrite reumatóide
• DLH pl	>200U/l ou DLH pl/DLH s >0,6 = sugere exsudato >1.000U/l — nos empiemas
• DLH-2	isoenzima predominante nos derrames neoplásicos
• Colesterol	>50mg/dl — sugere exsudato (S = 83% E = 97%) >200mg/dl — sugere pseudoquilotórax.
• Colinesterase	rel. pl/s >0,23 — sugere exsudato
• Amilase	> 160U (Somogyi/Caraway) ou > 2x Amilase sérica — sugere: DP pós-pancreatite, fístula esofagopleural, neoplasia (10%)
• Adenosina desaminase (ADA)	valores >45U/l — sugerem tuberculose, artrite reumatóide, linfoma, empiema
• Triglicerídeos	>110mg/dl — sugere quilotórax (QTX) — de 50-110mg/dl pesquisar quilomícrons para confirmar QTX
• Bilirrubinas	relacionadas com hemácias crenadas — bil pl/bil s >1,70 — sugere neoplasia e exclui tuberculose
• Lactato	Lact pl — Lact s >6mmol sugere empiema
• Ácido hialurônico	>1mg/ml — sugere mesotelioma maligno em um terço dos pacientes
• Calretinina	aumentada nos mesoteliomas (S = 100%); diminuída nos adenocarcinomas
• Trombomodulina	aumentada nos mesoteliomas (E = 80%)
Gasometria/pH	
• pH	<7,30 — vigiar a evolução do DP <7,20 — sugere empiema e indicação de tubos de drenagem
• p pl O_2	>140mmHg — sugere pneumotórax por entrada de ar externo <100mmHg — sugere pneumotórax de origem pulmonar

continua na próxima página

Continuação da Tabela 5.1

Parâmetros Imunológicos	
• Proteína C reativa titulada	>4,5mg/dl pode sugerir infecção pleural <2,0mg/dl pode sugerir neoplasia/transudato
• Fator reumatóide (FR)	>1:160 sugere artrite reumatóide
• Anticorpo antinuclear (ANA) (ds DNA/ss DNA)	sugere lúpus eritematoso sistêmico (pode apresentar-se em outras doenças)
• Fator antinuclear (FAN)	sugere lúpus eritematoso sistêmico (pode apresentar-se em outras doenças)
• Complemento (C_3-C_4-C_{50})	costuma estar diminuído na artrite reumatóide e lúpus eritematoso sistêmico
• C-ANCA	presente na granulomatose de Wegener
• Anticorpo anti-S.S-A	presente na síndrome Sjögren
• Hidroxiprolina	hidroxip pl/hidróxip s>2 — sugere artrite reumatóide
• Anticorpos antiantígenos tuberculosos; (ELISA)	podem ser úteis no DP; é de boa E e moderada S. Valores séricos podem ser maiores que pleurais
• Gama-Interferon	valores >140pg/ml oferecem S e E >90% na tuberculose
• Lisosima (pl/s)	>1,2 é comum no DP tuberculoso
• Interleucinas	IL-1B — elevada nos processos infecciosos IL-6 — elevada na rejeição de transplante e nos DPs neoplásicos IL-8 — elevada nos DPs parapneumônicos, empiemas e mesoteliomas IL-10 — elevada nos DPs neoplásicos
• tPA — ativador do plasminogênio	elevado nos derrames neoplásicos
• PNE-E elastase polimorfonuclear	>230mg/l sugere DP infeccioso
• G-CSF fator estimulante de colônias de granulócitos	elevado nos empiemas
• Fator de necrose tumoral (TNF-α)	apresenta-se elevado na tuberculose e em exsudatos infecciosos
• Defensinas	>500mg/ml — sugere empiema
• PAI-1 inibidor tipo 1 do ativador do plasminogêneo	aumentado na tuberculose
• s LFA — 3 — antígeno 3 associado à função linfocitária	elevado nas neoplasias
• s ICAM —1 molécula 1 de adesão intercelular	elevada nos exsudatos em geral

continua na próxima página

Continuação da Tabela 5.1

Marcadores Tumorais (ver tabela 15.3)	
Parâmetros Microbiológicos	
• Gram	identifica e classifica o grupo de bactérias
• Cultura	para bactérias (aeróbicas e anaeróbicas) • fungos (meio de Sabouraud) • micobactérias — (positividade até 30% — demorada) • vírus (incomum)
• Pesquisa direta	para BAAR (< 5%); até 10% na Aids
• BACTEC (tb)	diagnóstico de tuberculose em cerca de 10 dias
• Reação em cadeia pela polimerase	S variável de 53%-75% e E = 94% para o gene I.S. 6110 do *M. tuberculosis*
• Imunoeletroforese de contracorrente	identifica a presença de bactéria pela identificação de seus antígenos
• Imunorreações seletivas	específicas para determinadas bactérias, vírus, fungos e parasitas
• β-D — Glucan	>1.100pg/ml — sugere DP por aspergilos ou criptococos
Parâmetros Citométricos	
• Hemácias	hematócrito >20% = hemotórax. Porcentagem de crenadas afasta acidente de punção
• Leucócitos	>10.000/ml é mais comum nos DPs parapneumônicos (também observado em outros exsudatos)
Linfócitos	predominam nos transudatos e na maioria dos exsudatos (exceto parapneumônicos, LES, pancreatite, algumas embolias e algumas parasitoses) podem mostrar predomínio de um tipo de linfócito sobre o outro (B e T). Na tuberculose há prevalência de LT
Neutrófilos	predominam nas infecções bacterianas, fase aguda do infarto pulmonar, LES e outros
Eosinófilos	>10% — em DP por drogas, parasitoses, asbesto, micoses, doença de Hodgkin, hidropneumotórax e outros
• Células mesoteliais	< 5% — comum na tuberculose e empiema • aumentadas, em grumos — embolia pulmonar, doenças colagenovasculares, algumas viroses • podem ser confundidas com células malignas
• Células neoplásicas	Identificadas em até 75% das vezes • adenocarcinoma é a célula mais freqüente dos DPs • podem exigir reações do tipo imunocitoquímicas para diferenciá-las
• Células colagenovasculares	
Célula LE	quando >1% das células, sugere LES
Célula reumatóide (ragócito)	células grandes; de citoplasma escuro, granuloso. Sugere artrite reumatóide

Nome:	Data: ___/___/___
Endereço:	Reg.:
Profissões:	Médico:
Idade: _____ Sexo: ☐ M ☐ F Cor:	Nº.:

| Tempo de Queixas: | Tosse: ☐ | Febre: ☐ |
| Dor: ☐ | Dispnéia: ☐ | Emagr.: ☐ |

Líquido **Pleura** PPD: +/−
 Livre/septado   Fina/Espessada
 Cor: Cor:
 Volume: Nº Frag.:

Proteína	P	S	%	Citometria Diferencial	LINF	%
					PMN	%
				Hemac./ml ( ) Leuc./ml ( )	Outros	
				% Cren.		
DLH						
Glicose				Biópsia (laudo): +/−		
Colesterol						
Triglicerídeos				Citologia: # Céls. Normais ☐ # Cels Atípicas ☐		
Amilase				# Céls. Neoplásicas ☐ # Cels. LE ☐		
ADA				Métodos Auxiliares: TC:		
PCR_t				US:		
				RM:		
CEA				END:		

pH			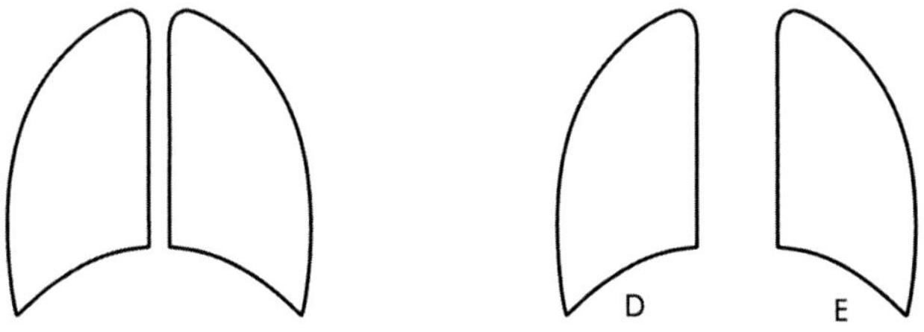
FR			
ANA			
FAN			
Cultura Bacter.			
BAAR			
Cultura BAAR			

Rx – Lesão Associada:

D E

HT: # Direito
  # Esquerdo
  # Bilateral

Cél. Mesoteliais
• Ativadas ☐
• > 5% ☐
• < 5% ☐

Outros:

Patol. Associada: Contato com Asbesto

Complicações

Diagnóstico: 1 – Transudato/2 – Exsudado   CID

Observações:

Fig. 5.1 — *Pleurograma.*

CAPÍTULO 5

Bibliografia

1. Ceyhan BB et al. IL-8 in pleural effusion. Respir Med 90:215-221; 1996.
2. Chen YM et al. Elevation of Interleukin – 10 Level in Malignant Pleural Effusion. Chest 110:433-436; 1996.
3. Chibante AMS. Doenças da Pleura, Ed. Revinter, Rio de Janeiro; 1992.
4. Chibante AMS, Miranda S. Derrame pleural de causa indeterminada (DPCI), Pulmão RJ 7:115-123; 1998.
5. Chibante AMS et al. Valores do colesterol do diagnóstico diferencial entre transudatos e exsudatos pleurais. J. Pneumol 26 (supl 3); f 112; 2000.
6. González JF, Costa JR. Citopatologia Respiratória y Pleural. Editorial Medica Panamericana, Madrid; 1996.
7. Hoffmann JC et al. Detection of Soluble Adhesion Molecules in Pleural Effusion. Chest 100:107-113; 1996.
8. Hoheisel G et al. Compartmentalization of pro-inflammatory cytokines tuberculous pleurisy. Respir Med 92:14-17; 1998.
9. Jay SJ. Diagnosis procedures for pleural disease. In Symposium on pleural diseases. Clin Chest Med 6:33-48; 1985.
10. Kallenius G et al. Novel approaches to the diagnosis of mycobacterial infections. Eur Respir J 7:1921-1924; 1994.
11. Lesho EP, Roth BJ. Is pH an acceptable, low-cost alternative to the blood gas analyser for determining pleural fluid pH? Chest 112:1291-1292; 1997.
12. Light RW. Pleural Diseases, 3rd ed. Williams & Wilkins, Baltimore; 1995.
13. Morrone N et al. Exames bioquímicos do líquido pleural — Adição de anticoagulantes, conservação em geladeira e retardo de 24h para realização não influenciam os resultados. J Pneumol 22:181-184; 1996.
14. Polatty RC. Pulmonary Involvement in Connective Tissue Diseases. In Pulmonary Manifestation of Systemic Diseases. Futura Publishing Company, Inc., New York; 1990.
15. Querol JM et al. The Utility of Polymerose Chain Reaction (PCR) in the Diagnosis of Pulmonary Tuberculosis. Chest 107:1631-1635; 1995.
16. Tavares JL et al. Secreção do Fator de Necrose Tumoral ALFA na Reação de Hipersensibilidade Retardada Induzida pela Tuberculina. Pulmão RJ. 7:46-53; 1998.
17. Yuen KY et al. Use of PCR in routine diagnosis of treated and untreated pulmonary tuberculosis. J Clin Pathol 46:318-322; 1993.
18. Zou YL et al. Serological analysis of pulmonary and extrapulmonary tuberculosis with enzyme-linked immunosorbent assays for anti-AGO immunoglobulins. Clin Infect Dis 19:1084-1091; 1994.

Capítulo 6

Transudatos e Exsudatos

A diferenciação entre transudatos e exsudatos é o primeiro passo a ser analisado na presença de um derrame pleural, por ser o ponto de partida no esclarecimento do mecanismo fisiopatológico da doença, do diagnóstico diferencial e da necessidade de futuras investigações.

Enquanto os exsudatos se desenvolvem a partir de alterações na permeabilidade capilar ou na drenagem linfática, os transudatos ocorrem por aumento da pressão hidrostática nos capilares pleurais ou por diminuição da pressão coloidosmótica.

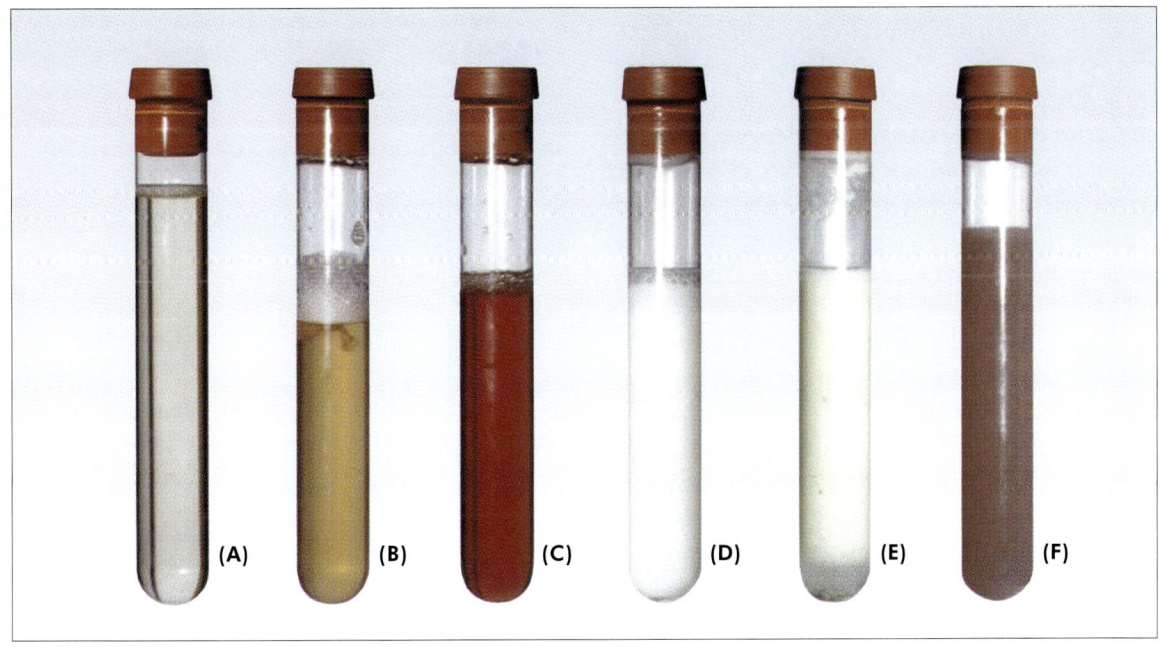

Fig. 6.1 — Aspectos macroscópicos dos diversos tipos de derrame. (A) Transudato; (B) Exsudato; (C) Sero-hemático; (D) Quilotórax; (E) Empiema e (F) Pseudoquilotórax.

O diagnóstico do derrame pleural não inflamatório não costuma apresentar dificuldades, uma vez que o quadro clínico habitualmente apresenta evidências que conduzem à suspeita de transudação, sendo a insuficiência cardíaca congestiva e os estados de hipoproteinemia os exemplos mais freqüentes.

A análise das características físico-químicas ajuda a identificar os transudatos e os exsudatos. O aspecto do líquido é a primeira etapa da diferenciação. Geralmente, nos transudatos o líquido apresenta-se de cor amarelo-claro (âmbar). Já nos exsudatos, a tonalidade do líquido pode variar do amarelo-citrino, ao sero-hemático, comum nas neoplasias e nos derrames secundários ao tromboembolismo, ou pode ter o aspecto turvo dos empiemas, leitoso dos quilotórax e pseudoquilotórax e até a coloração acastanhada característica de abscesso amebiano com fístula para a cavidade pleural.

A leucometria nos transudatos não costuma ultrapassar 1.000 leucócitos/mm^3, enquanto um número superior a 10.000/mm^3 sugere infecção. Densidade acima de 1.015 é um parâmetro comum nos exsudatos, mas não deve ser valorizado isoladamente. Critérios baseados nas concentrações protéicas e da desidrogenase lática são amplamente aceitos na classificação de exsudatos, de modo que um derrame inflamatório apresentaria um líquido com concentrações de DLH > 200UL ou sua relação com DLH sérico (DLHp/DLHs) ≥ 0,6 e proteínas > 3g% ou sua relação com as proteínas séricas (Pp/Ps) ≥ 0,5. Valores abaixo destes limites caracterizariam um transudato (critérios de Light[12]). No entanto, existem situações que não obedecem a esses critérios e podem ser classificadas erroneamente. Por este motivo outros parâmetros têm sido valorizados na tentativa de separar, corretamente, transudatos de exsudatos. A dosagem do colesterol, tanto isolado no líquido pleural, como relacionado com o valor sérico, tem demonstrado resultados semelhantes e algumas vezes superiores aos critérios de Light[12]. Valores de colesterol > 50mg/dl no líquido e sua relação sérica (COLp/COLs) > 0,3 parecem classificar, aproximadamente, 90% dos exsudatos, sendo os valores menores do que estes limites comuns aos transudatos. A dosagem de bilirrubina e sua relação com o sangue têm sido descritas como favoráveis, e valores > 0,6 caracterizariam os exsudatos. O gradiente de albumina no líquido e no sangue tem sido valorizado por alguns autores, que consideram níveis superiores a 1,2g/dl, como próprio dos transudatos. Mais recentemente, a relação da colinesterase no líquido/sangue < ou > que 0,23, demonstrou ser um parâmetro bastante útil, permitindo a diferenciação dos transudatos e exsudatos, respectivamente, em até 98% dos casos. A proteína C reativa titulada apresenta-se elevada nos processos inflamatórios e infecciosos com valores > 2mg/dl.

Tabela 6.1
Classificação dos Transudatos Quanto à Etiologia

Por aumento da pressão hidrostática	ICC tamponamento cardíaco glomerulonefrite aguda hiper-hidratação; S. veia cava superior; embolia pulmonar
Por diminuição da pressão coloidosmótica	hipoproteinemia

Tabela 6.2
Parâmetros Classificatórios de Transudatos e Exsudatos

Líquido	Transudato	Exsudato
Cor	amarelo-âmbar	amarelo-citrino, outras
Leucometria	<1.000/ml	>1.000/ml
Densidade	<1.015	>1.015
Proteína	<3g% rel. l/s <0,5	>3g% rel. l/s >0,5
LDH	<200UL rel. l/s <0,6	>200UL rel. l/s >0,6
Colesterol	<50mg/dl/rel. l/s <0,3	>50mg/dl/rel. l/s >0,3
Bilirrubina	rel. l/s <0,6	rel. l/s >0,6
Gradiente de albumina	>1,2g/dl	<1,2g/dl
Colinesterase	rel. l/s <0,23	rel. l/s >0,23
Proteína C reativa titulada	diminuída <2mg/dl	elevada >2mg/dl
Glicoproteína ácida — α1	<63mg/dl	>63mg/dl

Tabela 6.3
Classificação dos Exsudatos Quanto à Etiologia

Causas

- Infecciosas

    Bactérias
    Micobactérias (especialmente tuberculose)
    Fungos
    Parasitas
    Vírus

- Neoplásicas

    Neoplasia sólida metastática
    Leucemia e linfomas
    Mesotelioma (primitivo)
    Tumor de parede ou de pulmão invadindo pleura

- Colagenoses

    Artrite reumatóide
    Lúpus eritematoso sistêmico
    Outras

- Tromboembolismo Pulmonar/Infarto Pulmonar

- Secundários a doenças do trato digestivo

    Perfuração esôfago
    Pancreatite
    Abscesso subfrênico/hepático/esplênico
    Pós-operatório de cirurgia abdominal
    Hérnia diafragmática

- Drogas

- Cardíacas

    Miocardiopatias, doenças do pericárdio, doenças valvares, pós-pericardiotomia

- Miscelânea

    Iatrogênico
    Trauma (hemo e quilotórax)
    Atelectasia crônica
    Pulmão encarcerado
    S. Meigs
    S. ovariana (de hiperestimulação)
    Pós-parto
    Linfadenopatia imunoblástica
    Sarcoidose
    Uremia
    Mixedema
    Amiloidose
    Asbesto
    S. unha amarela
    Pós-radioterapia
    Choque elétrico
    Outros

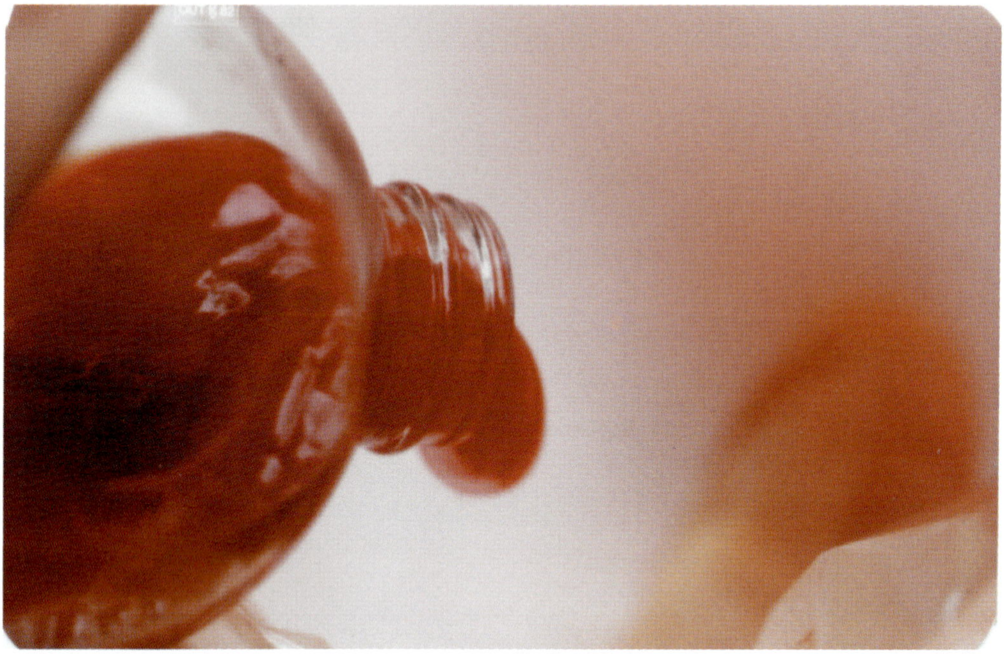

Fig. 6.2 — Exsudato: aspecto gelatinoso do líquido em derrame tuberculoso (pós-toracocentese esvaziadora).

BIBLIOGRAFIA

1. Alexandrakis MG et al. Significance of alpha-2-macroglobulin, alpha-1-acid glycoprotein, and C-reactive proteine in pleural effusion differentiation. Respiration. 67:30-5; 2000.
2. Broaddus VC et al. What is the origin of pleural transudates and exsudates (Editorial). Chest 102:658; 1992.
3. Burgess LJ et al. Comparative analysis of the biochemical parameters used to distinguish between pleural transudates and exudates. Chest. 107:1604-1609; 1995.
4. Castano-Vidriales JL, Amores-Antequera C. Use of pleural fluid C-reactive in laboratory diagnosis of pleural effusions. Eur J Med 1:201-207; 1992.
5. Ceyan B et al. Serum-effusion albumin gradient in separation of transudative and exudative pleural effusions (letter). Chest 105:974; 1994.
6. Chibante AMS. Doenças da Pleura. Ed. Revinter, Rio de Janeiro; 1992.
7. Chibante AMS et al. Valor do colesterol no diagnóstico diferencial entre transudatos e exsudatos pleurais. J. Pneumol 26 (supl 3); f 112; 2000.
8. Costa M et al. Measurement of pleural fluid cholesterol and lactate dehydrogenase. A simple and accurate set of indicators for separating exudates from transudates. Chest. 108:1260-1263; 1995.
9. Garcia-Pachon E et al. Pleural fluid to serum cholinesterase ratio for the separation of transudates and exudates. Chest. 110:97-101; 1996.
10. Hamm H et al. Cholesterol in pleural effusions: a diagnostic aid. Chest 92:296-302; 1987.
11. Heffner JE et al. Diagnostic value of tests that discriminate between exudative and transudative pleural effusions. Chest. 111:970-980; 1997.
12. Light RW. Pleural Diseases. 3rd ed. Williams & Wilkins, Baltimore; 1995.
13. Sahn SA. The pleura: state of the art. Am Rev Resp Dis 138:184-234; 1988.
14. Suay GV et al. Pleural cholesterol in differentiating transudates and exudates: a prospective study of 232 cases. Respiration 62:57-63; 1995.
15. Romero S et al. Evaluation of different criteria for the separation of pleural transudates from exudates. Chest 104:399-404; 1993.
16. Roth BJ et al. The serum-effusion albumin gradient in the evaluation of pleural effusions. Chest 98: 1487-91; 1990.
17. Ylmaz Turay U et al. Use of pleural fluid C-reactive protein in diagnosis of pleural effusions. Respir Med 94:5432-5; 2000.

Capítulo 7

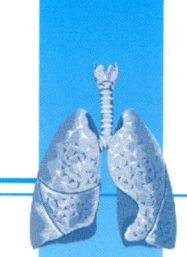

Abordagem da Cavidade Pleural

A cavidade pleural pode ser abordada por simples toracocentese, biópsia por agulha da pleura parietal, visão direta ou indireta, escovado pleural e toracotomia. Todo DP de causa não determinada deve ser estudado através dos procedimentos mais simples, como a toracocentese, com ou sem biópsia pleural por agulha, e só quando estes falharem é que se deve perseguir o diagnóstico por métodos mais agressivos.

A pleuroscopia subentende a exploração da cavidade pleural com finalidades diagnósticas e terapêutica.

A toracotomia não será apresentada neste capítulo.

Toracocentese

É a coleta de líquido pleural por agulha através de punção transparietal com finalidade diagnóstica ou terapêuticas.
- *T. diagnóstica* — exige apenas uma amostra do líquido.
- *T. terapêutica* — subentende o esvaziamento total ou parcial do DP visando ao alívio da dispnéia e da dor.

Acesso à Cavidade Torácica

Requer o estudo radiográfico do tórax, com ou sem suporte ultra-sonográfico ou tomográfico.

- *DP livre* — pode exigir complementação em decúbito lateral e raios horizontais. A obtenção do líquido costuma ser fácil com agulha fina.
- *DP loculado* — costuma exigir complementação por US ou TC. A obtenção do líquido pode ser trabalhosa e exigir agulha mais grossa.
- *DP multiloculado* — dependendo da particularidade das lojas a abordagem pode ser difícil. A ultra-sonografia identifica o local ideal para punção. Exige agulha de maior calibre em função da maior densidade dos líquidos.

Posição do Paciente

- *Sentado (preferencial)* — com braços apoiados sobre uma superfície (Fig. 7.1).
- *Deitado (na UTI, por exemplo)* — parte do hemitórax para fora do leito e cabeceira elevada. Seleciona-se o ponto mais lateroposterior para punção (à direita há possibilidades de transfixação hepática).

Técnica de Acesso à Cavidade

- *Seleção semiológica do ponto de toracocentese.*
- *Preferência por espaço intercostal baixo.*
- *Assepsia ampla do hemitórax.*
- *Anestesia ao nível da borda costal superior com lidocaína a 1% ou 2%, desde a pele à pleura parietal, com agulha fina (Fig. 7.2).*

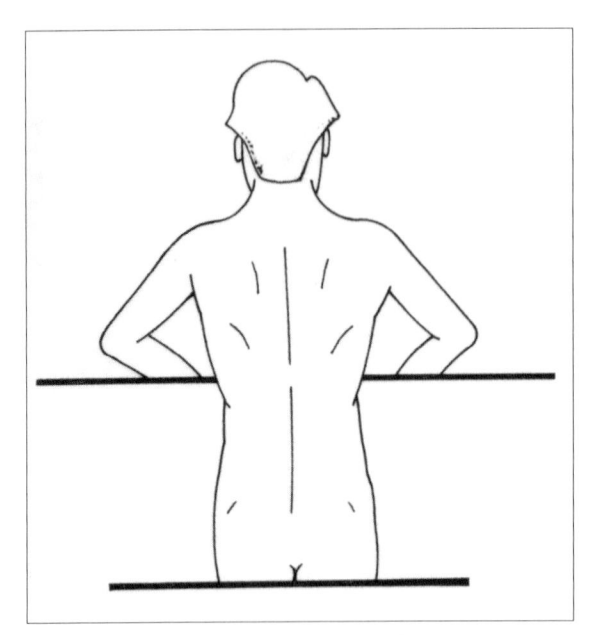

Fig. 7.1 — Posição ideal para se proceder à toracocentese.

- *Coleta de material.*
- *O acesso deve ser feito afastado de qualquer foco infeccioso cutâneo.*

Fatores de Complicação

- *Pequenos derrames.*
- *Distúrbios da coagulação.*
- *Respiração por ventilação mecânica.*
- *Presença de DPOC.*
- *Tortuosidade vascular intercostal (no idoso).*
- *Anestesia incompleta.*
- *Espaço intercostal mais alto.*
- *↑nº de tentativas.*
- *Má cooperação por parte do paciente.*

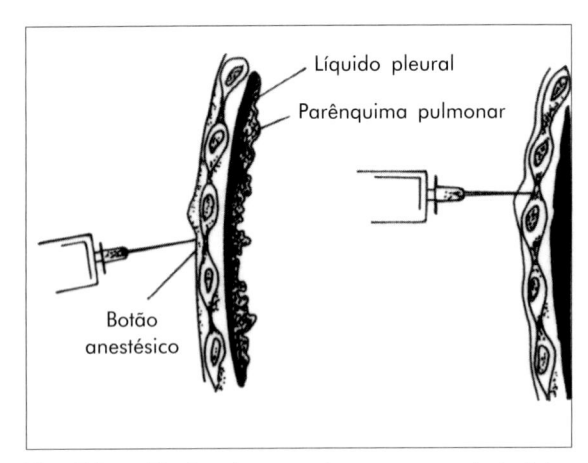

Fig. 7.2 — Técnica de anestesia para a parede torácica na toracocentese.

- *Incoordenação durante a fase respiratória x manobra.*
- *Esvaziamento rápido do derrame.*
- *Distonia neurovegetativa.*
- *Tosse persistente.*
- *Proximidade de infecção cutânea.*

Complicações

- *Pneumotórax.*
- *Hemotórax.*
- *Reflexo vasovagal.*
- *Edema agudo pulmonar.*
- *Transfixação de diafragma, fígado e baço.*
- *Implante neoplásico no trajeto da parede torácica.*
- *Infecção*

  Observação: A repetição da toracocentese aumenta a positividade citológica para neoplasias, mas pouco interfere no índice de isolamento do bacilo de Koch.

BIOPSIA PLEURAL POR AGULHA

- *Geralmente feita após toracocentese. Consiste na obtenção de fragmentos da pleura parietal com finalidade diagnóstica.*
- *Tanto a técnica de acesso à cavidade pleural como os fatores de complicação são semelhantes aos da toracocentese, embora as complicações pela agulha de biópsia costumem ser maiores e acrescidas de hematoma, enfisema subcutâneo e abscesso de parede. O pneumotórax, neste caso, costuma ser mais por aspiração de ar pela cavidade do que por lesão do parênquima e a Ppl O_2 >140mmHg, enquanto que na perfuração pulmonar é <100mHg.*

Tipos de Agulha

- *Cope, Abrams, Harefield, Vin-Silverman, Castelain, Franseen e Java.*
- *Cope e Abrams — são as mais comumente empregadas e oferecem resultados semelhantes (Fig. 7.3).*

Fragmento Pleural

- *Claro, de poucos milímetros e afunda no formol 10%.*
- *Devem ser coletados, no mínimo, três fragmentos em pontos pleurais diferentes.*
- *A ausência de DP não invalida a biópsia de processos pleurais.*

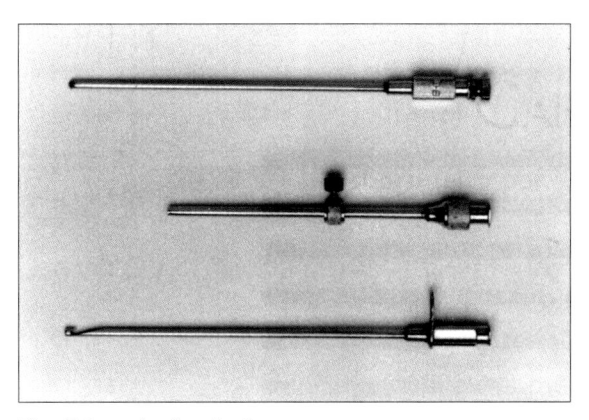

Fig. 7.3 — Agulha de Cope.

Eficácia Diagnóstica

- *Tuberculose* — *de 60% a 88% (aumenta com cultura de fragmento p/ BK).*
- *Neoplasias* — *de 46% a 79% (a suspeita aumenta com estudo morfométrico de pleurites neoplásicas rotuladas como inespecíficas).*

Observação: qualquer processo pleural, mesmo transudato, pode ser rotulado de pleurite inespecífica, sendo importante a correlação com os parâmetros do líquido para diferenciação.

PLEUROSCOPIA

Possibilita o estudo das superfícies pleurais, assim como do mediastino, diafragma e pericárdio. Também favorece a avaliação da superfície pulmonar. Através da pleuroscopia obtém-se o diagnóstico da patologia pleural, e muitas vezes podem ser tomadas condutas terapêuticas simultaneamente.

O estudo da cavidade pleural pode ser feito por visão direta ou videoscopia (videotoracoscopia assistida). Assim como o mediastinoscópio e o broncoscópio rígido podem ser usados para estudo da cavidade, o broncofibroscópio também pode ser utilizado.

O procedimento subentende anestesia geral com pneumotórax, que quanto maior for, mais facilita a inspeção da cavidade. É um método de baixas mobidade e mortalidade.

Indicações Diagnósticas

- Obtenção de material pleural ou pulmonar para diagnóstico.
- Esclarecimento de DPs de causa indeterminada abordados por agulhas.
- Esclarecimento de pneumotórax refratário à drenagem ou recidivante.
- Avaliação de pacientes com traumatismo torácico.
- Esclarecimento de espessamentos ou placas de causa não identificada.
- Estadiamento de câncer de pulmão.

Indicações Terapêuticas

- *Tratamento de pneumotórax arrastado ou recidivante.*
- *Tratamento de hemotórax e da síndrome do coágulo intratorácico.*
- *Extração de corpos estranhos intratorácicos.*
- *Fechamento de fístula broncopleural.*

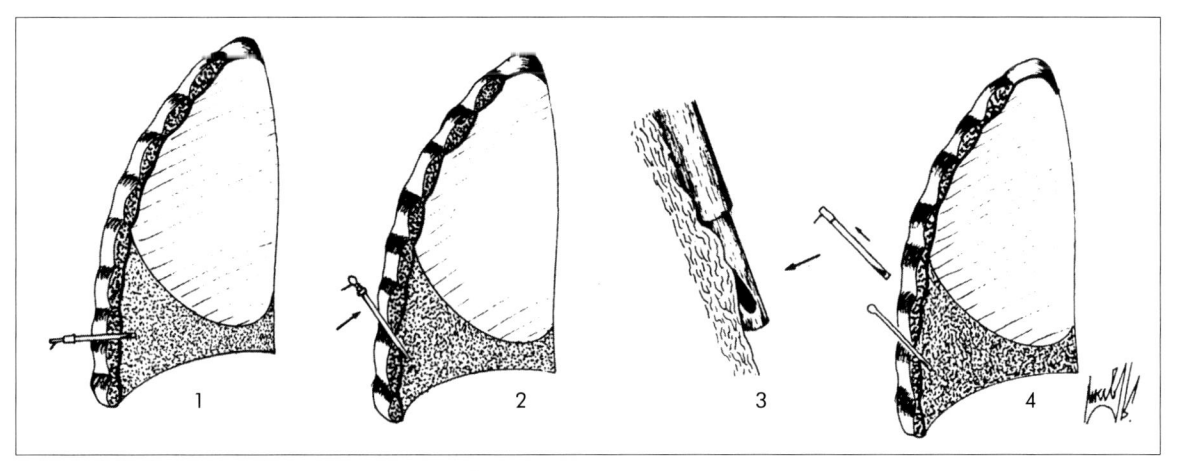

Fig. 7.4 — Técnica de biópsia pleural pela agulha de Cope.

- *Pleurodese em derrames recorrentes.*
- *Simpatectomia torácica alta.*

Contra-indicações

- *Presença de hipoxemia grave.*
- *Instabilidade cardiocirculatória.*
- *Grandes aderências pleurais.*
- *Presença de coagulopatias.*
- *Doença pulmonar bilateral avançada, sem tolerância a pneumotórax.*

Complicações

- *Laceração de vasos intercostais.*
- *Injúria vascular intratorácica.*
- *Hemorragia.*
- *Empiema ou abscesso subcutâneo.*
- *Fraturas costais.*
- *Enfisema subcutâneo.*
- *Implante tumoral na parede torácica.*
- *Laceração de tecido pulmonar.*
- *Incompleta expansão pulmonar.*

ESCOVADO PLEURAL PERCUTÂNEO FECHADO

Método simples e que consiste no emprego de escova de broncofibroscópio através de um condutor — agulha de Cope, por exemplo.

O procedimento é feito com anestesia local e os resultados podem ser superiores aos obtidos pelo estudo do líquido pleural e da biópsia pleural por agulha nos derrames neoplásicos.

É uma manobra pouco empregada, mas com resultados aparentemente satisfatórios.

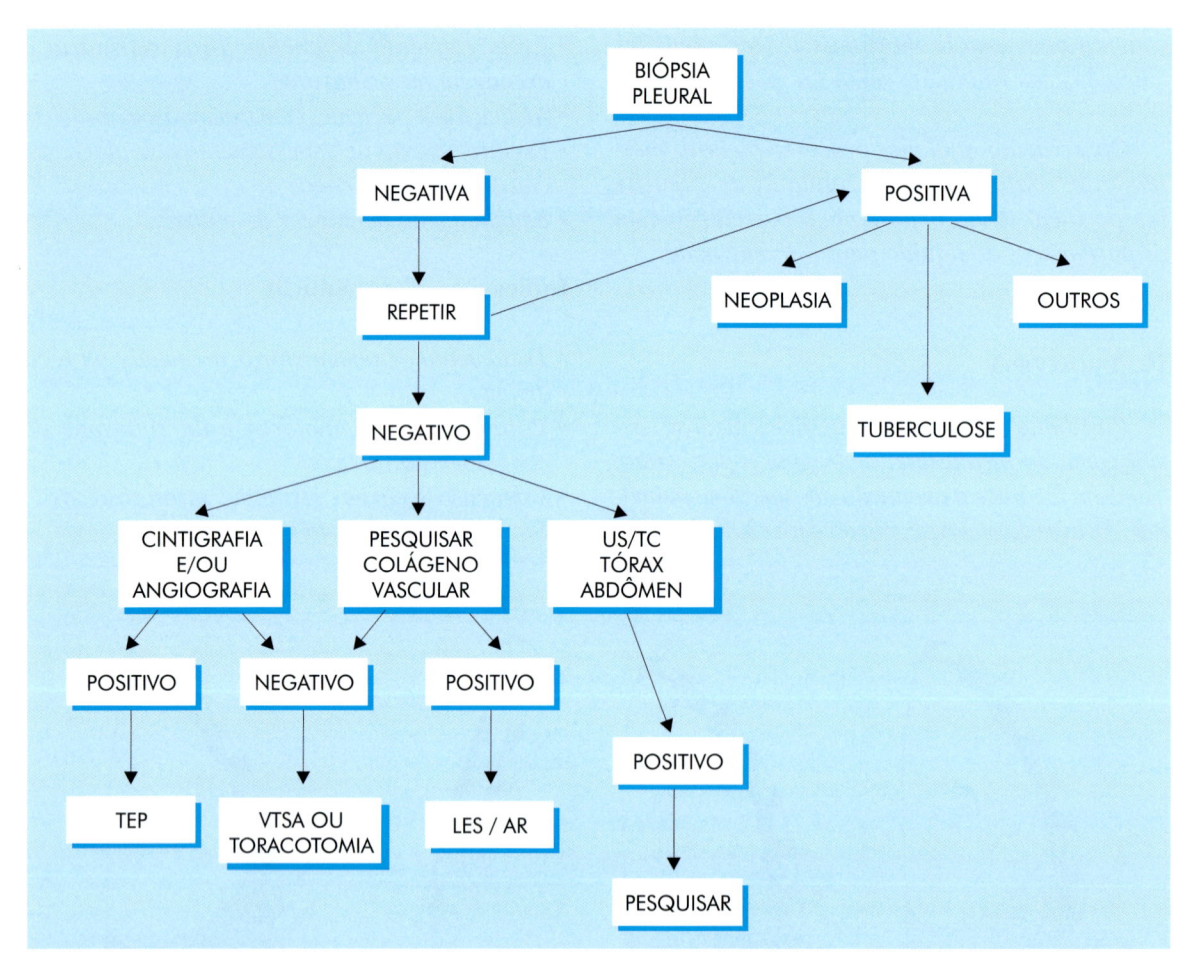

Fig. 7.5 — *Fluxograma baseado na biópsia pleural.*
TEP — Tromboembolismo.
LES — Lúpus eritematoso sistêmico.
AR — Artrite reumatóide.
VTSA — Videotoracoscopia.

> **NOTAS IMPORTANTES**
>
> - Quanto menor o DP, maiores as chances de pneumotórax.
> - As amostras do líquido pleural devem ser coletadas por agulha fina.
> - Na biópsia pleural o paciente deve fazer expiração prolongada ou apnéia em expiração durante a manobra de penetração da agulha (Cope) para evitar pneumotórax.
> - Nos grandes DPs um fluxo de drenagem < 140ml/min parece evitar o incômodo da tosse e o desconforto pós-drenagem.
> - A pressão de O_2 do ar da cavidade diferencia o pneumotórax por lesão pulmonar (<100mmHg) do por entrada de ar no espaço pleural (>140mmHg), orientando a conduta terapêutica em função do volume.
> - A biópsia pleural por agulha é método simples, recomendado em todos os DPs sem diagnóstico.
> - Diagnóstico de pleurite inespecífica pode ser observado em transudatos arrastados.

BIBLIOGRAFIA

1. Abrams LD. A pleural-biopsy punch. Lancet 1:30-31; 1958.
2. Chibante AMS. A biópsia pleural por agulha. F Med (Br) 87:263-268; 1983.
3. Collins TR, Sahn AS. Thoracocentesis: Clinical value, complications, techincal problems and patient experience. Chest 91:817-822; 1987.
4. Colt HG, Mathur PN. Manual of pleural procedures. Ed Williams & Wilkins, Philadelphia; 1999.
5. Cope C. New pleural biopsy needle. JAMA 167:107; 1958.
6. Emad A, Rezaian GR. Closed percutaneous pleural brushing: a new method for diagnosis of malignant pleural effusions. Respir Med. 92:659-63; 1998.
7. Freire et al. Cutaneous tumoral implants by pleural puncture biopsy. Rev Paul Med 103:313-314; 1985.
8. Grogan DR et al. Complications associated with thoracocentesis: a prospective, randomized study comparing three differents methods. Arch Intern Med 150:873-877; 1990.
9. Haddad R, Boasquevisque CHR. Pleuroscopia; in Chibante, Doenças da Pleura, Ed Revinter, Rio de Janeiro; 1992.
10. Kirsch C M e al. A modified Abrams Needle Biopsy Technique. Chest 108:982-986; 1995.
11. Leslie WK, Kinasewitz GT. Clinical significance of the nonespecific pleural biopsy. Am Rev Respir Dis 131:A-93; 1985; .
12. Light RW. Pleural Diseases, 3rd ed. Williams & Wilkins, Baltimore; 1985.
13. Mahfood S et al. Re-expansion pulmonary edema. Ann Thorac Surg 45:340-345; 1988.
14. Mc Cartney et al. Safety of thoracocentesis in mechanically ventilated patients. Chest 103:1920-1921; 1993.
15. McLean NA et al. Investigation of pleural effusion: an evaluation of the new olympus LTF semiflexible thoracofiberscope and comparison with Abram's needle biopsy. Chest 114:150-3; 1998.
16. Morrone N et al. Pleural biopsy with Cope and Abram's needles. Chest 92:1050-1052; 1987.
17. Seneff MG et al. Complications associated with thoracocentesis. Chest 90: 97-100; 1986.

CAPÍTULO 8

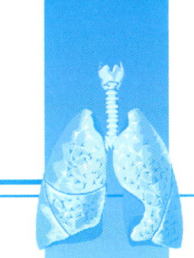

Derrame Pleural Tuberculoso (DPT)

É a apresentação mais comum da tuberculose extrapulmonar. Ocorre numa variação de 10% a 44% dos derrames pleurais conforme a situação socioeconômica da amostragem.

Costuma acometer indivíduos jovens, sendo o sexo masculino mais atingido, numa proporção de 3:1. Quase sempre unilateral e de volume variável. Apenas em um terço dos casos está associado a alterações no parênquima pulmonar. Pode ser responsável por mais de 40% dos derrames na SIDA (Tabela 8.1).

Tabela 8.1
Particularidades no DPT

- Classes economicamente baixas
- Jovens
- Homens (3:1)
- Unilateral
- Volume variável
- Sintomas de uma a quatro semanas
- Reversão espontânea (incomum)

FISIOPATOLOGIA

O DPT desenvolve-se a partir do acometimento parenquimatoso subpleural com extensão do material caseoso até à pleura. Mecanismos de hipersensibilidade retardada contribuem para o seu aparecimento justificando o elevado grau de negatividade das culturas para M. tuberculosis no líquido.

O aumento das porcentagens de CD4 e de determinadas citoquinas parece estar ligado à elevação da concentração de linfócitos T sensibilizados, podendo o conteúdo destas células ser sete vezes maior do que no sangue periférico justificando, até certo ponto, a negatividade freqüentemente observada ao teste tuberculínico. A disseminação hematogênica a partir da tuberculose linfática pode levar ao DPT.

DIAGNÓSTICO

Por Imagem

- *Radiológico* — geralmente o DPT é livre, unilateral e de volume variável. Em um terço das vezes é acompanhado de imagens parenquimatosas. Nos processos crônicos pode desenvolver-se espessamento pleural ou apresentar-se

como derrame loculado. O empiema tuberculoso é uma situação incomum que, nos indivíduos imunossuprimidos, pode atingir a parede torácica.
- *TC* — permite evidenciar alterações não visualizadas na telerradiografia, assim como sugerir a possibilidade de processo tuberculoso arrastado. Diferencia imagem líquida de espessamento pleural.
- *Teste tuberculínico* — pode ser negativo na metade das vezes, devendo apenas ser valorizado em regiões de melhor padrão socioeconômico. Nos pacientes hipoérgicos pode ser negativo, apesar da doença tuberculosa ativa. Células circulantes de adesão podem suprimir a especificidade dos linfócitos T.

Quadro Clínico

Apresenta-se como um quadro agudo com queixas datando de uma a quatro semanas.
- *Emagrecimento* instala-se em mais da metade dos casos. É variável e progressivo.
- *Febre* de grau variado e presente em 3/4 dos pacientes. Costuma desaparecer nas primeiras semanas de tratamento.
- *Dor* é localizada e acompanha os movimentos respiratórios. Ocorre em mais da metade dos pacientes.
- *Dispnéia* presente habitualmente nos derrames de maiores proporções, sendo observada em metade dos casos.
- *Tosse* é do tipo não produtiva e, na maioria das vezes, ligada a grandes volumes de líquido ou à presença de doença no parênquima pulmonar.

Estudo do Líquido

É um exsudato serofibrinoso.
- *Cor* — amarelo-citrino (derrames recentes), acastanhada (derrames antigos) e sero-hemático (menos comum).
- *Volume* — variável. Pode ultrapassar 1.000ml em mais de 40% dos casos.

Bioquímica

- *Proteínas* costumam variar de 4 a 6g%, sendo sua relação com a do sangue > 0,5.
- *Glicose* — geralmente > 60mg%, tendendo a cair conforme mais antigo é o derrame.
- *Colesterol* — quase sempre > 50mg% e com elevação diretamente proporcional ao tempo do derrame.
- *pH* — seus valores costumam situar-se ente 7,30 e 7,45. Cai nos processos antigos e empiemas.
- *DHL* — habitualmente acima de 200UI, sendo sua relação com o DLH sérico > 0,6. Aumentos consideráveis são observados nos derrames mais arrastados e empiemas.
- *ADA* — é parâmetro importante no diagnóstico de DPT. Apresenta-se > 50U/l em quase todos os pacientes, sendo sua sensibilidade em torno de 95%.
- *Lisozima* — a relação de sua concentração no líquido com a do sangue é > 1,2. Pode ser útil quando não se dispõe de outros métodos mais específicos.
- *PCR-titulada* — valores > 4mg/ml% costumam acompanhar o DPT.

Parâmetros Imunológicos

- *Gama-interferon (INFγ)* é uma linfocina que participa na eliminação, pelo macrófago, da micobactéria intracelular. Valores acima de 140pg/ml são freqüentes no DPT, sendo a sensibilidade e especificidade > 90%. Valores mais baixos podem ser observados nos portadores de SIDA. A sensibilidade é de 95%, e a especificidade, 96%.
- *Interleucina 1β (IL-1β)* — elevada nas pleurites muito ativas.
- *Interleucina 2 (IL-2)* costuma cursar paralelamente ao comportamento do INFγ. Níveis elevados são encontrados na pleurite tuberculosa.
- *Anticorpos antiantígenos M. tuberculosis* — os resultados dependem da qualidade do antígeno empregado. Imunoglobulinas anti-PPD, AGO, antígeno 5, P32, Kp90 e LAM podem ser tituladas pelo método ELISA. As IgA e IgM estão ligadas à fase aguda, enquanto que a IgG pode estar ativa mesmo após o tratamento da tuberculose. A sensibilidade é menor no líquido pleural do que no sangue.
- *Fator de necrose tumoral (TNF-α)* — estimula a ação dos macrófagos e encontra-se em maior concentração no líquido pleural tuberculoso do que no soro. Embora não seja específico, pode auxiliar no diagnóstico.
- *Inibidor da ativação do plasminogênio-1 (PAI-1)* costuma estar presente nas formas mais ativas.

- *Teste tuberculínico pode ser negativo na metade das vezes, devendo apenas ser valorizado em regiões de melhor padrão socioeconômico. Nos pacientes hipoérgicos pode ser negativo, apesar da doença tuberculosa ativa. Células ciculantes de adesão podem suprimir a especificidade dos linfócitos T.*

> **Observação:**
>
> *(TNF - α, PAI-1 e IL- 1β correlacionam-se nos DPs que culminam com espessamentos. Os valores imunológicos no líquido pleural costumam ser superiores aos séricos)*

Parâmetros Genéticos

- *Reação em Cadeia pela Polimerase (PCR) — consiste na ampliação enzimática do genoma IS6110 do ADN do M. tuberculosis. Apresenta sensibilidade média de 75%. Pode ser de grande utilidade, levando-se em conta a baixa positividade da cultura para M. tuberculosis nos DPTs. Resultados falso-positivos ocorrem em porcentagens variáveis.*

Microbiologia

- *Pesquisa do Bacilo — o DPT é paucibacilar. A pesquisa direta do bacilo no líquido pleural raramente é acima de 5% e a cultura pode ser positiva em até 25% das vezes. Fragmentos pleurais apresentam culturas positivas superiores às do líquido. Quanto maior o volume do líquido a estudar, maior a positividade bacilar.*
- *Sistema BACTEC é baseado na detecção colorimétrica do CO_2 produzido por micobactérias em cultura e oferece maior agilização na identificação do bacilo. Os resultados costumam positivar entre o décimo e décimo quinto dias de cultura do líquido. Pode ser útil como teste de sensibilidade às drogas.*

Estudo Citológico

- *Leucócitos — geralmente acima de 3.500, aumentando seu número conforme mais antigo é o derrame.*
- *Linfócitos T são as células predominantes. Quase sempre em concentrações acima de 70%. São linfócitos maduros, pequenos e altamente excitados. Não há relação entre o aumento do volume do DP e da elevada concentração local de linfócitos com situações linfopênicas no sangue periférico e anergia ao teste tuberculínico.*
- *Células mesoteliais costumam estar diminuídas e, às vezes, ausentes. Concentração < 5% sugere DPT. Pacientes portadores de SIDA podem apresentar, excepcionalmente, aumento do número destas células.*

Biópsia Pleural

A biópsia pleural por agulha pode oferecer diagnóstico histológico de tuberculose em até 88% das vezes, caracterizado por infiltrado linfocítico-granulomatoso, áreas de necrose de caseificação e células gigantes tipo Langhans. Deve-se sempre optar por um mínimo de quatro amostras de tecido pleural parietal. Estudos histopatológicos têm mostrado que a disposição de fibrina na camada submesotelial é um achado freqüente nos processos tuberculosos às vezes rotulados como pleurites inespecíficas.

Pleuroscopia

Utilizada somente quando a abordagem pleural mais simples esgotou os recursos para diagnóstico. Permite a biópsia pleural dirigida sob visão direta.

Tratamento

Todo DPT, sempre que possível, deve ser esvaziado para melhorar o estado geral e impedir seqüelas pleurais.

**Tabela 8.2
Parâmetros Sugestivos de DPT**

- Derrame unilateral
- Predomínio linfocitário
- ADA > 50U
- Células mesoteliais < 5%

Tabela 8.3
Esquema Terapêutico na Tuberculose Pleural

Fases do Tratamento	Drogas	Peso/Dose Diária Até 20kg	Até 35kg	Até 45kg	Mais de 45kg
		mg/kg	mg	mg	mg
I (2 meses)	RMP (R)	10	300	450	600
	INH (I)	10	200	300	400
	PZA (P)	35	1.000	1.500	2.000
II (4 meses)	RMP (R)	10	300	450	600
	INH (I)	10	200	300	400

RMP (R) — rifampicina
INH (H) — isoniazida
PZA (Z) — pirazinamida

Altos índices de eficácia terapêutica são atingidos com as drogas atualmente existentes. Consiste no emprego da hidrazida, rifampicina e pirazinamida, por via oral. A hipótese do emprego de drogas de segunda linha só deve ser considerada quando existe acometimento parenquimatoso por bacilo resistente às drogas tradicionais. A Tabela 8.3 esquematiza a forma de tratamento habitual. A fisioterapia respiratória atua de modo favorável no DPT, que cursa com espessamento pleural.

COMPLICAÇÕES

O DPT mal conduzido pode culminar com o desenvolvimento de espessamentos de grau variado. Já o empiema tuberculoso é raro e mais comum nos imunossuprimidos. Freqüentemente o pseudoquilotórax tem como causa o DPT.

NOTAS IMPORTANTES

- Espessamentos pleurais de grau variado são seqüelas esperadas pós-tratamento do DPT.
- O esvaziamento da cavidade favorece menos seqüelas.
- Quanto mais velho o derrame, maior a possibilidade de seqüelas.
- A fisioterapia respiratória é útil na prevenção de espessamentos e oferece resultados semelhantes aos obtidos com esteróides.
- Empiema tuberculoso é raro.
- Apesar de incomum, o DPT pode reabsorver espontaneamente, com possibilidades de recidiva.
- O DPT é uma causa freqüente de pseudoquilotórax.

BIBLIOGRAFIA

1. Aoki Y et al. A comparison study of IFN-gamma, ADA and CA125 as the diagnostic parameters in tuberculous pleuritis. Resp Med 88:139-143; 1994.
2. Beige J et al. Clinical evaluation of a Mycobacterium tuberculosis PCR assay. J Clin Microb 33:90-95; 1995.
3. Chibante AMS. Doenças da Pleura. Ed. Revinter, Rio de Janeiro, 1992.
4. Epstein DM et al. Tuberculous pleural effusions. Chest 91:106-109; 1987.
5. Hoheisel G et al. Compartmentalization of pro-inflammatory cytokines in tuberculous pleurisy. Respir Med 92 1:14-17; 1998.

6. Hua CC et al. *Proinflamatory cytokines and fibrinolytic enzymes in tuberculous and malignant pleural effusions.* Chest 116:1292-6; 1999.
7. Jones D et al. *Mesothelial cells in tuberculous pleural effusions of HIV-infected patients.* Chest 117:289-91; 2000.
8. Kallenius G et al. *Novel approaches to the diagnosis of mycobacterial infections.* Europ Respir J 11:1921-1924; 1994.
9. Light RW. *Pleural Diseases.* 3rd ed. Williams & Wilkins, Baltimore, 1995.
10. Montes Santiago J et al. *Lyphocyte activation in tuberculous pleuritis. Correlation with adenosine deaminase (ADA), peripheral blood lymphocytes, T cell receptor subfamilies, radiographic extension and levels of IL-6 and solube IL-2 receptor.* An Med Interna. 15:70-4; 1998.
11. Montes J et al. *Memory T lymphocytes during onfection and disease.* Arch Bronconeumol 34:384-7; 1998.
12. Naito T et al. *Clinical significance of cytokines measurement in pleural effusion.* Kekkaku 72:565-72 ; 1997.
13. Querol JM et al. *The utility of polymerase chain reaction (PCR) in the diagnosis of pulmonary tuberculosis.* Chest 107;6:1831-1835; 1995.
14. Sada E et al. *Evaluation of lipoarabinomannan for the serological diagnosis of tuberculosis.* J Clin Microb 28;12:2587-2589; 1990.
15. Seibert AF et al. *Tuberculous pleural effusion. Twenty-years experience.* Chest 99:4:883-886; 1991.
16. Sodhi A et al. *Clinical correlates interferon gamma production in patients with tuberculosis.* Clin Infect Dis. 25:617-20; 1997.
17. Valdes I et al. *Diagnosis of tuberculous pleurisy using the biologic parameters adenosine deaminase, lysozyme and interferon gamma.* Chest 103:458-465; 1993.
18. Zou YL et al. *Serological analysis of pulmonary and extrapulmonary tuberculosis with enzyme-linked immunosorbent assays for anti-A60 immunoglobulins.* Clin Inf Dis 19;6:1084-1091; 1994.

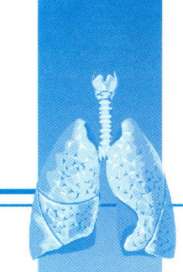

Derrame Pleural Parapneumônico (DPP)

Ocorre em 12% a 33% dos derrames líquidos, em 40% dos pacientes com pneumonia e em 11% dos DPs em UTI. Geralmente são de pequeno volume, relacionados ao parênquima atingido e associados a dor torácica ventilatório-dependente. Podem evoluir para a formação de lojas (*derrame loculado*) e se transformar em empiema. Pode não ser identificado no estudo radiológico do tórax de indivíduos acamados.

FISIOPATOLOGIA

O processo inflamatório infeccioso atinge a pleura visceral, que drena para a cavidade pleural um líquido exsudativo facilmente removível por toracocentese (*exsudato estéril*). Com a evolução pode ocorrer contaminação da cavidade com descamação pleural e grande depósito de fibrina, tendendo à formação de lojas (*fase fibrinopurulenta*). Segue-se a última fase (*de organização*), com uma camada envoltora em cada pleura que impede o pulmão de se expandir. O líquido pode ser espesso, cremoso, caracterizando o chamado empiema, que permanece bloqueado ou procura um trajeto de saída através da parede torácica ou do próprio pulmão (*empyema necessitatis*).

DIAGNÓSTICO

Clínico

- *Anamnese* — quadro do tipo gripal recente, queda do estado geral, febre, calafrios, tosse com ou sem expectoração purulenta, hemoptóicos e dor torácica ventilatório-dependente. Existência de comorbidades (diabetes, neoplasia brônquica etc.) favorece, indiretamente, o desenvolvimento do DPP.
- *Exame físico* — observam-se sinais de doença aguda com restrição ventilatória por dor no hemitórax acometido, dispnéia proporcional ao grau de acometimento pleuropulmonar e decúbito lateral preferencial (lado atingido). Há diminuição do frêmito toracovocal e macicez à percussão no local atingido. Crepitações locais e atrito pleural estão presentes nas formas iniciais. A cianose é um sinal que pode estar presente nas situações mais graves.

Por Imagem

- *Radiografia* — geralmente é derrame pequeno a moderado, relacionado com alterações do parênquima e com a elevação da hemicúpula diafragmática homolateral. Nas formas arrastadas nota-se tendência a desvio da sombra cardíaca para o lado atingido e espessamento pleural.

Formação de lojas, uni ou multiloculadas, pode ocorrer a partir da segunda semana. Empiema maciço, com desvio do mediastino, ocorre nas formas crônicas e cursa com alargamento dos espaços intercostais. Observa-se aumento do espaço que separa a câmara de gás do estômago da imagem pulmonar. A diminuição dos espaços intercostais regionais traduz hipoventilação local pela dor ou espessamento pleural em evolução, nas formas arrastadas.

- *Tomografia computadorizada* — identifica particularidades do derrame e o estado das pleuras e demais estruturas torácicas. Linfadenopatias paratraqueal (>D) e subcarinal podem ser observadas, isoladas ou aos pares, e com dimensões inferiores a 2cm. Dimensões maiores sugerem a possibilidade de outra patologia.
- *Ultra-sonografia* — pode sugerir a densidade do líquido, identificar lojas e recomendar o local ideal para a toracocentese. Demonstra a existência de pequenos derrames não detectados na radiografia.

Laboratorial

- *Hemograma cursa com leucocitose e desvio para a esquerda, mas pode estar pouco alterado nas pneumonias por germes atípicos, nos diabéticos, portadores de DPOC, imunossuprimidos e idosos. Hemossedimentação e PCR titulada estão elevadas conforme o grau de infecção. Ocorre anemia nas formas crônicas e no empiema. Hemocultura e reações sorológicas específicas ajudam a classificar o agente infeccioso.*

Parâmetros Imunológicos

— *Proteína C reativa* — títulos > 4mg/dl são comumente encontradas nos DPP e nos empiemas.
— *Elastase polimorfonuclear (PMN-E)* — é um marcador de atividade polimorfonuclear. Valores > 230µg/l sugerem DP infeccioso. Apresenta E = 81% e S = 74%.
— *Fator Necrose tumoral* — α *(TNF-α)* — nitidamente mais elevado nos DPPs. Valores > 10pg/ml parecem diferenciar DPPs complicados dos sem complicações.
— *Interleucina-8 (IL-8)* — elevada nos DPPs e nos empiemas; em especial ligada à presença de polimorfonucleares. Valores > 4.000pg/ml são comuns nos DPPs.

Microbiológico

- *Escarro* — o escarro purulento supõe etiologia bacteriana. Expectoração clara é comum nos processos virais, fungos e parasitas. Escarro fétido indica a possibilidade de germes anaeróbicos. Culturas de escarro e de sangue podem isolar o germe causal.
- *Hemoculturas* — fornecem positividade em 50% das vezes.
- *Reações sorológicas* — direcionadas a determinados tipos de agentes.
- *Líquido pleural* — pesquisa direta e culturas podem identificar o microrganismo responsável, assim como as reações imunológicas específicas.

Estudo do Líquido Pleural

- *Fase de exsudato estéril* — líquido inflamatório, amarelo-citrino, com leucometria evidenciando aumento de polimorfonucleares. Glicose, pH e LDH pouco expressivos.
- *Fase fibrinopurulenta* — pleura mais espessada e líquido concentrado, associado a queda progressiva da glicose e do pH que tende a ser < 7,20 enquanto o LDH ultrapassa o triplo da normalidade. Há leucocitose com predomínio de polimorfonucleares e aumento da fibrina. Pode haver identificação do agente infeccioso.
- *Fase de organização* — o líquido é espesso, de cor clara ou esverdeada, caracterizando o chamado empiema. A LDH costuma apresentar-se > 1.000UI e a glicose por vezes é indosável.
- *O pus pode estar presente e as culturas são positivas em um terço dos casos. Agentes anaeróbicos impõem odor fétido ao líquido. A pleura costuma estar nitidamente espessada.*
- *Qualquer coleta de líquido pleural deve ser feita afastada de foco infeccioso cutâneo.*

População Microbiana

As pneumonias por anaeróbicos são responsáveis por cerca de um terço do DPP, sendo elevado o índice de positividade nas culturas do líquido. Os agentes aeróbios nem sempre são isolados nas culturas dos derrames, apesar de sua maior incidência causal. Bactérias gram-negativas são mais comumente identificadas nas culturas do que as gram-positivas, apesar da maior incidência de DPP por estes agentes. Nas crianças a positividade das culturas do líquido para *Staphylococcus aureus* e *Haemophilus influenzae* é maior do que nos adultos (Tabela 9.1).

DIAGNÓSTICO DIFERENCIAL

Consiste em afastar:
— embolia pulmonar;
— pancreatite aguda;
— tuberculose pulmonar;
— abscesso subfrênico;
— síndrome de Dressler;
— outros.

A Tabela 9.2 relaciona as situações clínicas que mais mimetizam o DPP.

AGENTES ESPECIAIS

Actinomicose e nocardiose são infecções capazes de produzir grande acometimento pleuropulmonar, estando o DP presente em metade dos casos. Por serem incomuns, tais agentes nem sempre são lembrados como causadores de derrame. O diagnóstico diferencial é feito com pneumonia bacteriana, fúngica ou tuberculose.

TRATAMENTO

• *Conduta básica* — subentende a manutenção de um suporte clínico, antibioticoterapia adequada, antiinflamatórios e fisioterapia respiratória, sempre que possível.
• *Atuação direta* — todo DPP com maior expressão radiológica deve ser puncionado e esvaziado para: identificação da fase do mesmo, isolamento bacteriano, melhora do quadro clínico. A colocação de drenos torácicos depende da existência, ou não, de germes no líquido e da presença de pus. Os valores do pH, glicose e LDH no líquido tendem a orientar sobre a conduta terapêutica a ser seguida:

Tabela 9.1
Organismos Isolados no DPP*

Organismos	Nº	%
• **Gram-positivos**	**229**	**100**
S. aureus	82	36
S. pneumoniae	81	35
S. pyogenes	18	8
E. faecalis	13	6
S. epidermidis	8	3
Outros Streptococcus	27	12
• **Gram-negativos**	**108**	**100**
E. coli	32	30
Pseudomonas spp.	27	25
Klebsiella spp.	23	21
H. influenzae	13	12
Proteus spp.	8	7
Enterobacter spp.	3	3
Outros	2	2
• **Anaeróbicos**	**313**	**100**
Bacteroides spp.	62	20
Peptostreptococcus spp.	62	20
Fusobacterium spp.	43	14
Prevotella spp.	40	13
Streptococcus spp.	31	10
Clostridium spp.	23	7
Outros	52	16

*Segundo Light, R.W. Pleural Diseases, 3rd ed. (p.133), Baltimore, Williams & Wilkins, 1995.

Tabela 9.2
Dados Comparativos das Diversas Causas que Mimetizam Derrame Parapneumônico (DPP)

	Instal.	Antec.	Dispnéia	Dor	Febre	Hemogr.	Vol	Freq.
Pneumonia	Aguda	Gripe	Variável	Aguda	Elevada	Leucocitose	P/M	Comum
Embolia	Súbita	TVP Estase	Súbita	Súbita	Incomum	Variável	P	Comum
Pancreatite	Aguda	Quadro abdom. Estado crítico	Progressiva	Aguda	Variável	Leucocitose	M/G	Incomum
Tuberculose	Progressiva	Astenia	Progressiva	Progressiva	Subguda	Normal	M/G	Comum
S. Dressler	Subaguda	Cardiopatia	Incomum	Subaguda	Subaguda	Leucocitose	P	Rara

Obs.: Deve ser separada a dispnéia devido à dor (ventilação-reprimida) daquela por ocupação de parênquima ou espaço pleural
TVP = trombose venosa profunda
P = pequena; M = média; G = grande

- *Estreptoquinase (250.000U/dia) e uroquinase (100.000U/dia) em 100ml de solução salina são os fibrinolíticos empregados nos DPPs complicados e nos empiemas. A média é de seis aplicações/tratamento e o tempo de internação médio é de 11 dias. O dreno deve ser pinçado por três horas após a aplicação. A estreptoquinase pode mobilizar anticorpos.*

A Fig. 9.1 apresenta a conduta terapêutica no DPP. A coleção de pus na cavidade pleural, uni ou multiloculada, requer cuidados terapêuticos mais diferenciados (ver empiema, Capítulo 10).

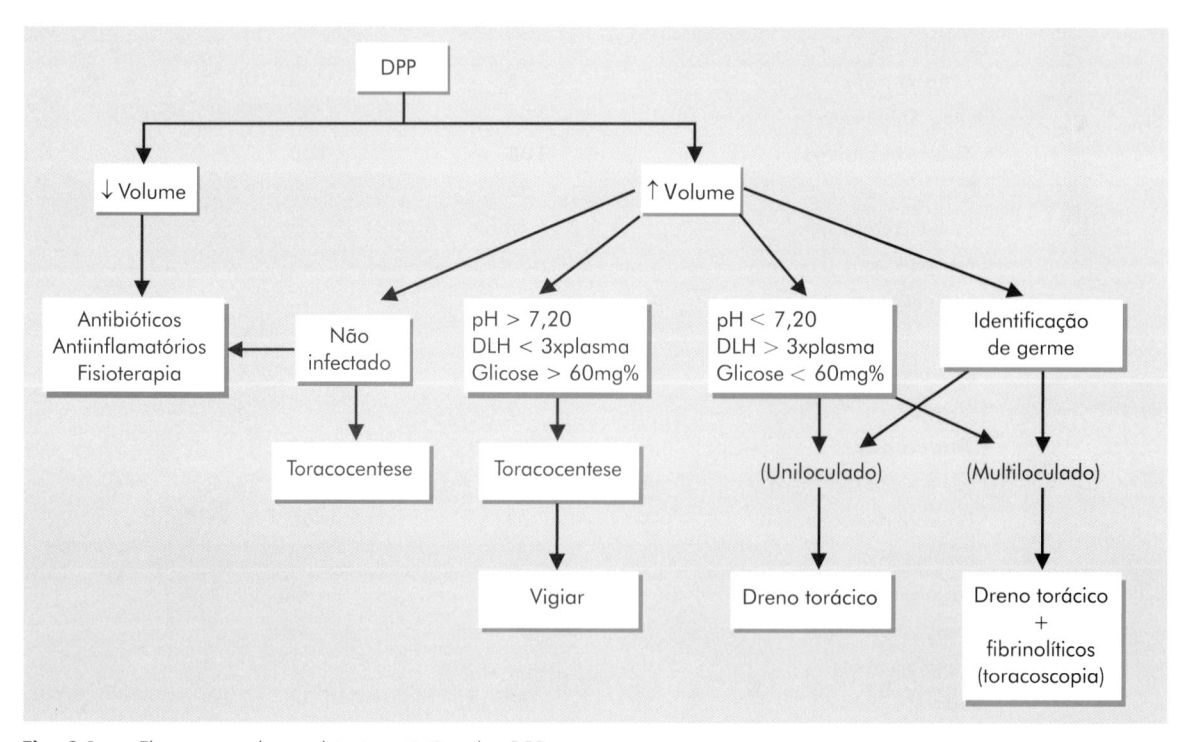

Fig. 9.1 — Fluxograma da conduta terapêutica dos DPPs.

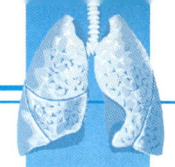

Aspectos Radiográficos

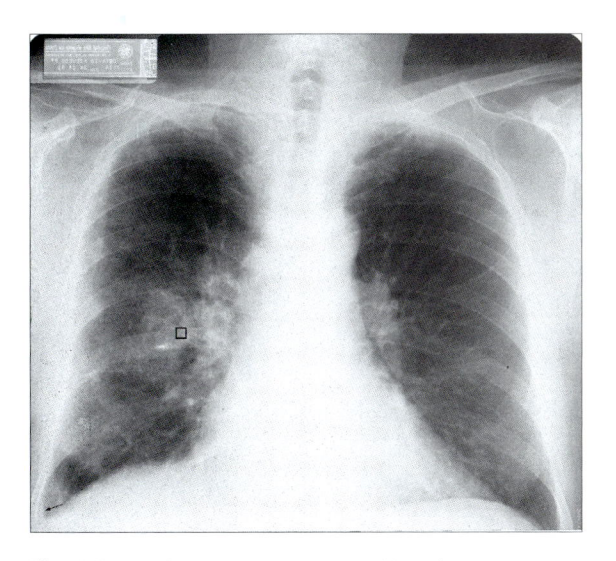

Fig. 9.2A — Pneumonia atípica por Mycoplasma pneumoniae (□). Observar apagamento do seio costofrênico D por pequeno derrame pleural (↑).

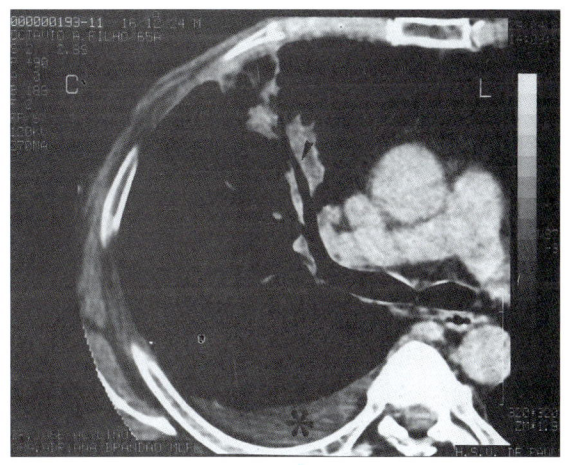

Fig. 9.2C — TC — Infiltrado pneumônico anterior (▼) e derrame pleural de pequena intensidade (*).

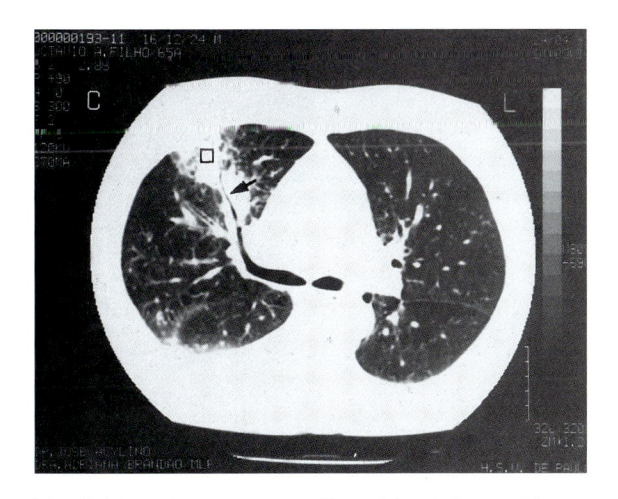

Fig. 9.2B — Aspecto tomográfico evidenciado aerobioncograma (↑). Notar derrame pleural D.

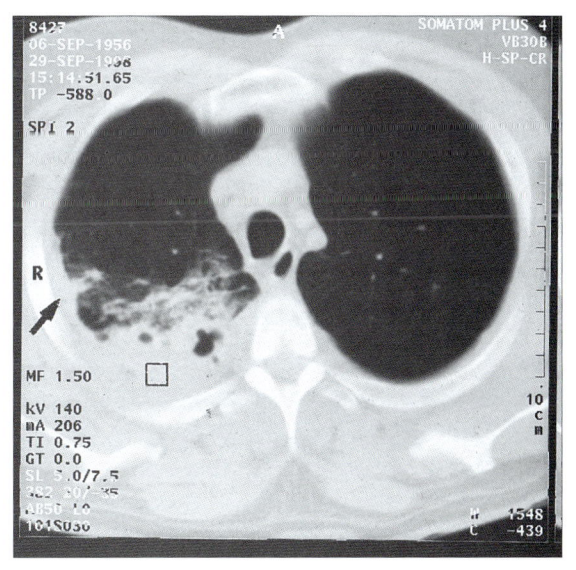

Fig. 9.3 —TC — Pneumonia por anaeróbico com focos de necrose pulmonar (□) e acometimento pleural (↑).

CAPÍTULO 9

BIBLIOGRAFIA

1. Bartlett JG, Finegold SM. Anaerobic infections of the lung and pleural space. Am Rev Respit Dis 110:56-77; 1974.
2. Bouros D et al. Intrapleural streptokinase versus urokinase in the treatment of complicated parapneumonic effusions: a prospective, double-blind study. Am J Respir Crit Care Med 155:291-295; 1997.
3. Brook I. Microbiology of empyema in children and adolescents. Pediatrics 85:722-726; 1990.
4. Brook I, Fraizier EH. Aerobic and anaerobic microbiology of empyema A retrospective review in two military hospitals. Chest 103:1502-1507; 1993.
5. Chibante AMS. Doenças da Pleura. Ed. Revinter, Rio de Janeiro; 1992.
6. Chin NK, Lim TK. Controlled trial of intrapleural Streptokinase in the treatment of pleural empyema and complicated parapneumonic effusion. Chest 111:275-279; 1997.
7. Hamm H, Light RW. Parapneumonic effusion and empyema. Eur Respir J 10;5:1150-1156; 1997.
8. Heffner JE. Infection of the pleural space. Clin. Chest 20:607-22; 1999.
9. Himelman RB, Callen PW. The prognostic value of loculations in parapneumonic pleural effusion. Chest 90:852-856; 1986.
10. Kaye MG et al. The clinical spectrum of Staphylococcus aureus pulmonary infection. Chest 97:788-792; 1990.
11. Krishnan S et al. Urokinase in the management of complicated parapneumonic effusion in children. Chest 112:1579-1583; 1997.
12. Levim DL, Klein JS. Imaging techniques for pleural space infections. Resp. Infect. 14:31-8; 1999.
13. Light RW, Rodrigues RM. Management of parapneumonia effusion. Clin. Chest Med 19,2:273-282; 1998.
14. Light RW. Pleural Diseases. 3rd ed. Williams & Wilkins, Baltimore; 1995.
15. Mattison LE et al. Pleural effusion in the medical ICU: prevalence, causes and clinical implications. Chest 111;4:1018-1023; 1997.
16. Poe RH et al. Utility of pleural fluid analysis in predicting tube thoracostomy/decortication in parapneumonic effusions. Chest 1991; 100: 963 - 967.
17. Strange C. Sahn SA. The definitions and epidemiology of pleural space infection. Semin. Resp. Infect. 14:3-8; 1999.
18. Teixeira LR et al. Antibiotic levels in empyema pleural fluid. Chest 117:1734-9; 2000.
19. Teramoto O et al. Etiologia de los derrames pleuropulmonares en niños hospitalizados/ Etiology of pleuropulmonary effusion in children hospitalized. Infectologia 8:229-32; 1988.

Capítulo 10

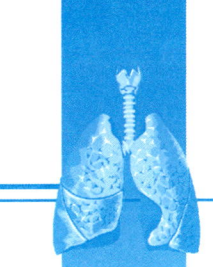

Empiema (EMP)

É a presença de pus na cavidade pleural ou a contaminação de seu líquido por agentes infecciosos. Apesar da fácil disponibilidade de antibióticos, o EMP ainda continua sendo uma situação preocupante que, algumas vezes, requer cuidados cirúrgicos mais agressivos.

Pode ser: agudo ou crônico, uni ou bilateral e apresentar-se livre ou com formação de lojas.

Fisiopatologia

O acometimento infeccioso da cavidade pleural progride a partir de três fases:
- **Fase I ou exsudativa** — Líquido livre, estéril, com poucos dias de evolução.
- **Fase II ou fibrinopurulenta** — Líquido livre ou loculado, presença de fibrina e contaminação da cavidade (desenvolve-se do quinto ao 15.º dia).
- **Fase III, fibropurulenta ou de organização** — Deposição pleural de fibrina, desenvolvimento vascular e presença de membrana espessa com encarceramento pulmonar (a partir da segunda semana).

Com freqüência decorre de processos pneumônicos complicados por tratamento inadequado em pacientes imunossuprimidos.

As formas agudas, simples, cursam com derrame livre facilmente controlado, enquanto as formas crônicas correspondem às fases II e III e exigem conduta terapêutica mais invasiva.

Diagnóstico incorreto do EMP, tratamento incompleto, virulência do agente causal e demora na identificação e na abordagem do processo pleural são os fatores mais freqüentes para o desenvolvimento do EMP crônico.

Quando não drenado, o EMP procura um trajeto de saída através do próprio pulmão ou da parede torácica (empiema necessitatis).

Causas

- Infecções pulmonares (pneumonias, abscessos, bronquiectasias).
- Complicações cirúrgicas sobre órgãos intratorácicos (25%).
- Infecções a partir de estruturas do mediastino (roturas, abscessos, neoplasias).
- Infecções extrapulmonares (por via transdiafragmática ou hematogênica).

Diagnóstico

Clínico
- Queda do estado geral, emagrecimento, palidez.
- Abaulamento dos espaços intercostais nas formas mais agudas, de grande volume, ou retração dos mesmos nas formas arrastadas.

Tabela 10.1
Principais Causas de Empiema Pleural

- Doenças pulmonares infecciosas/necrosantes
- Cirurgias torácicas
    - Infecção pós-operatória
    - FBP* pós-operatória
    - Cirurgia/lesão do esôfago
- Traumatismo torácico
- Pneumotórax
- Infarto pulmonar
- Abscesso subfrênico
- Doenças do mediastino
- Artrite reumatóide
- Outras

*FBP — fístula broncopleural

- *Fístula cutânea com aumento local de volume.*
- *Aumento abundante da expectoração, ligado a decúbito contralateral, quando existe fístula broncopleural (FBP).*
- *Dor torácica — de intensidade variável, ventilatório-dependente, de menor intensidade no EMP crônico.*
- *Febre — persistente e variável conforme a evolução do EMP.*
- *Dispnéia — variável de acordo com o volume do EMP.*

Laboratorial
- *Leucocitose variável.*
- *Anemia progressiva.*
- *Hipoproteinemia.*
- *PCR_t em níveis elevados.*
- *Hemoculturas podem ser positivas nas fases mais agudas.*

Por Imagem
- *Telerradiografia — derrame livre, nas formas agudas. Presença de níveis hidroaéreos (rotura do esôfago, FBP), alargamento dos espaços intercostais (EMP mais volumosos), diminuição dos espaços intercostais (formas crônicas com espessamento pleural), desvios do mediastino — em função do volume empiemático ou da retração fibrosa do hemitórax, imagens abauladas, únicas, em forma de D ou D invertido, ou múltiplas, com ou sem níveis hidroaéreos variáveis, mais bem identificadas em perfil.*
- *Ultra-sonografia — confirma o conteúdo líquido e sua densidade elevada, identifica, através de fibrina, espessamento pleural e número de lojas. Recomenda o ponto ideal para toracocentese diagnóstica.*
- *Tomografia computadorizada — confirma o EMP, o estado das serosas, o grau de encarceramento pulmonar, situação pulmonar, do mediastino e região infradiafragmática.*

Estudo do Líquido
- *Aspecto — turvo, viscoso, claro ou esverdeado. Quando centrifugado, o sobrenadante torna-se claro.*
- *Celularidade — predomínio de polimorfonucleares.*
- *Glicose — <40mg/dl podendo chegar a 0*
- *pH — <7,0*
- *DLH — >1.000UI*
- *Citocinas — elevação dos valores de TNF-α, IL — 8, G — CSF (fator granulocítico estimulante de colônias)*
- *Defensinas — >5.000mg/ml*
- *PMN — E(elastase polimorfonuclear) >230μg/ml*

Aspectos microbiológicos — as culturas costumam ser positivas em pouco mais da metade dos casos. Quase dois terços dos EMPs são devidos a germes aeróbicos, aproximadamente um quarto está associado a aeróbicos e anaeróbicos e mais de 10% a anaeróbicos. M. tuberculosis e fungos também estão ligados à formação do EMP, porém em menor grau. Os agentes infecciosos causais estão relacionados na Tabela 10.2.

DIAGNÓSTICO DIFERENCIAL

Consiste em afastar:
— quilotórax;
— pseudoquilotórax.
(Ver Tabela 17.2)

TRATAMENTO

Baseia-se em identificar e tratar a infecção, oferecer um suporte clínico e obliterar o espaço

Tabela 10.2
Bacteriologia dos Empiemas Segundo o Fator Etiológico Principal*

Fator Etiológico do Empiema	Possíveis Germes Predominantes
1. Infecção pulmonar	Pneumococcus Staphylococcus aureus Streptococcus
2. Complicações pós-operatórias em cirurgias torácicas	Staphylococcus aureus, E. coli, Pseudomonas aeruginosa, Proteus sp., Klebsiella pneumoniae
3. Ruptura de esôfago, pneumonia por aspiração, abscesso pulmonar, sepse intra-abdominal	Anaeróbicos (Peptostreptococcus, Actinomyces, Fusobacterium) Bacteróides, cocos gram-positivos anaeróbicos
4. Fístula broncopleural (exceto as pós-operatórias relacionadas no item 2)	Mycobacterium tuberculosis, Staphylococcus aureus

*Haddad, R. et al. Empiema. In Chibante, AMS. Doenças da Pleura. Rio de Janeiro, Ed. Revinter, 1992.
Obs.: O item 1 deve ser correlacionado com a Tabela 9.1.

empiemático. O tratamento, essencialmente cirúrgico, reside na drenagem do material infectado. Nos EMPs crônicos, complicados, a estadia pós-operatória é > 2 semanas e a mortalidade de cerca de 13%. Quanto mais cedo a drenagem menores as complicações e mais econômico o tratamento.

EMP Agudo

Quando o líquido ainda é fluido e livre (fase I)
• Drenagem pleural subaquática (drenos nº 32/36)
• Drenagem pleural aberta (dreno cortado junto à pele) — Se após drenagem subaquática persistir espaço residual e houver pleurodese espontânea.

EMP Crônico

Envolve as fases II (fibrinopurulenta) e III (de organização) quando o líquido é mais viscoso, livre ou septado ou existe encarceramento pulmonar. Pode haver formação de lojas ou procura de um trajeto de saída.

As fases que se seguem obedecem a uma seqüência terapêutica progressiva, em função da resposta apresentada.

1. Drenagem tubular fechada — quando o EMP ainda é pouco espesso. A adição de fibrinolíticos pode facilitar o esvaziamento da cavidade.
2. Ressecção costal + drenagem tubular fechada — quando há retração do gradil costal; permite a aplicação de drenos mais grossos.
3. Pleurostomia — quando, apesar das manobras anteriores, há persistência infecciosa e a cavidade residual é pequena.
4. Empiemectomia — situação incomum — usada quando existem lojas de parede muito espessa, bem individualizadas e bem localizadas.
5. Decorticação pulmonar — quando o pulmão não se expande e permanece cavidade empiemática importante — indicada em pacientes mais jovens ou com melhor estado geral.

Com Cavidade Empiemática Persistente

6. Esterilização da cavidade pleural — geralmente usada no EMP pós-pneumonectomia — faz-se uma pleurostomia seguida de irrigações da cavidade com hipoclorito de sódio. Numa segunda fase fecha-se a pleurostomia e preenche-se a cavidade com Neomicina 0,25% — o sucesso pode ocorrer em até 65% dos casos evitando-se a necessidade de toracoplastia.
7. Mioplastia da cavidade empiemática — compreende a transposição para a cavidade de músculos extratorácicos — indicada por eliminar uma cavidade pleural persistente após falha de tentativas anteriores (pós-ressecção pulmonar, por exemplo) ou fechamento de fístula broncopleural refratária às demais manobras.

8. *Toracoplastia* — *empregada em último caso. Geralmente no EMP com cavidade empiemática cronicamente persistente, já submetido aos demais tipos de tratamento. Pode conduzir à escoliose e à impotência funcional da cintura escapular homolateral.*

Condutas Terapêuticas Especiais

Fibrinolíticos — *são indicados quando a drenagem simples, fechada, não atinge a finalidade. Diminuem a viscosidade do EMP e dissolvem as loculações. Costumam ser usados na fase fibrinopurulenta. São empregadas a estreptoquinase (SK) e a uroquinase (UK), embora estudos recentes mostrem resultados promissores com dornase. A associação de SK com SD (varidase) reduz bem a viscosidade do pus. A SK parece atuar diretamente nas loculações, enquanto a SD e a deoxirribonuclease reduzem a viscosidade do pus. São necessárias cerca de seis injeções, em média, que favoreçam maior drenagem diária e total. SK é mais barata do que a UK, mas pode apresentar reações anafiláticas. Não costuma haver repercussões sobre a coagulação do indivíduo. Reduzem a necessidade de cirurgia maior em mais de 70% dos casos.*

Alterações de coagulação, traumatismo recente e cirurgia há menos de uma semana podem contra-indicar o emprego de fibrinolíticos.

Videotoracoscopia Assistida (VTSA) é de grande utilidade para estudo da cavidade empiemática. Indicada no debridamento de EMP multiloculado, na fase II (fibrinopurulenta). O sucesso terapêutico pela VTSA atinge cerca de 70% dos casos. Permite a identificação de patologias pulmonares concomitantes. É um método menos invasivo e mais econômico e que requer anestesia mais branda. Deve ser lembrado nos EMPs complicados e quando as substâncias fibrinolíticas falharam.

O EMP complicado costuma apresentar mortalidade média de 19% com variáveis de 8,5% a 44%. A multiplicidade cirúrgica eleva a taxa de mortalidade.

EMP Fúngico

Costuma cursar com doenças subjacentes em 85% das vezes e em 27% dos casos está ligado à situação imunossupressora. A maioria é desenvolvida em internações em especial nas Unidades de Tratamento Intensivo (64%). A cândida é o agente mais freqüente, seguida de T. glabrata e Aspergillus. A mortalidade é alta e a maior sobrevivência está ligada à decorticação e irrigação com antifúngicos.

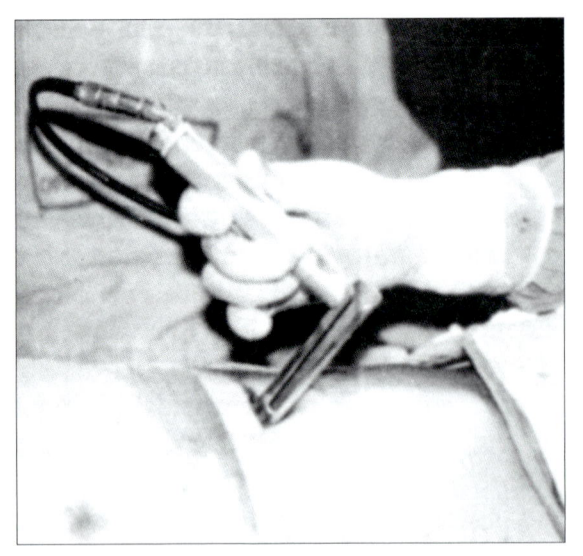

Fig. 10.1A — *Pleuroscopia usando mediastinoscópio de 17cm.*

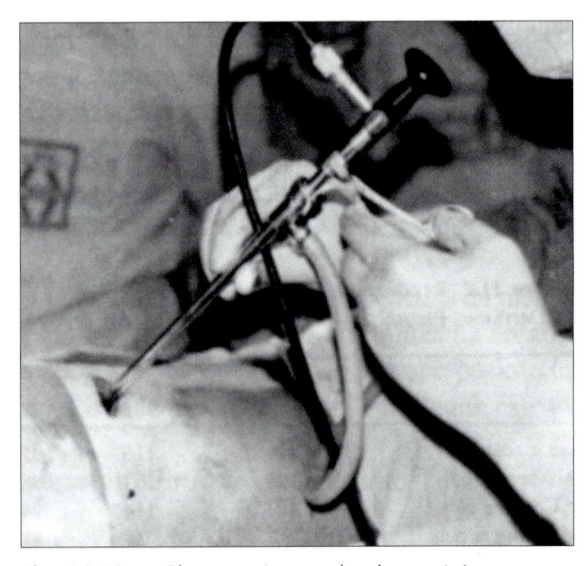

Fig. 10.1B — *Pleuroscopia usando pleuroscópio.*

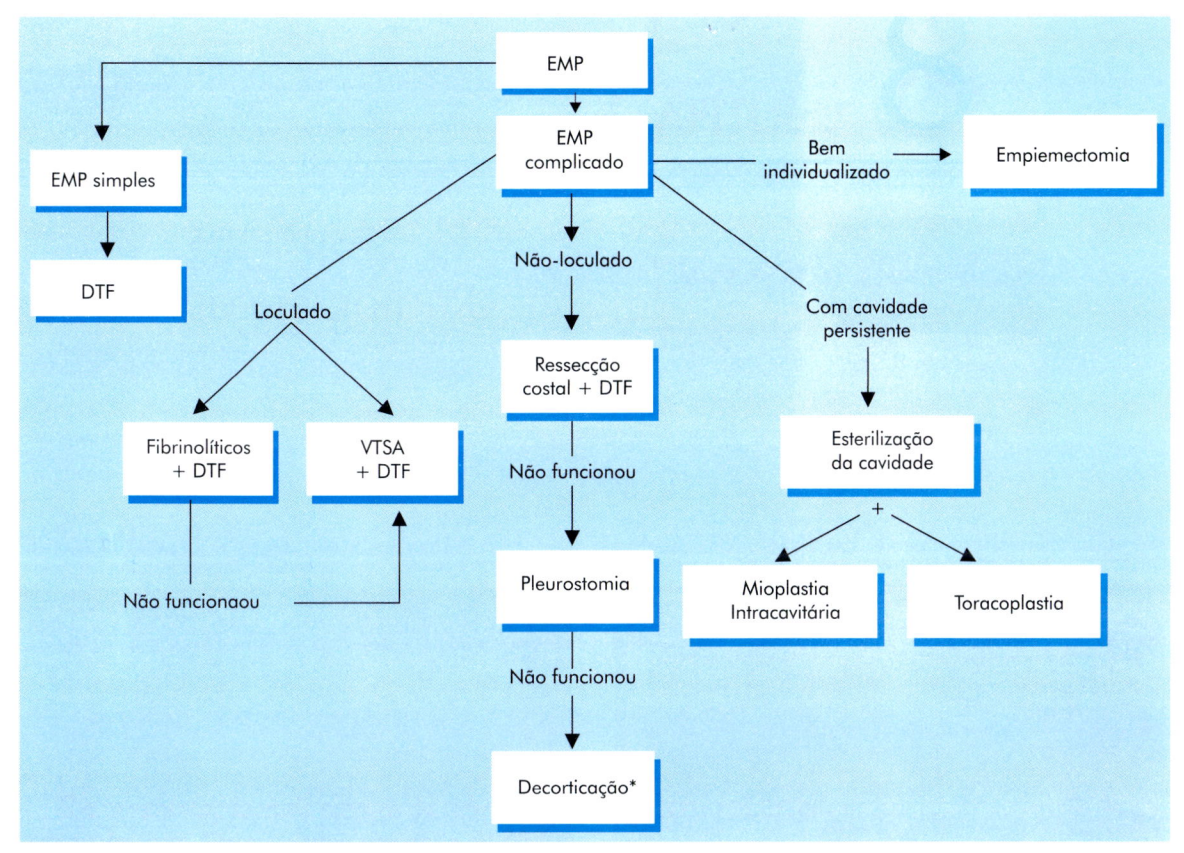

Fig. 10.2 — *Fluxograma da conduta terapêutica no EMP.*
EMP — Empiema
DTF — Drenagem tubular fechada
VTSA — Videotoracospia assistida
*Requer bom estado geral

NOTAS IMPORTANTES

Causas de insucesso na drenagem de EMPs:
- Aplicação de tubos de pequeno calibre.
- Tubos mal posicionados.
- Aumento de viscosidade do líquido.
- Presença de loculações.
- Espessamento precoce da pleura visceral.
- Concomitância de pulmão "duro".

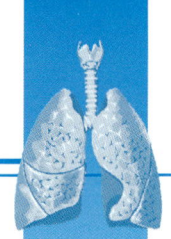

Aspectos Radiográficos

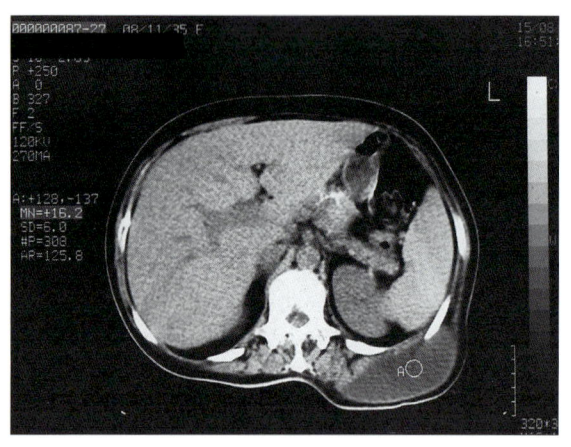

Fig. 10.3 – TC- Empiema necessitais. Observar deslocamento de material empiemático para o tecido subcutâneo (E). Diabetes + tuberculose pleural crônica.

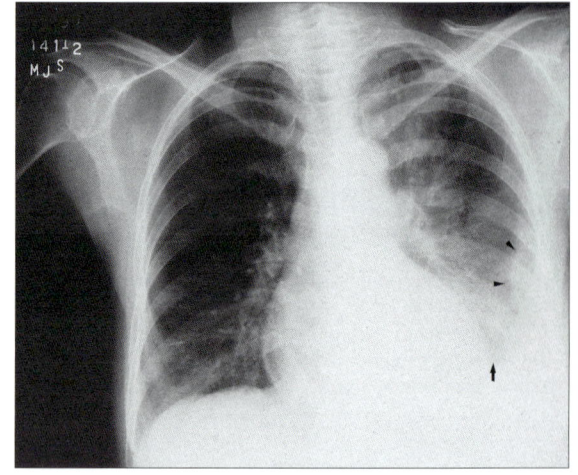

Fig. 10.5 – Empiema com imagem em D invertido (▼▼), espessamento pleural E com elevação da hemicúpula (↑).

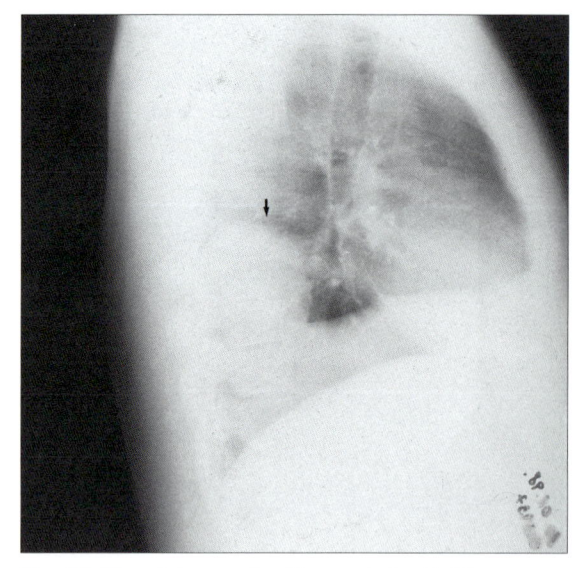

Fig. 10.4A – Bolsa empiemática posterior D. Pós-pneumonia (↑), com elevação da hemicúpula ipsilateral.

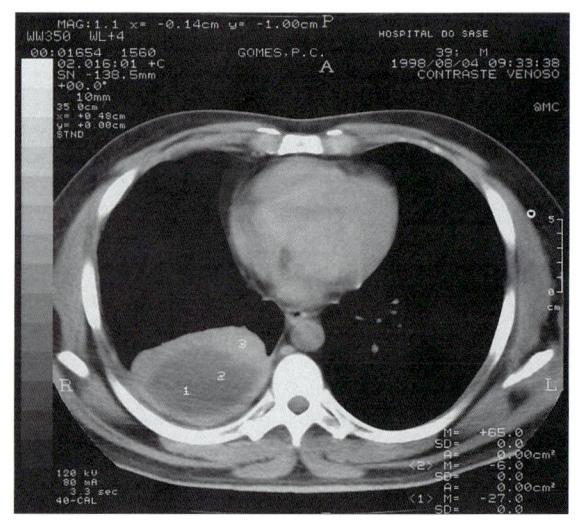

Fig. 10.4B – TC- O estudo tomográfico evidenciou tratar-se de empiema crônico.

Bibliografia

1. Bouros D et al. Intrapleural streptokinase versus urokinase in the treatment of complicated parapneumonic effusion: a prospective, double-blind study. Am J Respir Crit Care Med 155:291-295; 1997.
2. Brook I, Frazier EH. Aerobic and anaerobic microbiology of empyema. A retrospective review in two military hospitals. Chest 103:1502-1507; 1993.
3. Chen KY et al. A 10-year experience with bacteriology of acute thoracic empyema: emplasis on Klebsiella pneumoniae in patients with diabetes mellitus. Chest 117:1685-9; 2000.
4. Galea JL et al. The surgical management of empyema thoracis. J R Coll Surg Edimb 42:15-18; 1997.
5. Haddad R et al. Empiema. In Chibante AMS. Doenças da Pleura; Rio de Janeiro, Ed. Revinter, 1992.
6. Ko SC et al. Fungal empyema thoracis: an emerging clinical entity. Chest 117:1672-8; 2000.
7. Lackner RP et al Video-assisted evacuation of empyema is the prefered procedure for management of pleural space infections. A. M. J. Surg. 179:27-30; 2000.
8. Light RW. Pleural Diseases, 3rd ed. Williams & Wilkins, Baltimore, 1995.
9. Light RW et al. The in vitro efficiency of varidase versus streptokinase or urokinase for liquefying thick purulent exsudative material loculated empyema. Lung 178:13-8; 2000.
10. Lindstrom ST, Kolbe J. Community acquired parapneumonic thoracic empyema: predictors of outcome. Respirology 4:173-9; 1999.
11. Lohe F et al. Treatment of advanced pleural empyema. Chirurg 69:1369-75; 1998.
12. Pairolero PC et al. Postpneumonectomy empyema. The role of intrathoracic muscle transposition. J Thorac Cardiovasc Surg 99:958-968; 1990.
13. Sasse S et al. The effects of early chest tube placement on empyema resolution: Chest 111:1679-1683; 1997.
14. Simpson G et al. Effects of streptokinase and deoxyribonuclease on viscosity of human surgical and empyema pus. Chest 117:1728-33; 2000.
15. Striffeler H et al. Video-assisted thoracoscopic surgery for fibrinopurulent pleural empyema in 67 patients: Ann Thorac Surg 65:319-323; 1998.
16. Yuste G et al. Open-window thoracostomy and thoracomyoplasty to manage chronic pleural empyema: Ann Thorac Surg 65:818-822; 1998.

CAPÍTULO 11

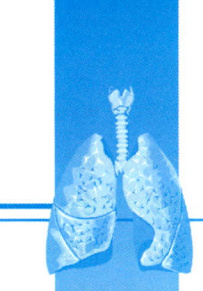

Derrame Pleural por Vírus (DPV)

A incidência de DPs por vírus deve ser mais comum do que a observada, sendo provavelmente estes líquidos rotulados como derrames por pleurites inespecíficas. O fato de nem todas as instituições estarem equipadas para cultura de vírus reforça esta possibilidade, assim como a tendência a não se solicitar pesquisa de agente viral.

ETIOLOGIA

- Vírus respiratórios (mais comum).
- Vírus "oportunísticos".
- Miscelânea.

FISIOPATOLOGIA

O DP pode ocorrer por *acometimento direto* da superfície pleural, geralmente depois de infiltrado pulmonar pneumônico; por *acometimento sistêmico*; e por *passagem transdiafragmática*. Pode haver associação com pneumonia bacteriana. Estados imunodeficientes favorecem a infecção viral, isolada ou associada a outras situações e sua subseqüente instalação pleural.

DIAGNÓSTICO

Clínico

A identificação viral (infecção respiratória, mononucleose infecciosa, hepatite), estado de imunossupressão, presença de neoplasia etc. podem sugerir a causa do DP.

Por Imagem

- *Telerradiografia* — identificação de DP, uni ou bilateral, geralmente de pequeno volume, com ou sem infiltrado pulmonar adjacente. Raramente o DP é volumoso. O alargamento do mediastino pode estar ligado a linfoma.
- *TC* — Pode evidenciar infiltrados parenquimatosos e DPs não detectados. Permite o estudo do mediastino e alerta para o volume hepático.
- *Ultra-sonografia* — Detecta pequenos derrames não identificados na tele de tórax.

Líquido Pleural

- Geralmente são exsudatos com absoluto predomínio linfocitário e presença de linfócitos atípicos. Pode haver diminuição da relação CD4/CD8.
- Estudo microbiológico — identificação dos agentes infecciosos; reações imunológicas virais específicas.
- Interleucina 6 (IL-6) — pode estar elevada no empiema relacionado a linfoma com presença de vírus Epstein-Barr.

Tabela 11.1
Tipos de Agentes Virais

Agente	Particularidades	DP (%)
Vírus respiratórios		
Adenovírus	Infiltrado pulmonar	3-15
Influenza	Infiltrado pulmonar	raro
Parainfluenza	Infiltrado pulmonar	raro
Sincicial respiratório	Infiltrado pulmonar	incomum
Vírus oportunísticos		
Herpes-vírus humano	Associado a linfoma e HIV+	
Citomegalovírus	Associado a outras afecções	
Epstein-Barr	Hepatite auto-imune Associação c/linfoma Empiema	5%
Miscelânea		
Hepatite	Geralmente unilateral (D)	comum

Dengue	Hemorrágico
	Trombocitopenia
	Coagulação
	  Intravascular
	  Disseminada
	Alterações hepáticas
		50%

Hantavírus	Infiltrado pulmonar Trombocitopenia SARA	40%
Vírus da febre Lassa		
Vírus do sarampo		
Varicela-zóster		

Biópsia Pleural

Pode identificar o agente em meio ao infiltrado mononuclear ou linfomatoso (vírus Epstein-Barr, herpes-8 e citomegalovírus).

VTSA

A identificação de neoplasia (linfoma, por exemplo) mediastínica ou pleural não afasta a possibilidade de causa viral associada.

Tratamento

- *Direcionado ao(s) agente(s) infeccioso(s), estado clínico do paciente e situação pleural.*
- *DPs maiores devem ser drenados.*
- *Empiema associado ao linfoma requer os cuidados proporcionais (Capítulo 10).*

Notas Importantes

- DP isolado, uni ou bilateral e febre, pensar em etiologia viral.
- Vírus e bactéria podem estar presentes no mesmo líquido pleural.
- DP por adenovírus é mais freqüente em crianças e militares.
- Quanto maior o grau de imunodeficiência, maiores as chances de DPV.
- DPV reverte espontaneamente na maioria das vezes.

DP — derrame pleural
DPV — derrame pleural por vírus

Bibliografia

1. Ascoli V et al. Human herpes virus-8 associated primary effusion lymphoma of the pleural cavity in HIV — negative eldery men. Eur Respir. J, 14:1231-4; 1999.
2. Brik T et al. Hepatitis A and pleural effusion in children. Harefuah 117:245-246; 1989.
3. Charles RE et al. Varicela-zoster infection with pleural involvement. A cytologic and ultrastructural study of a case. Am J Clin Pathol 85:522-526; 1986.
4. Chibante AMS. Doenças da Pleura, Ed. Revinter, Rio de Janeiro; 1992.
5. Dambara M et al. Development of pyothorax-associated pleural lymphoma in relation to focal cytokinemic condition and Epstein-Barr virus infection. Acta Hematol 99:41-44; 1998.
6. Hess G et al. Transmission of hepatitis-B-virus by pleural effusion containing Dane particles. Hepatogastrenterology 28:151-154; 1981.
7. Hirose Y et al. Detection of human cytomegalovirus in pleural fluid of lymphoblastic lymphoma T-cell type. Int J Hematol 59:181-189; 1994.
8. Kojima K et al. Epstein-Barr virus infection resembling autoimune hepatitis with lactase dehydrogenase and alkaline phosphatase anomaly. J. Gastroenterol 34:706-12; 1999.
9. Lander P, Palayew MJ. Infectious mononucleosis — a review of chest roentgenographic manifestations. J Can Assoc Radiol 25:303-306; 1974.
10. Light RW. Pleural Diseases, 3rd ed. Williams & Wilkins, Baltimore; 1995.
11. Ruben FL, Nguyen LT. Viral pneumonitis. Clin Chest Med 12:223-225; 1991.
12. Takakura Y et al. Infectious mononucleosis with pleural effusion. 37:719-724; 1996.
13. Taniere P et al. Pyothorax associate lymphoma: a relationship with Epstein-Barr virus, human herpes virus-8 and body cavity-based light grade lymphomas. 11:779-783; 1998.
14. Thulkar S et al. Sonographic findings in grade III dengue hemorragic fever in adults. J Clin Ultrasound 28:34-7; 2000.
15. Trudo FJ et al. Pleural effusion due to herpes simplex type II infection in an immunocompromised host. Am J Respir Crit Care Med 155:371-373; 1997.
16. Van Lierde et al. Clinical and laboratory findings in children with adenovirus. Eur J Pediat 148:423-425; 1989.
17. Wenzel RP et al. Parainfluenza pneumonia in adults. JAMA 221.294-295, 1972.

CAPÍTULO 12

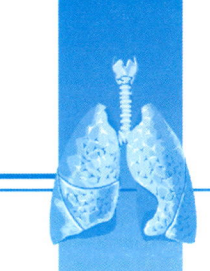

Derrame Pleural por Fungos (DPF)

Ocorre em cerca de 1% de todos os DPs e há maior incidência em imunossuprimidos ou nas alterações broncopulmonares. Com o aparecimento da SIDA e os transplantes pulmonares, a incidência deste tipo de DP tende a ser maior. O emprego prolongado de antibióticos é outra situação que favorece a infecção pulmonar fúngica, oportunística, com acometimento da pleura. Bulectomias seguidas de pleurodese podem vir a complicar, tardiamente, com acometimento pleuropulmonar por fungos.

HISTOPLASMOSE *(Histoplasma capsulatum)*

— O DP é raro (0,3%) e de pequenos volumes; raramente volumoso.
— Costuma ser livre e unilateral em 80% das vezes.
— Pode ocorrer derrame por disseminação fúngica ou por focos subpleurais. A doença pleural pode ser uma reação à presença de antígenos na cavidade.
— Às vezes observa-se espessamento pleural e, excepcionalmente, encarceramento pulmonar.
— Indivíduos imunossuprimidos são mais passíveis de desenvolver DP.

Diagnóstico

- **Quadro clínico** — Tosse, febre, dor pleurítica e dispnéia (nas formas pulmonares infiltrativas).
- **Radiológico** — DP livre, unilateral, infiltrado parenquimatoso. O derrame pode desaparecer em algumas semanas. Espessamentos pleurais são ocasionais, assim como sinais de acometimento pericárdico.
- **Líquido pleural** — Exsudato, com freqüência serohemático e predomínio variável de linfócitos ou polimorfonucleares. Eosinofilia em alguns casos.
  — reações de fixação do complemento ou imunodifusão fornecem o diagnóstico de histoplasmose;
  — cultura do líquido identifica o histoplasma.

Tratamento

- O derrame pode reverter espontaneamente.
- Drenagem pleural — nos grandes derrames (pode deixar seqüelas).
- Antiinflamatórios não esteróides — costumam reverter o DP.
- Antifúngicos — nas formas mais agressivas ou refratárias.
- Decorticação — extremamente rara.

ASPERGILOSE *(Aspergillus fumigatus/A. niger)*

É raro o DP subseqüente à infecção por Aspergilus sendo os indivíduos imunossuprimidos mais atingidos do que os normais.

O acometimento pleural pode ocorrer por várias maneiras:
- *Forma invasiva* — a que mais atinge a pleura por pneumonia necrotizante subpleural e contaminação da serosa pelo abscesso fúngico.
- *Forma saprófita* — pode desenvolver fístula broncopleural por rotura do micetoma (*fungus ball*).
- *Forma broncopulmonar alérgica* — a pleura pode estar envolvida em até 43% das vezes.
- *Contaminação da cavidade pleural na ressecção de micetomas* — incomum.
- *Estado imunossupressivo* — favorece a contaminação, principalmente nos portadores de SIDA ou naqueles submetidos a transplante de pulmão.

Diagnóstico

- **Quadro clínico** — passado de tuberculose, presença de bronquiectasias, hemoptóicos/ises, febrícula e emagrecimento, situação imunossupressora.
- **Radiológico** — *fungus ball*, bronquiectasias, lesões pulmonares escavadas; espessamento pleural, DP livre ou com nível hidroaéreo.
- **Líquido pleural** — é um exsudato de tonalidade citrina ou escura com grumos acastanhados.
  — cristais de oxalato de cálcio (patognomônico);
  — identificação direta ou por cultura de fungos;
  — reações de imunodifusão diagnosticam o agente causal. Níveis elevados de β-D — glucan (>1.100pg/ml) aumentam a suspeita fúngica.
- **Biópsia pleural** — pode evidenciar o *Aspergillus* no fragmento ou na cultura do mesmo.

Tratamento

- *Anfotericina B* — parenteral (e intrapleural).
- *Ressecção cirúrgica* — nos micetomas e algumas formas pleuropulmonares.
- *Pode complicar-se com empiema e fístula broncopleural.*
- *Preventivo* — emprego de derivados azoles em transplantados.

Assim como as bronquiectasias, alguns espessamentos pleurais por aspergilose podem sofrer reversão espontânea.

CRIPTOCOCOSE (*Cryptococcus neoformans*)

É incomum o DP. Pode ser observado em diabéticos, transplantados de órgãos, portadores de neoplasias, portadores de SIDA e usuários de esteróides. Costuma ser de pequeno volume e unilateral.
- *O acometimento pleural ocorre:*
  — por extensão parenquimatosa;
  — por presença de nódulo subpleural contaminado;
  — mesmo na ausência de acometimento pulmonar.

Diagnóstico

- **Quadro clínico** — existência de comorbidades ou imunodeficiência leva à suspeição. Febre e dor pleurítica; quadro neurológico concomitante.
- **Radiológico** — DP unilateral (habitual), nódulos únicos ou múltiplos, escavados ou não, infiltrações focais ou difusas, adenomegalias mediastínicas ou hilares.
- **Líquido pleural** — exsudato com predomínio de pequenos linfócitos; pode ocorrer eosinofilia.
  — identificação direta ou por cultura de fungos (positiva em 42%);
  — títulos altos de antígenos criptocócicos dão o diagnóstico preventivo; níveis elevados de b- D-glucan (>1.100 pg/ml) podem ser detectados.
- **Biópsia pleural** — identifica o agente; a cultura do fragmento pode ser positiva.

Tratamento

- *Antifúngicos* — nas formas graves usar anfotericina B.
- *Drenagem do DP* — pode haver recidiva do mesmo.

A reabsorção espontânea é observada nas formas brandas.

CANDIDÍASE (*Candida albicans, C. tropicalis, C. parapsilosis, C. pseudotropicalis*)

Apesar de ser a micose oportunística sistêmica mais freqüente, o DP é extremamente raro.

Pode ocorrer após acometimento pulmonar por fungemia em leucêmicos, transplantados, portadores de SIDA e na concomitância de antibioticoterapia prolongada e imunossupressores. Fístulas de esôfago e gastropleurais predispõem ao DP por cândida.

Candidíase pulmonar primária é excepcional.

Diagnóstico

- **Quadro clínico** — *paciente imunossuprimido com febre refratária a antibióticos ou uso prolongado de antibacterianos; presença de candidíase oral.*
- **Radiológico** — *tipo nodular, fino, difuso, aspecto miliar disseminado. Condensações nas formas pulmonares primárias (raro).*
- **Líquido pleural** — *exsudato com predomínio de PMN, cultura e pesquisa de cândida selam o diagnóstico.*
- **Biópsia pleural** — *pode evidenciar presença de fungos.*

Tratamento

- *Depende do estado do paciente.*
- *Anfotericina B — nos casos mais sérios.*
- *Preventivo — derivados azóis nos indivíduos transplantados.*

PARACOCCIDIOIDOMICOSE (*Paracoccidioides brasiliensis*)

Pode ocorrer DP em até 25% dos casos.
- *A invasão da pleura através do acometimento pulmonar pode desencadear exsudato fibrinoso, aderências e fibrose pleural.*
- *Os derrames são pequenos, uni ou bilaterais; raramente de grande volume.*
- *Mais freqüentes em indivíduos ligados à lavoura.*

Diagnóstico

- **Quadro clínico** — *lesões de pele, boca e laringe; adenomegalias cervicais em indivíduos do campo favorecem a suspeita de DP por estes fungos.*
- **Radiológico** — *DP uni ou bilateral e infiltrados micronodulares, nodulares, pneumônicos, cavitários e fibróticos. Raramente pneumotórax.*
- **Líquido pleural** — *exsudato, citrino ou sero-hemático.*
    — *Pesquisa direta ou cultura positivas para o agente.*
    — *Reação de Fava-Neto > 10 unidades significa doença ativa, assim como reação de fixação do complemento e imunoeletroforese.*
- **Exame de escarro** — *fonte de diagnóstico, principalmente quando há lesão de mucosa.*

Tratamento

- *Varia da anfotericina B à sulfa de ação prolongada na dependência do grau de seriedade de cada caso.*

BLASTOMICOSE NORTE-AMERICANA (*Blastomyces dermatitidis*)

O derrame pode ocorrer em 20% dos casos e o espessamento em 30%. Uma vez atingida a pleura, o pneumotórax pode desenvolver-se em 8,5% dos pacientes. Costumam ser DPs de pequeno volume. A forma empiemática é rara.
- *O acometimento pulmonar atinge a pleura por contigüidade.*
- *Quanto mais acometida a pleura, pior o prognóstico e menor resposta à terapêutica.*

Diagnóstico

- **Quadro clínico** — *tosse, febre e dor pleurítica. O quadro pode simular tuberculose pleural.*
- **Radiológico** — *três quartos apresentam consolidação pulmonar e 15% aspecto de massa. DP em até 20% das vezes com ou sem adenomegalias hilares ou mediastínicas. Necrose pulmonar em 37% das consolidações.*
- **Líquido pleural** — *exsudato com predomínio variável, tanto linfocitário como neutrofílico.*
- *Cultura do líquido identifica o Blastomyces dermatitidis, mas os testes de fixação do complemento são menos expressivos.*
- **Biópsia pleural** — *revela granuloma não caseoso.*

Tratamento

- *Derivados azóis ou anfotericina B, nas situações mais sérias.*

COCCIDIOIDOMICOSE (*Coccidiodis immitis*)

Os derrames são de volume variável e unilaterais em menos de 10% dos indivíduos infectados. Em algumas regiões é uma infecção endêmica.

- *Há desenvolvimento do DP por extensão direta da infecção pulmonar à pleura.*
- *Cavidades coccidiodais podem provocar fístula broncopleural com hidropneumotórax subseqüente.*

Diagnóstico

- **Quadro clínico** — *febre, queda do estado geral e dor pleurítica, eritema nodoso ou eritema polimorfo. A rotura de uma cavidade coccidial costuma vir acompanhada de sinais sistêmicos de toxicidade.*
- **Radiológico** — *derrame de volume variável, unilateral, associado a infiltrados pulmonares com ou sem cavitações. Às vezes pneumotórax.*
- **Líquido pleural** — *exsudato linfocitário. Cultura positiva em 20% dos líquidos. Reações de fixação do complemento sugerem a etiologia com títulos >1:32.*
- **Biópsia pleural** — *granuloma, caseoso ou não. Cultura do fragmento positiva em 100% das vezes.*

Tratamento

- *Pode, às vezes, ser dispensado.*
- *Anfotericina B — nos casos mais sérios.*
- *Drenagem pleural.*
- *Lobectomia para extração da cavidade nas fístulas persistentes.*
- *Decorticação pleural — raramente indicada.*

BIBLIOGRAFIA

1. Batungwanayo J et al. Pulmonary cryptococcosis associated with HIV-1 infection in Rwanda: a retrospective study of 37 cases. AIDS 8:1271-1276; 1994.
2. Carneiro J F. Pneumotórax espontâneo bilateral na paracoccidioidomicose. Rev Bras Med 18:190-191; 1961.
3. Chibante AMS. Doenças da Pleura, Ed. Revinter, Rio de Janeiro; 1992.
4. Duperval R et al. Cryptococcosis, with enphasis on the significance of isolation of cryptococcus neoformans from the respiratory tract. Chest 72:13-19; 1977.
5. Fialho AS. Localizações pulmonares da "Micose de Lutz" Jornal do Commercio, Rodrigues & C., Rio de Janeiro; 1946.
6. Franquet T et al. Spontaneous reversibility of "pleural thickening" in a patient with semi-invasive pulmonary Aspergillosis: radiographic and CT findings. Eur Radiol, 10:772-4; 2000.
7. Hamacher J et al. Pre-emptive therapy with azoles in lung transplant patients. Geneva Lung Transplantation group. Eur Resp J, 13:180-6; 1999.
8. Hargis JL et al. Pulmonary blastomycosis diagnosed by thoracocentesis. Chest 77:455; 1980.
9. Kinasenitz. The spectrum and significance of pleural disease in blastomycosis. Chest 86:580-584; 1984.
10. Malik S, Giacoia GP. Candida tropicalis empyema associated with acquired gastropleural fistula in a newborn infant. Am J Perinatol 6:347-348; 1989.
11. Marshall BC et al. Histoplasmosis as a cause of pleural effusion in the acquired immunodeficiency syndrome. Am J Med Sci. 300:98-101; 1990.
12. Mulanovich VE et al. Cryptococcal empyema: case report and review. Clin Infect Dis 20:1396-1398; 1995.
13. Panchal N et col. Allergic bronchopulmonary aspergillosis: the spectrum of computed tomography appearances. Resp Med 91:213-219; 1997.
14. Quasney MW, Leggiadro RJ. Pleural effusion associated with histoplasmosis. Ped Infect Dis J 12:415-418; 1993.
15. Reis VLL et al. Paracoccidioidomicose disseminada com extenso derrame pleural: relato de um caso. Arq Bras Med 60:275-280; 1986.
16. Sheflin JR et al. Pulmonary blastomycosis: findings on chest radiograph in 63 patients. Am J Roentgenol, 154: 1177-1180, 1990.
17. Tenholder MF et al. Complex cryptococcal empyema. Chest 101:586-588; 1992.
18. Tikkakoski T et al. Pleuro-pulmonary aspergillosis. US and US-guided biopsy as an aid to diagnosis. 36: 122-126; 1995.

Capítulo 13

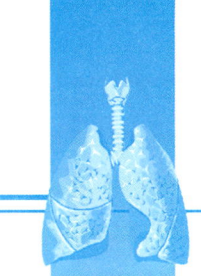

Derrame Pleural por Parasitas (DPPa)

É raro o acometimento pleural por parasitas. Costuma ocorrer em países em desenvolvimento ou naqueles onde a SIDA tem se apresentado com mais freqüência. A falta de higiene, em certas situações, e as zonas endêmicas, em outras, colaboram para o desenvolvimento de DPPa, mesmo assim a pesquisa do agente parasitário freqüentemente é esquecida em face da raridade causal.

AMEBÍASE

O derrame é à direita e secundário ao acometimento hepático ou pulmonar por *Entamoeba histolytica*.

O trofozoíto atinge a veia cava, instala-se no fígado e desenvolve abscesso hepático que:
- estende-se até a cavidade pleural D e rompe → empiema;
- estende-se até ao pulmão e fistuliza para a cavidade pleural (fístula broncopleural) →empiema c/expectoração achocolatada;
- abscesso subfrênico por irritação local →exsudato pleural;
- pode haver infecção bacteriana da cavidade pleural por contaminação do abscesso;

— Óbito em 3,5% dos casos.

Diagnóstico

- *Quadro clínico* — dor no hipocôndrio e ombro direitos, expectoração achocolatada, hepatomegalia dolorosa, diarréia e colite. Emagrecimento, choque ou quadro séptico.
- *Radiológico* — elevação e achatamento da hemicúpula diafragmática direita; pequeno DP direito.
- *Ultra-som e TC* — identificam o abscesso hepático e coleção subfrênica.
- *Líquido pleural* — exsudato com predomínio de polimorfonucleares; material achocolatado, no empiema amebíano. Isolamento da ameba em <10% dos casos.
- *Sangue* — reações sorológicas positivas reforçam a suspeita.
- *Fezes* — presença do parasita inclina para o diagnóstico.

Tratamento

- *Drenagem pleural e hepática.*
- *Antibióticos.*
- *Metronidazol/diidroemetina.*
- *Decorticação pleural* — incomum.

Equinococose

O DP desenvolve-se a partir da infecção por *Echinococcus granulosus*.
* Ovos do parasita são ingeridos em alimentos contaminados.
* Pela circulação intestinal atingem fígado e pulmões.
* Há acometimento pleural pelo crescimento do cisto hidático na cavidade, por rotura de cisto subpleural, hepático ou esplênico (em 5%).
* A rotura de um cisto para brônquio pode favorecer fístula broncopleural com hidropneumotórax.

Diagnóstico

* *Quadro clínico* — febre, tosse, dor pleurítica, dispnéia e estado de choque (rotura do cisto); broncoespasmo e urticária.
* *Radiológico* — elevação da hemicúpula direita, DP moderado, unilateral, hidropneumotórax, imagem colapsada do cisto.
* *Líquido pleural* — exsudato com presença de eosinófilos e predomínio de polimorfonucleares. Identificação do parasita; pode evoluir para exsudato fibrinopurulento.
— Fixação do complemento e teste de Casoni positivos.

Tratamento

* Toracotomia com drenagem.
* Drenagem hepática.
* Derivados do benzimidazol, sistêmico e local.

Paragonimíase

Cerca de 30% dos indivíduos infestados podem desenvolver DP, comumente de grandes proporções.
* Parasitas (*Paragonimus westermani* e *P. myazakii*) ingeridos atingem o peritônio e ganham a cavidade pleural indo até os pulmões.
* DP se instala na passagem da cavidade pleural para os pulmões.

Diagnóstico

— *Radiológico* — derrame pleural, às vezes bilateral, de volumes variáveis; pneumotórax esporádico. Nódulos pulmonares podem ser observados.

— *Líquido pleural*
  * Glicose < 10mg%
  * pH < 7,10
  * DLH > 1.000UI
  * Eosinofilia
  * Cristais de colesterol
  * Ig E elevada
  * Reação de fixação do complemento positiva
  * Presença de ovos no líquido

Tratamento

* Drenagem do derrame.
* Praziquantel ou bithionol.
* Decorticação — incomum.

Pneumocistose

O *Pneumocystis carinii* (PC) está, geralmente, ligado ao desenvolvimento de pneumotórax, principalmente nos portadores de SIDA, no entanto o derrame líquido pode ocorrer em 15% dos pacientes hospitalizados.
* Necrose pulmonar subpleural pode desenvolver pneumotórax pela própria necrose e por rotura de bolhas subpleurais.
* Indivíduos em uso de pentamidina por aerossol parecem desenvolver mais freqüentemente acometimento pleural.

Diagnóstico

* *Quadro clínico* — febre, tosse, dispnéia com ou sem cianose, dor pleurítica, emagrecimento e queda do estado geral.
* *Radiológico* — infiltrado pulmonar, bilateral, sutil ou flagrante, associado a derrame pleural e/ou pneumotórax. Às vezes notam-se placas pleurais.
* *TC* — pode evidenciar infiltrados não percebidos na telerradiografia do tórax.
* *Líquido pleural* — exsudato linfocítico com baixa taxa leucocitária. DLH elevada.

Tratamento

* Videotoracoscopia assistida com ablação das bolhas e pleurodese. A simples drenagem do pneumotórax nem sempre é bem-sucedida, ocorrendo recidiva do mesmo com alguma freqüência.

Outros Parasitas

Há relatos isolados de DP ou PTX por outros parasitas:
- Taenia
- Strongyloides
- Filária
- Áscaris
- Esporotricose
- Leishmania

O estudo dos líquidos não parece apresentar particularidades específicas.

Bibliografia

1. Armbruster C et al. Pleural effusion in human immuno-deficiency virus-infected patients. Correlation with concomitant pulmonary diseases. Acta Cytol 39:698-700; 1995.
2. Aytac A et al. Pulmonary hydatid disease: Report of 100 patients. Ann Thorac Surg 23:145-149; 1977.
3. Berthiot G et al. Recurrent pleuropulmonary diseases and taeniasis. Rev Pneumol Clin 43:112-113; 1987.
4. Chenometh CE et al. Acquired-immunodeficiency syndrome-related visceral leishmaniasis presenting in a pleural effusion. Chest 103:648-649; 1993.
5. Chibante AMS. Doenças da Pleura, Ed. Revinter, Rio de Janeiro; 1992.
6. Horowitz ML et al. Pneumocystis carinii pleural effusion. Pathogenesis and pleural fluid analysis. Am Rev Respir Dis 148:232-234; 1993.
7. IM JG et al. Pleuropulmonary paragonimiases; radiologic findings in patients. AJR 159:39-43; 1992.
8. Joseph J et al. Pleural effusion in hospitalised patients with AIDS. Ann Int Med 118:856-859; 1993.
9. Light RW. Pleural Diseases, 3rd ed., Williams & Wilkins, Baltimore; 1995.
10. Morrissey R, Caso R. Pleural sporotrichosis. Chest 84:507; 1983.
11. Pachuchi CT et al. American paragonimiasis treated with praziquantel. N Engl J Med 311:582-584; 1984.
12. Raj B et al. Bronco-pleuro-biliary fistula — a rare manifestation of pleuro-pulmonary amoebiasis. Indian J Chest Dis Allied Sci 29:56-59; 1987.
13. Redd SL. Amebiasis: an up date. Clin Infect Dis 14:385-393; 1992.
14. Roudaut M et al. Pleuropulmonary manifestation in amebiasis. Sixty-one cases seen in Abidjan over a three-year period. Sem Hop Paris 58:85-92; 1982.
15. Santini M et al. Relapsing pneumothorax due to Ascaris lumbricoides larvae. Monaldi Arch Chest Dis. 54:328-9; 1999.
16. Wen H et al. Diagnosis and treatment of human hydatidosis. Br J Clin Pharmac 35:565-574; 1993.

CAPÍTULO 14

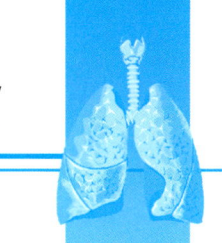

Derrame Pleural na Síndrome da Imunodeficiência Adquirida (SIDA)

Observado em grupos de risco, mais no homem do que na mulher (6,5:1), idade entre 30 e 40 anos. Costumam ser mais sintomáticos.

A SIDA pode ser responsável por 3% de todos os DPs na população infectada, por 27% nos pacientes internados e por até 11% de todos os derrames.

Indivíduos internados têm maior acometimento do parênquima pulmonar e mais chances de apresentarem derrame do que os pacientes ambulatoriais.

Com as condutas terapêuticas e preventivas atuais percebe-se um decréscimo progressivo do acometimento pleural.

Na SIDA, tanto os pulmões como o mediastino e a pleura podem estar acometidos, simultaneamente.

Causas

- *Infecciosas* — 55,5% (ambulatoriais) a 65% (hospitalares)
- *Não-infecciosas* — 20% (ambulatoriais) a 32% (hospitalares)
- *Indeterminadas* — 24% (ambulatoriais) a 3% (hospitalares)
  - *Fase ambulatorial* — tuberculose, sarcoma de Kaposi (SK) e transudatos são as causas mais freqüentes de derrame.
  - *Fase hospitalar* — pneumonias bacterianas, transudatos, P. carinii e tuberculose são as mais comuns.
  - Criptococos, nocárdia, citomegalovírus (CMV), cândida, M. avium e Aspergillus desenvolvem raramente DP, nas fases mais avançadas da SIDA, e costumam estar associados a níveis baixos de CD4.

A SIDA é a única situação em que bactéria, vírus, fungos e parasita podem coexistir num mesmo pulmão.

Diagnóstico

O quadro clínico é proporcional ao estado evolutivo da SIDA. A presença de sarcoma de Kaposi cutâneo pode sugerir o diagnóstico, principalmente se o derrame for hemático.

Por Imagem

- *Telerradiografia* — derrames bilaterais = transudatos, sarcoma de Kaposi, linfoma.
  Derrames unilaterais = tuberculose, parapneumônico, empiema, neoplásicos, outros.
  Nódulos múltiplos perivasculares = sarcoma de Kaposi

Tabela 14.1
DP na SIDA

	Pacientes* Hospitalizados	Pacientes** Ambulatoriais
Causas infecciosas	%	%
Pneumonia	31	1,5
Tuberculose	8	48,5
P. carinii	15	—
Embolias sépticas	3	1,5
Nocárdia	3	—
Criptococos	3	—
M. avium	2	—
Empiema	—	2,5
Citomegalovírus	—	1,5
Causas não-infecciosas		
Transudatos	26	9,5
Sarcoma de Kaposi	2	7,5
Uremia	2	—
SARA	2	—
Linfoma	—	1,5
Adenocarcinoma	—	1,5
Indeterminados	3	24

*N = 59 de Joseph J et al. Pleural effusion in hospitalised patients with AIDS. Ann Intern Med 118(11):856-859.
**N = 74 de Chibante AMS et al. Derrame Pleural e SIDA — Estudo de 74 casos — Biopsia por agulha. J. Pneumologia 26(supl 3):S74; 2000.

Alargamento do mediastino = tuberculose ganglionar, linfoma, S. Kaposi
Pneumotórax — subentende pneumonia por P. carinii
Infiltrados pulmonares = causas infecciosas diversas.
Infiltrados em vidro fosco = P. carinii
- Ultra-sonografia — útil nos empiemas; sugere o volume e a densidade do líquido e a situação das pleuras.
- TC — avalia a cavidade pleural, o mediastino e o parênquima, podendo identificar lesões necróticas subpleurais próprias do P. carinii e prever pneumotórax.

Líquido Pleural

- Aspecto
  — Serofibrinoso — tuberculose, linfoma, outras infecções.
  — Amarelo-palha (transudato) — hipoalbuminemia e insuficiência cardíaca.
  — Sero-hemático — sarcoma de Kaposi (DP bilateral e se houver alguma forma clínica de sarcoma de Kaposi).
  — Empiema — aspecto típico.
  — Quiloso — por lesão do canal torácico nos linfomas e sarcoma de Kaposi.

- **Estudo Celular**
  - *Leucopenia*
  - *Linfopenia*
  - *Células mesoteliais < 5% sugere TB*
  - *Células linfomatosas — podem ser detectadas*
  - *ADA — Costuma ser > 40U/l no DP tuberculoso*
- **Microbiologia**
  - *culturas do LP podem identificar o agente causal.*
  - *M. tuberculosis — pode ser a maior causa em pacientes ambulatoriais*
  - *Bactérias — mais freqüentes no paciente internado*
  - *Parasitas — P. carinii (23%)*
  - *Outros — N. asteroides (5%), C. neoformans (5%), M. avium, citomegalovírus, Aspergillus, Candida*

  A identificação de BAAR é maior nos indivíduos com SIDA.

Biópsia Pleural

- *Fornece o diagnóstico de tuberculose e, em menor grau, de neoplasia e agentes oportunísticos.*
- *Raramente identifica sarcoma de Kaposi (só a pleura visceral é bastante povoada pelos sarcomas), mas pode fornecer sinais indiretos.*
- *Eventualmente identifica CMV, criptococos, Aspergillus e Pneumocystis.*

— *Cerca de 24% dos DPs podem ser rotulados como pleurite inespecífica em pacientes ambulatoriais.*

Videotoracoscopia

Identifica a etiologia até então indeterminada. Útil no sarcoma de Kaposi, neoplasias e demais causas não identificadas.

Ecocardiograma

Pode evidenciar derrame pericárdico com tamponamento e DP subseqüente.

Tratamento

É direcionado ao HIV e proporcional ao grau de evolução da doença e às complicações concomitantes, infecciosas ou não.

O pneumotórax freqüentemente bilateral por P. carinii é controlado por simples drenagem em apenas 20% dos casos. A pleurodese nem sempre impede a recidiva do mesmo. Mortalidade hospitalar de pneumonia por P. carinii com pneumotórax é cerca de 30%.

**Tabela 14.2
Parâmetros Sugestivos de DP por S. Kaposi**

- Presença de sarcoma de Kaposi
- DP bilateral
- DP sero-hemático
- DP de grande volume (>1.000ml)
- Células mesoteliais >5%
- Proliferação vascular atípica
- Recidiva de DP pós-drenagem

**Tabela 14.3
Particularidades do Linfoma Não-Hodgkin na SIDA**

- Fase avançada
- CD4 ↓
- LDH ↑
- Derrame pleural
- Linfadenopatias — 68%
- Nódulos pulmonares — 54%
- Infiltrados lobares — 27%
- Massas pulmonares — 19%

Notas Importantes

- *Pacientes ambulatoriais apresentam maior incidência de pleurite tuberculosa (até 43%), principalmente em regiões menos desenvolvidas.*
- *Quanto mais grave o paciente maior incidência de imagens pulmonares.*
- *Pacientes graves tendem à formação de transudatos por hipoalbuminemia.*
- *DP bilateral, serohemático é altamente sugestivo de sarcoma de Kaposi.*
- *DPs bilaterais, de moderado a grande volume, pensar em sarcoma de Kaposi.*
- *Sarcoma de Kaposi cutâneo induz à suspeita de DP bilateral por sarcoma de Kaposi.*
- *Sarcoma de Kaposi atinge principalmente a pleura visceral e raramente a parietal.*
- *Linfoma como causa de DP na SIDA não é raro (14%).*
- *DP por fungos traduz fase avançada da SIDA.*
- *Mesmo na SIDA, o DP tuberculoso costuma ser unilateral.*
- *A contagem leucocitária na SIDA é menor do que nos casos não SIDA.*

Bibliografia

1. Armbruster C et al. Pleural effusion in human immunodeficiency virus-infected patients. Correlation with concomitant pulmonary diseases. Acta Cytol 39:698-700; 1995.
2. Arora VK et al. Pleural involvement in HIV infection: clinico-radiological profile and prognostic significance. Indian J Chest Dis Allied Sci. 36:113-117; 1994.
3. Batungwanayo J et al. Pulmonary cryptococcosis associated with HIV-1 infection in Rwanda: a retrospective study of 37 cases. AIDS 8:1271-1276; 1994.
4. Beck J M. Pleural disease in patients with acquired immune deficiency syndrome. Clin Chest Med. 19:341-9; 1998.
5. Busi Rizzi et al. Diagnostic imaging in AIDS — related pulmonary Kaposi's sarcoma. Radiol. Med. (Torino) 96:313-7; 1998.
6. Chibante AMS. Doenças da Pleura. Ed. Revinter, Rio de Janeiro; 1992.
7. Chibante A M S et al. Derrame pleural e SIDA. Estudo de 74 casos. J. Pneumol. 26(supl 3);S74; 2000.
8. Joseph J et al. Pleural effusion in hospitalised patients with AIDS. Ann Intern Med, 118:856-859; 1993.
9. Light RW. Pleural Diseases. 3rd ed. Willians & Watkins, Baltimore; 1995.
10. Light RW, Hamm H. Pleural diseases and acquired immunodeficiency syndrome. Eur Respir J 10:2638-2643; 1997.
11. Miller R F et al. Pleural effusions in patients with AIDS. Sex Transm. Infect. 76:122-5; 2000.
12. Relkin F et al. Pleural tuberculosis and infection by humam immunodeficiency virus (HIV). Chest 10:1338-1341; 1994.
13. Richter C et al. Diagnosis of tuberculosis in patients with pleural effusion in an area of HIV infection and limited diagnosis facilities. Trop Geogr Med. 46:293-297; 1994.
14. Riquet M et al. The surgical management of pneumothorax in patients with AIDS. Rev. Resp. 12:151-60; 1995.
15. Saks AM, Posner R. Tuberculosis in HIV positive patients in South Africa: a comparative radiological study with HIV negative patients. Clin Radiol 46:387-390; 1992.

Capítulo 15

Derrame Pleural Neoplásico (DPN)

Ocupa o segundo lugar em incidência nos países economicamente mais desenvolvidos, imediatamente atrás dos derrames parapneumônicos, enquanto nas regiões menos favorecidas perde a posição para os de causa tuberculosa.

Geralmente é de maior volume, e o derrame maciço costuma ocorrer em 10% das vezes. Pode ser uni ou bilateral sendo, neste caso, de pior prognóstico, por significar estágio final da doença.

Os tumores primitivos de pleura (mesoteliomas) serão abordados em capítulo à parte.

Fisiopatologia

O desenvolvimento do derrame em indivíduos com neoplasia está diretamente ligado ao implante de metástases nos folhetos pleurais (derrame neoplásico) ou é subseqüente às repercussões sistêmicas de um tumor maligno (derrame paraneoplásico).

- *Derrame neoplásico* — a presença na pleura de tecido maligno desenvolve aumento da permeabilidade capilar e obstrução dos estomas linfáticos locais, fato que justificaria tanto a transformação de determinados líquidos inicialmente transudatos em exsudatos, como a rapidez das recidivas pós-drenagem. A presença de um fator de modificação de crescimento tissular (TGF-β) parece alterar a permeabilidade da barreira celular mesotelial. A ação antitumoral de algumas citocinas (IL-1β e TNF-α) parece ser neutralizada pela presença de IL-10 que, deste modo, suprime a imunidade antitumoral local. A IL-6 também parece relacionar-se com a progressão tumoral local, em especial nos DPs ligados ao câncer de mama.
- *Derrame paraneoplásico* — hipoproteinemia, pneumonia por baixa imunidade ou por obstrução brônquica devido à presença tumoral, linfangite carcinomatosa, com aumento da pressão linfática, atelectasia pulmonar, com aumento da pressão negativa intratorácica e quilotórax, por acometimento do canal torácico, são situações que podem cursar com o desenvolvimento de DP sem que as serosas estejam diretamente atingidas. Acometimento do pericárdio também contribui para o desenvolvimento de derrame paraneoplásico, do mesmo modo que a embolia pulmonar subseqüente à trombose venosa freqüente nos portadores de neoplasias (Tabela 15.1).

Causas

Carcinomas brônquicos (43%), tumores de mama (23%) e linfomas (8%) aparecem como os três grupos principais de neoplasias por ordem de incidência, seguidos dos tumores ovarianos e gás-

Tabela 15.1
DPN — Situações Desencadeantes de DP Paraneoplásico

- Hipoproteinemia
- Pneumonia
  - baixa imunidade
  - obstrução brônquica pelo tumor
- Linfangite
- Atelectasia
- Lesão do canal torácico (QTX)
- Derrame pericárdico
- Embolia por trombose venosa

QTX — quilotórax

Tabela 15.2
Parâmetros Radiológicos no DPN

- DP uni ou bilateral (com área cardíaca normal)
- DP uni ou bilateral (com área cardíaca aumentada — pericardite)
- Derrame maciço, com desvio do mediastino
- Opacificação de um hemitórax sem desvio do mediastino (considerar obstrução de brônquio fonte)
- Presença de imagem tumoral (ipsilateral ou difusa)
- Alargamento do mediastino
- Aspecto sugestivo de linfangite (uni ou bilateral)
- Pneumonia de resolução lenta
- Atelectasia parcial ou total
- Imagens líticas de costelas ou corpos vertebrais
- Sinais sugestivos de fibrose actínica

tricos. O sarcoma de Kaposi está cada vez mais freqüente devido à disseminação da SIDA por acometimento direto da pleura ou ação sobre o canal torácico.

DIAGNÓSTICO

- **Quadro clínico** — mais comum em indivíduos acima de 60 anos, sem predomínio do sexo.
Emagrecimento — progressivo em 60% dos pacientes. Ocorre tanto pelos efeitos sistêmicos da neoplasia como pela expoliação de elementos essenciais desviados para o derrame.
Síndrome paraneoplásica — hipocratismo digital, osteoartropatia hipertrófica e trombose venosa podem estar presentes.
Dor — presente em metade dos indivíduos por acometimento das estruturas nervosas locais ou da parede torácica.
Dispnéia — ocorre em >50% dos casos e está geralmente ligada a derrames de maior volume. Às vezes é mais do tipo objetiva do que subjetiva devido à adaptação progressiva do paciente ao derrame.
Tosse — presente em cerca de 50% dos pacientes. É do tipo não produtiva. Quando acompanhada de hemoptóicos ou expectoração purulenta sugere presença tumoral em parede brônquica.

Por Imagem

Telerradiografia — são geralmente derrames maiores, uni ou bilaterais, livres. Aumento da área cardíaca pode sugerir acometimento pericárdico. A opacificação de todo um hemitórax sem desvio do mediastino sugere derrame ex-vácuo, com atelectasia de todo um pulmão. Volumes maciços sem desvio do mediastino ocorrem em 10% dos casos. Imagens tumorais pulmonares, únicas ou difusas, aspecto sugestivo de linfangite, uni ou bilateral, alargamento do mediastino, pneumonia de resolução lenta e atelectasias de graus variáveis podem acompanhar o DPN. Observa-se rápida recidiva depois da drenagem da cavidade.

TC — evidencia as metástases nos folhetos pleurais, assim como a existência de adenomegalias ou acometimento pericárdico. Identifica a linfangite carcinomatosa e pode mostrar o tumor primitivo, além de caracterizar situações que conduzem ao DP paraneoplásico (Tabela 15.2).
- **Estudo do líquido** — exsudato amarelo-citrino ou sero-hemático, dependendo da fase em que é abordado. Nitidamente sero-hemático no aco-

metimento pelo sarcoma de Kaposi. Raramente se apresenta como hemotórax.
- *Citologia* — hemácias em concentração variável na dependência do tempo de derrame. A contaminação do líquido por manuseio na abordagem eleva seu número, o que pode ser esclarecido pela avaliação da porcentagem de hemácias crenadas.
- *Leucócitos* — com variação de 1.000 a 10.000/mm^3 e média de 5.500. Predomínio de linfócitos. Eosinofilia >10% pode ser observada em 8% dos DPN$_s$; no entanto, o DP eosinofílico não é patognomônico de neoplasia.
- *Células mesoteliais* — em número variável, íntegras ou degeneradas.
- *Imunotipagem linfocítica* — envolve a inclusão de CD16/CD56 empregando FAC Scan para células NK (*natural killer*). Nos processos carcinomatosos o aumento da concentração de NK pode estar presente em mais de 90% dos casos. A IL-8 parece ser um fator de recrutamento de linfócitos no DPN. Subpopulações de linfócitos Th acham-se aumentadas no DP enquanto que as subpopulações NK encontram-se diminuídas.
- *Células neoplásicas* — identificadas em 60% dos DPN, podendo chegar a 80% se o número de amostras aumentar. Quanto mais antigo o derrame maior a positividade citológica. Nos linfomas o diagnóstico citológico é mais trabalhoso, enquanto que no sarcoma de Kaposi é impossível sua identificação celular.

Bioquímica

- *Proteínas* — na fase inicial do DPN podem apresentar-se em baixas concentrações, o que justifica alguns achados do tipo transudato na fase inicial do líquido. O habitual é a observação de concentrações elevadas conforme a evolução do derrame.
- *Glicose* — quanto mais baixa, mais chances de se confirmar o processo neoplásico. Há um paralelismo entre a queda da glicose e a piora do prognóstico.
- *pH* — sua diminuição acompanha tanto a queda dos níveis da glicose como a deterioração do prognóstico. Valores < 7,28 parecem estar ligados a pior sobrevida.
- *DLH* — tem comportamento e significado semelhantes aos da glicose e pH.
- *Colesterol* — costuma apresentar-se acima de 50mg%.
- *Isoenzima amilase* — pode estar presente em 10% dos DPN. Trata-se de uma amilase salivar não apresentando qualquer relação com patologia pancreática.
- *Triglicerídeos* — o aumento pode significar acometimento neoplásico do mediastino e invasão do canal torácico e subseqüente quilotórax, quando sua concentração ultrapassa 110mg%; sugerem derrame neoplásico.
- *Marcadores tumorais* — uma série de marcadores, avaliados no sangue, líquido pleural ou através de reações imuno-histoquímicas, podem ser de utilidade tanto no diagnóstico como na diferenciação dos tipos de neoplasia (Tabela 15.3).

Parâmetros imunológicos

- *IL-2* — pode estar elevada nos DPs. Sua presença parece estar ligada ao estímulo citológico dos linfócitos T.
- *IL-6* — costuma apresentar-se mais elevada nos DPs por neoplasia de mama. Parece traduzir mau prognóstico. Também pode estar elevada nos linfomas.
- *IL-8* — mobiliza a presença de linfócitos no líquido pleural.
- *IL-10* — inibe a ação antitumoral da IL-1β e TNF-α, concorrendo para o desenvolvimento neoplásico.
- *IL-15* — aparentemente tem comportamento semelhante ao da IL-2.
- *tPA (ativador do plasminogênio tecidual)* — elevado no DPN. Favorece a tendência fibrinolítica neste tipo de derrame, dificultando a indução a espessamentos.
- *PCR titulada* — valores inferiores a 2mg/dl podem sugerir DPN.
- *glicoproteína ácida-α1* — comumente elevada nos derrames neoplásicos, com sensibilidade e especificidade em torno de 90% quando > 63mg/dl.
- *ferritina* — costuma apresentar-se em níveis elevados nos DPNs.

---

*A avaliação de vários mediadores no líquido ou no sangue, assim como a citometria de fluxo com mais de um marcador, aumenta o índice de diagnóstico nos DPNs.

Tabela 15.3
Marcadores Tumorais

CEA	Antígeno carcinoembrionário	95% de especificidade em adenocarcinomas
Leu M1	Antígeno CD-15	74% adenocarcinomas; rotula células Hodgkin
B72-3	Anticorpo monoclonal	Até 86% adenocarcinomas
D/PAS	Material PAS positivo	Próprio de adenocarcinomas
Ber-EP4	Antígeno monoclonal	87% adenocarcinomas (exclui mama)
HMFG-2	Anticorpo antiglóbulos gordura leite humano	Classifica bem adenocarcinomas
CA50	Antígeno carboidratado	Boa especificidade para carcinomas broncogênicos
C7, 8, 18, 19	Citoqueratinas	Imuno-histoquimicamente ligados a adenocarcinoma
C14	Citoqueratina	Sugere carcinoma escamoso
C20	Citoqueratina	Sugere carcinoma colorretal
44-3A6	Anticorpo monoclonal	Presente em carcinomas pulmonares
624A12	Anticorpo monoclonal	Presente em carcinomas pulmonares
TPA	Antígeno polipeptídio-tissular	Razoável sensibilidade para carcinomas broncogênicos
P53	Método imuno-histoquímico	Especificidade de 100% e sensibilidade de 49% para malignidade
83D4	Método imuno-histoquímico	Positividade de 81% para malignidade especialmente carcinoma de mama
Cyfra 21-1	Fragmentos solúveis de queratina	Maior especificidade para carcinoma escamoso
Anti-EMA	Anticorpo antiantígeno de membrana epitelial	Menor especificidade para adenocarcinoma
PSA	Antígeno prostático específico	Positivo em menos de 50% dos DPN por metástases prostáticas
CA – 19.9	Antígeno carboidratado	97% de especificidade para carcinoma brônquico
MCA	Antígeno carcinomucinoso	100% sensibilidade em carcinoma
MnSOD	Enzima antioxidante	Diferencia o mesotelismo do adenocarcinoma
Calretinina	Anticorpo	Alta sensibilidade para mesotelioma epitelial
Telomerase	Enzima tumorigênica	Presente na maioria dos tumores e no mesotelioma

Biópsia Pleural

Por agulha — bom método para o diagnóstico de DPN. A agulha de Cope oferece até 70% de positividade diagnóstica. Quanto mais antigo o derrame, maior a positividade da biópsia por agulha. As amostras são de tecido da pleura parietal, no entanto o sarcoma de Kaposi costuma estar presente na pleura visceral, dificultando o valor da biópsia por agulha nesta situação.

Por pleuroscopia — a observação direta da pleura pode proporcionar o diagnóstico de DPN em > 90% das vezes. Podem ser obtidos fragmentos de ambas as pleuras, assim como do próprio pulmão e do mediastino.

TRATAMENTO

- *Toracocentese simples* — empregada apenas para alívio da dispnéia. O derrame neoplásico é recidivante exigindo toracocenteses repetidas que levam à expoliação protéica e eletrolítica. Pode favorecer implantes na pele e infecção da cavidade.
- *Quimioterapia sistêmica* — aplicada aos linfomas, oat cell e tumores de mama, em especial.
- *Escleroterapia (Pleurodese)* — método preferencial por apresentar os melhores resultados. Pode provocar dores, febre, náuseas, cefaléia e fibrotórax. Utiliza-se instilação de talco estéril, tetraciclina e derivados, antimaláricos, antineoplásicos (bleomicina, mitoxantoma), NaOH, Corynebacterium parvum (efeito imunoestimulante e fibrótico, através de pleurite fibrinosa), nitrato de prata 0,5% (Tabela 15.4).
- *Radioterapia* — direcionada ao mediastino, principalmente nos casos de quilotórax secundário a neoplasias (melhor resultado nos linfomas). Também pode ser tentado nas linfangites carcinomatosas.

Tabela 15.4
Pleurodese

Agentes	Dose	% Resultados	Particularidade
Talco	10g/50ml SF	90%	poucas reações sistêmicas; ação duradoura
Antibióticos			
Tetraciclina	25mg/kg	90%	dores acentuadas, exige anestésico local
Doxiciclina	500mg	75%	dores acentuadas, exige anestésico local
Minociclina	300mg	75%	dores acentuadas, exige anestésico local
Antineoplásicos			
Bleomicina	1U/kg	55%	Tratamento caro
Mitoxantrona	30mg/30ml SF	70%	Efeitos sistêmicos
Antimaláricos			
C. quinoleína	2,5-5mg/kg	90%	Poucas reações sistêmicas, paquipleuriz
Outros			
Corynebacterium parvum	7mg/24h (10-20 dias)	75%	Dispensa emprego de tubos. Tratamento mais demorado. Reações sistêmicas
NaOH 1%	0,3mg/kg	80%	Poucas reações sistêmicas
Nitrato de prata 0,5%	20ml	90%	Poucas reações. Acentuado espessamento

Tabela 15.5
Conduta Terapêutica nos DPNs

	Observações	Complicações
Toracocentese simples (de repetição)	Freqüente a recidiva do derrame	Espoliação hidroprotéico-eletrolítica Infecções Implantes secundários na parede torácica Edema pleural ipsilateral
Radioterapia	Melhor indicação nos linfomas	Pneumonite actínica
Quimioterapia sistêmica	Eficaz nos linfomas, *oat cell*, tumores de mama e sarcoma de Kaposi	Leucopenia, anemia, náuseas, anorexia, astenia, queda de cabelos etc.
Escleroterapia	Eficaz na maioria das vezes	Dor, febre, cefaléia, fibrotórax
Imunoterapia	Alguns resultados favoráveis	
Pleurectomia ou abrasão pleural	Requer bom estado geral Eficaz em cerca de 90% dos casos	Cirurgia de grande porte, 10% de óbito
Aplicação de válvula (*shunt* pleuroperitoneal)	Indicada nos derrames rebeldes Eficaz na maioria das vezes	Pode ocluir em 15% dos casos

- *Imunoterapia* — interleucina-2 pode controlar a evolução do derrame e, até mesmo, revertê-lo. interferon α pode apresentar resultados satisfatórios na pleurisia neoplásica de mama.
- *Shunt pleuroperitoneal* — na falência da tentativa de pleurodese ou quando não há expansão pulmonar pós-tubo de toracotomia. Oferece resultados satisfatórios na maioria das vezes sem contaminação da cavidade peritoneal. Pode ocluir em 15% dos casos.
- *Pleurectomia* — utilizada nos pacientes sintomáticos com derrame persistente podendo acompanhar decorticação de pulmão encarcerado. Deve ser aplicada em indivíduos em bom estado clínico. Costuma funcionar em 90% das vezes, mas envolve risco de 10% de óbitos.

NOTAS IMPORTANTES

- *Metade dos derrames sero-hemáticos é de causa neoplásica.*
- *Quilotórax está freqüentemente ligado a neoplasia, principalmente linfoma.*
- *Grandes eosinofilias podem acompanhar o DP na doença de Hodgkin*
- *DP neoplásico bilateral traduz mau prognóstico e provável acometimento hepático.*
- *Na presença de linfangite com DP a pleurodese deve ser substituída pelo shunt pleuroperitoneal.*
- *O sarcoma de Kaposi atinge preferencialmente a pleura visceral e raramente a parietal.*
- *Quanto menor o pH, pior o prognóstico e a eficácia da pleurodese.*

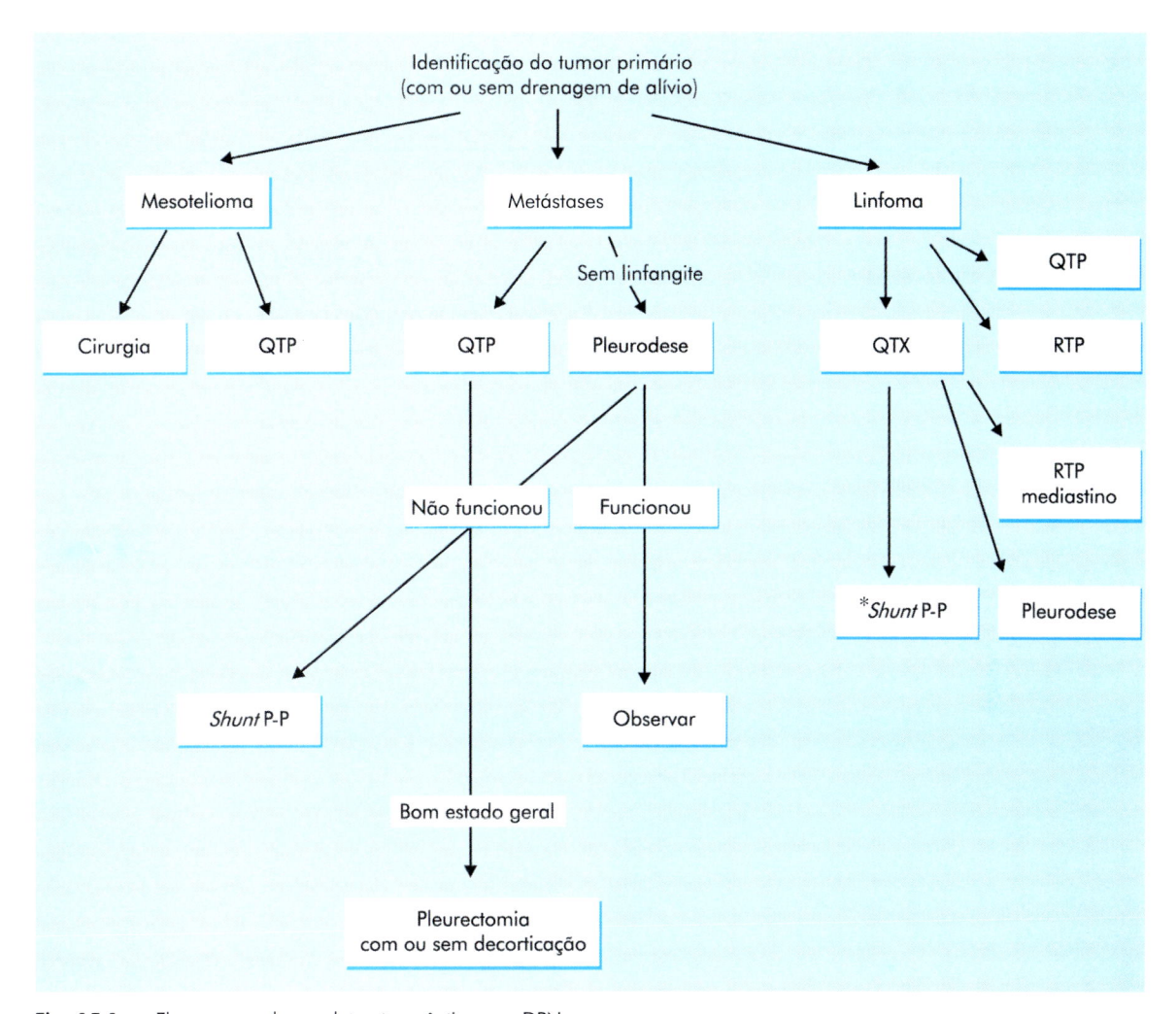

Fig. 15.1 — Fluxograma de condutas terapêuticas no DPN.
QTP = quimioterapia
RTP = radioterapia
P-P = pleuroperitoneal
QXT = quilotórax
*A presença de linfangite refratária à QTP recomenda o emprego de shunt P-P.

Aspectos Radiográficos

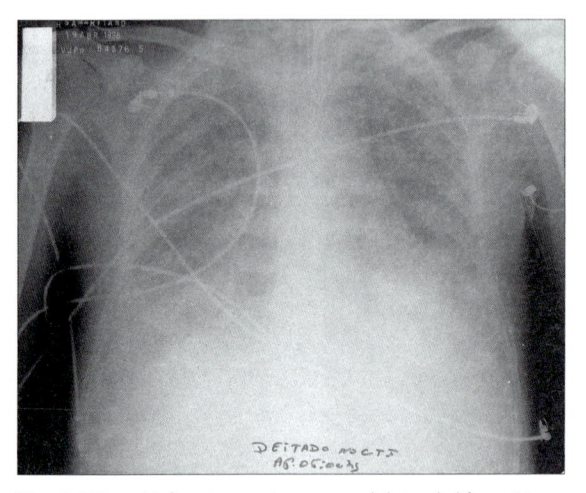

Fig. 15.2 — *Linfangite carcinomatosa bilateral difusa. Notar clareamento de ambos os hemitóraces por derrame pleural bilateral com apagamento do limite diafragmático.*

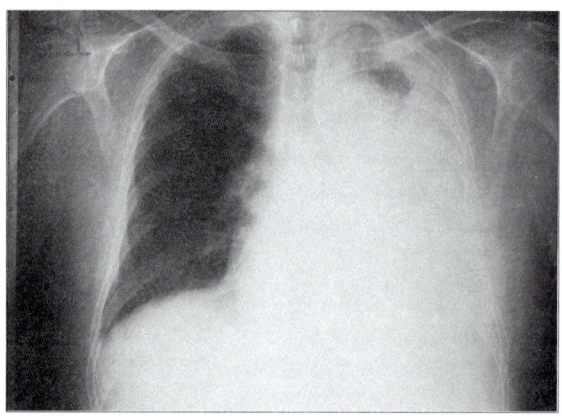

Fig. 15.3 — *Derrame pleural E "ex-vácuo". Notar mediastino centrado. Tumor obstruindo brônquio fonte E.*

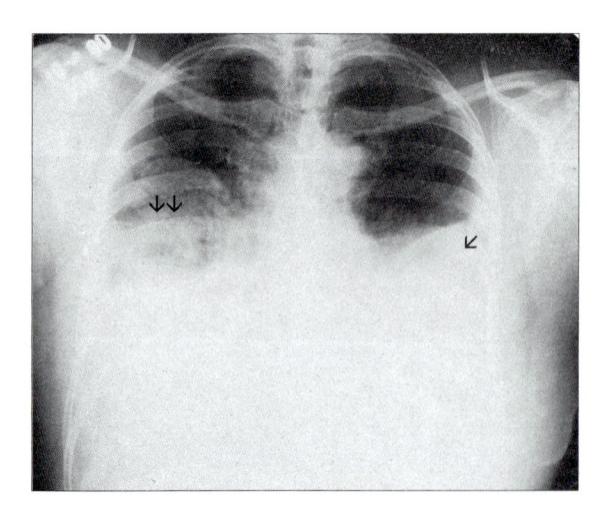

Fig. 15.4 — *Derrame pleural bilateral metastático de tumor primitivo de mama, não ressecado. Notar presença de líquido na grande cissura D. (↑↑) e metástase em pulmão E. (↑).*

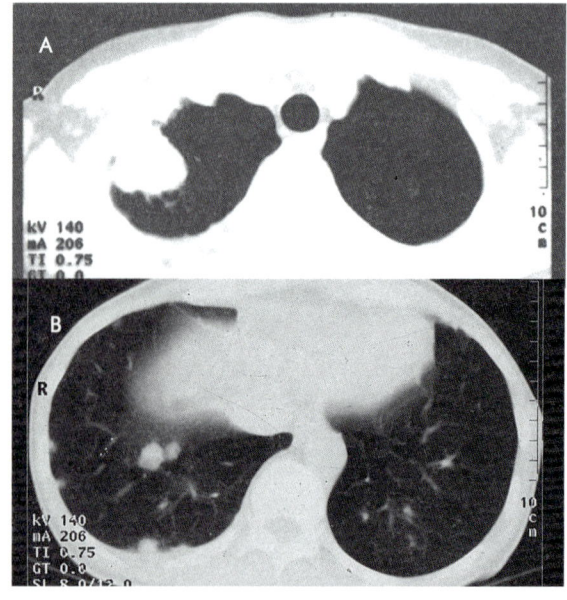

Fig. 15.5 A — *Adeocarcioma broncogênico D.* **B** — *Implantes pleurais metásticos ipsilaterais.*

Bibliografia

1. Aelony Y. Talc sterilization for thoracoscopic talc poudrage. Am J Respir Crit Care Med 149:512-A; 1994.
2. Belani CP et al. Treating malignant pleural effusion cost conscionsly. Chest 113:785-855; 1998.
3. Bhatia A et al. A phase I trial of intrapleural recombinant human interferon alpha (rHuIFN alpha 2b) in patients with malignant pleural effusions. J Cancer Res Clin Oncol 120:169-172; 1994.
4. Chibante AMS. Antimalárico no Controle do Derrame Pleural Neoplásico. F Med 88:329-333; 1984.
5. Chibante AMS. Doenças da Pleura, Ed. Revinter, Rio de Janeiro; 1992.
6. Forresti V et al. Anatomical study of the fibrosing action of corynebacterium parvum in malignant pleural effusions. Minerva Med 80:1069-1072; 1989.
7. Frank W et al. Pleurodesis with tetracycline hydrocloride. Pneumologie 43:80-84; 1989.
8. Giampaglia F et al. The treatment of pleural effusion in breast cancer: report of 25 cases. Tumor 73:611-616; 1987.
9. Gonzáles JF, Costa Jr. Citopatologia Respiratoria Y Pleural. Ed Medica. Panamericano, Madrid; 1996.
10. Hasleton PS. Pleural Diseases. in Spencer's Pathology of the Lung, 5th ed. McGraw-Hill, New York; 1996.
11. Lee KA et al. Management of malignant pleural effusions with pleuroperitoneal shunting. J Am College Surg 178:586-588; 1994.
12. Light RW. Pleural Diseases, 3rd ed., Williams & Wilkins, Baltimore; 1995.
13. Miranda S, Chibante AMS. Valor da dosagem do Antígeno Carcinoembrionário (CEA) no diagnóstico diferencial dos derrames pleurais. Pulmão RJ 5:78-80; 1996.
14. Muir JF et al. Use of intrapleural doxycycline via lavage drainage in recurrent effusions of neoplastic origin. Rev Mal Respir 4:29-33; 1987.
15. Paschoaline MS et al. Silver nitrate pleurodesis in patients with malignant pleural effusions. Am College Chest Phys.: 22-6. São Francisco — CA; 2000, october.
16. Patz EF Jr. Malignant pleural effusion: recent advances and ambulatory sclerotherapy. Chest 113:745-755; 1998.
17. Raju RN, Kardinal CG. Pleural effusion in breast carcinoma: analysis of 122 cases. Cancer 48:2524-2527; 1981.
18. Salama G et al. Evaluation of pleural CYFRA 21-1 and carcinoembryonic antigen in the diagnosis of malignant pleural effusion. Br J Cancer 77:472-476; 1998.
19. Vargas FS et al. Effectiveness of bleomycin in comparison to tetracycline as pleural sclerosing agent in rabbits. Chest 104:1582-1584; 1993.
20. Warnock ML et al. Differentiation of adenocarcinoma of the lung from mesothelioma: periodic acid-Schiff, monoclonal antibodies B72.3 and Leu M1. Am J Pathol 133:30-38; 1988.
21. Yang CT et al. Telomerase activity in pleural effusion; diagnostic significance. J Clin Oncol 16:567-573; 1998.
22. Yoh-Min C et al. Elevation of interleukin-10 levels in malignant pleural effusion. Chest 110:433-436; 1996.

Capítulo 16

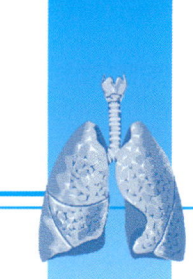

Mesotelioma (MT)

É o tumor originário do tecido pleural. Pode ser maligno ou benigno. São raros como causa de DP (0,25%), unilaterais e mais comuns à direita. Responsáveis por 1,6% dos derrames pleurais neoplásicos. O derrame pelo MT maligno é freqüentemente confundido com o derrame por adenocarcinoma. É uma situação bastante sintomática pelas particularidades invasivas que apresenta.

Mesotelioma Maligno (MTM)

É quatro vezes mais freqüente do que o mesotelioma benigno (MTB) e os derrames costumam ser volumosos. Apresenta elevada mortalidade e é geralmente diagnosticado em estágios avançados. É grande o seu potencial de invasão, tanto para as estruturas intratorácicas como para a parede do tórax. Parece haver a participação de alguns tipos de genes na linhagem celular do MTM.

Etiologia

Ocorre em indivíduos de meia-idade, principalmente com contato prévio com fibras de asbesto, em especial crocidolita e amosita, 20 a 40 anos antes. A incidência em regiões contaminadas é cerca de 15 vezes maior do que nas não contaminadas. Fibras de vidro e de erionita também desencadeiam o MTM, assim como calcificações pleurais pós-tuberculose e passado de radioterapia torácica.

Há três tipos principais de MTM: *epitelial (50%), sarcomatoso (20%) e misto (30%)*.

Fisiopatologia

Em 80% das vezes desenvolve-se da pleura visceral. Surge, na forma isolada, como *tumor encapsulado*, denso, às vezes com necrose central ou como *nódulos múltiplos*, claros, em ambas as pleuras, nas formas disseminadas, acompanhados de espessamento local progressivo que encarcera o pulmão. Pode continuar pelas cissuras ou atingir o pericárdio, diafragma, mediastino e parede torácica. Metástases hematogênicas ocorrem em 2/3 dos casos para o pulmão contralateral e outros órgãos. Ocorre DP em 89% das vezes, espessamentos em 82%, acometimento de pleura mediastínica em 66% e das cissuras em 53% (Fig. 16.1).

Diagnóstico

Geralmente é diagnosticado já com evolução média de dois meses.

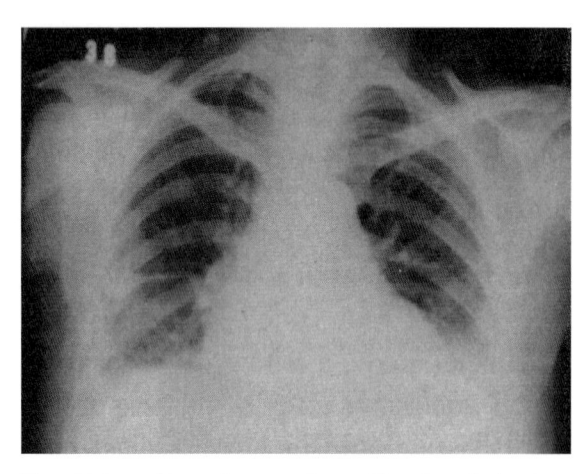

Fig. 16.1 — Mesotelioma maligno difuso invadindo cissuras, mediastino, pericárdio e diafragma (gentileza do Prof. C. A. Basílio Oliveira).

Clínico

- *Anamnese* — história de contato com asbestos ou passado de acometimento pleural tuberculoso ou radioterapia torácica.
- *Dispnéia* — ligada a grandes derrames ou encarceramento pulmonar.
- *Dor* — sintoma freqüente pela invasão da parede torácica ou de estruturas intratorácicas sensíveis. Não é do tipo ventilodependente.
- *Febre e sudorese* — ocorre em um terço dos casos.
- *Osteoartropatia hipertrófica* — pode estar presente em alguns casos.

Por Imagem

Os achados dependem da fase evolutiva do MTM. Geralmente unilateral. As imagens podem ser boceladas, periféricas, localizadas ou difusas e associadas ou não a derrame pleural de volume variável. Pode haver encarceramento pulmonar por envoltório neoplásico invadindo cissuras e atingindo mediastino. Na fase inicial são detectados nódulos periféricos.

A TC induz à suspeita e evidencia adenomegalias, acometimento pericárdio e diafragmático e de outras estruturas. Placas e calcificações pleurais sugerem passado de contato com asbestos.

Estudo do Líquido

- *Cor* — amarelo, sero-hemático ou verde-acastanhado. Pode ser viscoso devido à presença de hialuronato.
- *Glicose* — costuma cair com a evolução do derrame.
- *ADA* — pode apresentar-se em níveis elevados.
- *pH* — costuma ser baixo nas formas avançadas.
- *Linfócitos e polimorfonucleares* — presentes, sem expressão.
- *Ácido hialurônico* — valores maiores do que 1mg/ml sugerem MTM. Apresenta S = 56% e E = 100%.
- *Parâmetros imunológicos* — aumento nos valores de IL-8.
- *Marcadores tumorais* — podem ser úteis para diferenciar MTM de outras neoplasias, principalmente do tipo adenocarcinoma que cursam com a presença de CEA, B72.3 e Leu M1. A atividade da telomerase costuma ser intensa no MTM.
- *Citologia* — o diagnóstico citológico apresenta sensibilidade de 32% que pode subir para 56% pela análise citogenética. O MTM cursa com achados freqüentes de ADN — euplóide. As células têm microvilosidades longas e freqüentes e o tipo epitelial costuma demonstrar citoplasma eosinofílico e pleomorfismo nuclear. É comum a confusão com adenocarcinoma metastático.
- *Imuno-histoquímica* — uma série de marcadores se diferenciam pela elevada especificidade no MTM: calretinina (98%), citoqueratina (86%), trombomodulina (81%) e superóxido de manganês dismutase.

Diagnóstico Diferencial

- Com *mesotelioma benigno* (ver adiante).
- Com *outras neoplasias pleurais raras* (mesotelioma linfo-histiocitóide, mesotelioma de células gigantes, mesotelioma multicístico, lipossarcoma, linfoma primitivo de pleura, entre outros).
- Com *adenocarcinoma metastático* — neste caso, marcadores tumorais ligados ao adenocarcinoma não se apresentam no MTM.

Tratamento

O estágio da doença determina o tratamento, por isso o MTM deve ser estagiado (Tabela 16.1).

Tabela 16.1
Novo Sistema Internacional de Estadiamento para MTM Difuso

T1	T1a	Tumor limitado à pleura parietal ipsilateral, incluindo pleura mediastinal e diafragmática. Sem envolvimento da pleura visceral.
	T1b	Tumor envolvendo a pleura parietal ipsilateral, incluindo pleura mediastinal e diafragmática. Focos esparsos de tumor também envolvendo a pleura visceral.
T2		Tumor envolvendo cada superfície pleural ipsilateral (parietal, mediastinal, diafragmática e visceral) com pelo menos uma das seguintes características: • envolvimento do diafragma • tumor confluente da pleura visceral (incluindo as cissuras) ou extensão do tumor a partir da pleura visceral até o tecido pulmonar subjacente
T3		Evidencia tumor local avançado, mas potencialmente ressecável. Tumor envolvendo toda a superfície pleural ipsilateral (parietal, mediastinal, diafragmática e visceral) com pelo menos uma das seguintes características: • envolvimento da fáscia endotorácica • extensão para a gordura mediastinal • focos solitários, completamente ressecáveis de tumor estendendo-se para os tecidos moles da parede torácica • envolvimento não-transmural do pericárdio
T4		Evidencia tumor local avançado e tecnicamente irressecável Tumor envolvendo toda a superfície pleural ipsilateral (parietal, mediastinal, diafragmática e visceral) com pelo menos uma das seguintes características: • extensão difusa ou massa multifocal na parede torácica, com ou sem destruição de costela associada • extensão direta transdiafragmática do tumor para o peritônio • extensão direta do tumor para a pleura contralateral • extensão direta do tumor para um ou mais órgãos mediastinais • extensão direta do tumor para a espinha • tumor se estendendo através da superfície interna do pericárdio, com ou sem derrame pericárdico; ou tumor envolvendo o miocárdio

N — Linfonodos	
NX	Linfonodos regionais que não podem ser acessados.
N0	Nenhuma metástase em linfonodos regionais.
N1	Metástases em linfonodos broncopulmonares ou hilares ipsilaterais.
N2	Metástases em linfonodos mediastinais subcarinais ou ipsilaterais, incluindo os nódulos mamários ipsilaterais.
N3	Metástases no mediastino contralateral, região mamária interna contralateral, ipsilateral ou em linfonodos supraclaviculares contralaterais.
M — Metástases	
MX	Presença de metástases não acessíveis à distância.
M0	Sem metástases à distância.
M1	Presença de metástases à distância

Estágio:	Descrição:
Estágio I	
Ia	T1aN0M0
Ib	T1bN0M0
Estágio II	T2N0M0
Estágio III	Qualquer T3M0 Qualquer N1M0 Qualquer N2M0
Estágio IV	Qualquer T4 Qualquer N3 Qualquer M1

A sobrevida varia de 5 a 20 meses, com média menor que um ano e depende do tipo citológico, estágio da doença, idade do indivíduo, sexo e presença de gânglios no mediastino.

O MTM do tipo epitelial é de melhor prognóstico.

Sintomático. Parece oferecer resultados semelhantes aos tratamentos cirúrgico, quimioterápico e radioterápico.
- *Dispnéia* — pode ser controlada por toracenteses de repetição, *shunt* pleuroperitoneal ou pleurodese.
- *Dor* — analgésicos de capacidade variável ou bloqueios, nas formas avançadas.
- *Febre e sudorese* — podem responder à instituição de esteróides.

Quimioterapia. Os resultados parecem ser semelhantes aos das demais condutas terapêuticas. Doxorubicina, ciclofosfamida, 5-fluorouracil, mecloretamina e procarbazina são empregados isoladamente ou associados; com sobrevida variável.

Pleurodese. Pode oferecer resultados favoráveis. Talco, oxitetraciclina, nitrato de prata 0,5% e *Corynebacterium parvum* são opções viáveis.

Imunoterapia. Em fase experimental.

Radioterapia. Aplicação de fontes internas de radioisótopos parece oferecer melhores resultados do que a radioterapia externa.

Cirurgia. É tentada como possibilidade de cura, mas os resultados animadores estão ligados aos estágios mais precoces da doença. Pode ser associada à quimioterapia e/ou radioterapia.
- *Pleurectomia* — nas formas mais localizadas.
- *Decorticação* — alivia a situação respiratória.
- *Pleuropneumonectomia* — oferece complicações em um quarto dos pacientes.
- *Pleuropneumonectomia radical* — em indivíduos mais novos — pode envolver atuação sobre o mediastino, pericárdio e diafragma.

MESOTELIOMA BENIGNO (MTB)

É raro, menos comum do que o MTM e não guarda relação com exposição a fibras de asbesto. Pode surgir como simples achado radiológico. É de crescimento lento, tornando o indivíduo adaptado, às vezes, a volumosas massas. Também é rotulado de *mesotelioma fibroso benigno*.

FISIOPATOLOGIA

Desenvolvem-se a partir da pleura visceral em 80% das vezes. São tumores de consistência firme, vascularizados e de tonalidade amarelada. Costumam ser multilobulados e à histologia adotam aspecto fusocelular, com zonas de colágeno. Podem ser volumosos e acompanhados de grandes derrames. Apresentam, comumente, um pedículo que os une à pleura. O aspecto interno é de uma superfície clara que pode apresentar zonas hemorrágicas e depósitos de cálcio. Repercussões sobre o mediastino podem torná-lo bastante sintomático. Só 10% dos casos cursam com derrame pleural.

DIAGNÓSTICO

Clínico

Os sintomas dependem do volume do MTB e do derrame pleural. Nos grandes derrames há abaulamento da parede torácica.
- *Dispnéia* — presente nos derrames maiores, com ou sem volumosas massas.
- *Dor* — incomum e sem relação com a ventilação.
- *Tosse* — nas formas mais avançadas.
- *Febre* — em um quarto dos pacientes, sem que haja infecção.
- *Hipoglicemia* — em cerca 4% dos indivíduos.
- *Osteoartropatia hipertrófica* — ocorre em 30% das vezes e desaparece com a exérese tumoral. Está mais ligada aos mesoteliomas volumosos.

Por Imagem

Massa de volume variável, com ou sem derrame pleural. A TC detalha os aspectos e identifica calcificações intratumorais, assim como afasta sinais sugestivos de malignidade. O contraste particulariza o MTB.

Estudo do Líquido

Inexpressivo.

Cirúrgico

Tanto a *videotoracoscopia* como a *toracotomia* selam o diagnóstico.

Diagnóstico Diferencial

Com mesotelioma maligno.
Com outros mesoteliomas pleurais raros.

Tratamento

É essencialmente cirúrgico, embora possa haver recidiva em 10% dos casos.

> **NOTAS IMPORTANTES**
>
> - Passado de contato com asbesto está intimamente ligado ao MTM.
> - Placas e calcificações pleurais contralaterais podem reforçar a suspeita de MTM.
> - Dor torácica persistente sem relação com inspiração acompanha o MTM.
> - Imagens pleurais boceladas com diminuição do hemitórax correspondente sugere MTM.
> - Em 1/3 dos pacientes o MTM é acompanhado de osteoartropatia hipertrófica, às vezes ligada a episódios de hipoglicemia.
> - Valores de Adenosina Deaminase (ADA) podem estar elevados no MTM.
> - MTM é freqüentemente confundido com adenocarcinoma, o que exige a dosagem de marcadores tumorais específicos.

Bibliografia

1. Boutin C et al. Thoracoscopy in pleural malignant mesothelioma. A prospective study of 188 consecutive patients. Cancer 72:394-404; 1993.
2. Branscheid D et al. Diagnostic and therapeutic strategy in malignant pleural mesothelioma. Brit J Cardiothorac Surg 5:466-472; 1991.
3. Briselli M et al. Solitary fibrous tumors of the pleura: eight new cases and review of 360 cases in the literature. Cancer 47:2678-2689; 1981.
4. Brown RW et al. Multiple-marker immunohistochemical phenotypes distinguishing malignant pleural mesothelioma from pulmonary adenocarcinoma. Human Path 24:347-354; 1993.
5. Butchart EG et al. The role of surgery in diffuse malignant mesothelioma of the pleura. Semin Oncol 8:321-328; 1981.
6. Chibante AMS. Doenças da Pleura, Ed Revinter, Rio de Janeiro; 1992.
7. Cury PM et al. Value of the mesothelium-associate 5/6, calretinina, and CD44H in distinguing epithelioid pleural mesothelioma from adenocarcinoma metastatic to the pleura. Modern Pathol 13:107-12; 2000.
8. Dhaene K et al. Telomerase activity in human pleural mesothelioma. Thorax 53:915-8; 1998.
9. Gottehrer A et al. Pleural fluid analysis in malignant mesothelioma. Chest 100:1003-1006; 1991.
10. Hasleton PS. Spencer's Pathology of the Lung — 5th ed. McGraw-Hill, New York; 1996.
11. Hillerdal G et al. Hyaluronan in pleural effusions and serum. Cancer 67:2410-2414; 1991.
12. Jandik WR et al. Scanning electron microscopic distinction of pleural mesothelioma from adenocarcinoma. Modern Pathol 6:761-764; 1993.
13. Kettunen E et al. Gene expression profiling of malignant mesothelioma cell lines: CDNA array atudy. Int J Cancer. 91:492-6; 2001.
14. Light R W. Pleural Diseases, 3rd ed., Williams & Wilkins, Baltimore; 1995.
15. Pisani RJ et al. Malignant mesothelioma of the pleura. Mayo Clin Proc 63:1234-1244; 1988.
16. Renshaw A A et al. The role of cytologic evolutions of pleural fluid in the diagnosis of malignant mesothelioma. Chest 111; 1:106-109; 1997.
17. Rusch VW et al. The role of extrapleural pneumonectomy in malignant pleural mesothelioma. A Lung Study Group Trial. J Thorac Cardiovasc Surg 102:1-9; 1991.
18. Rusch V et al. A phase II trial of pleurectomy decortication followed by intrapleural and systemic chemotherapy for malignant pleural mesothelioma. J Clin Oncol 12:1156 1163; 1994.
19. Senygit A et al. Malignant mesothelioma caused by environmental exposure to asbestos in southeast of Turkey: CT findings in 117 patients. Respiration 67:615-22; 2000.
20. Warnock ML et al. Diferention of adenocarcinoma of the lung from mesothelioma: periodic acid-Schiff, momonoclonal anti-bodies B 72.3 and Leu M1. Am J Pathol 133:30-38; 1988.

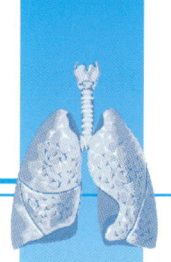

Aspectos Radiográficos

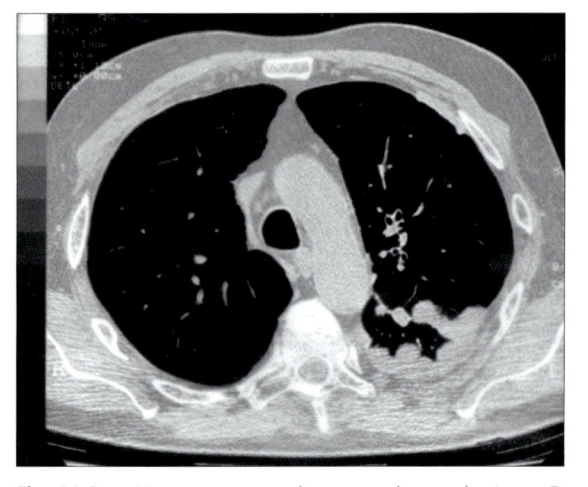

Fig. 16.2 — *Notar progressão do tumor pela grande cissura E.*

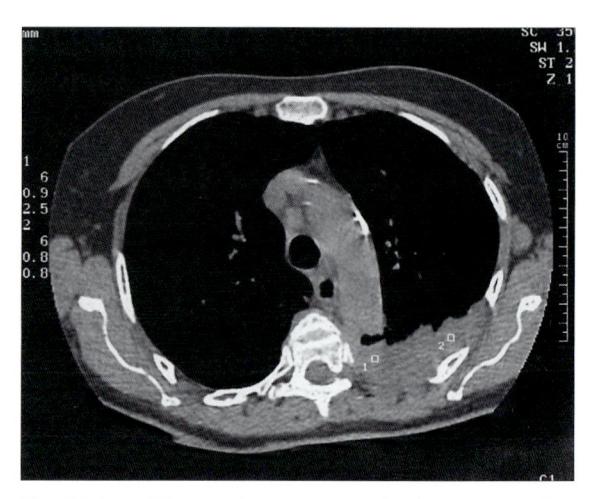

Fig. 16.3 — *TC — Linfoma primitivo de pleura (E), confundido com mesotelioma. Ótima resposta à quimioterapia.*

Capítulo 17

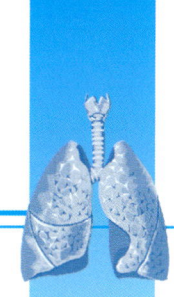

Quilotórax (QTX)

É a presença de quilo na cavidade pleural devido à rotura do canal torácico ou de seus tributários. É um líquido geralmente *leitoso*, rico em quilomícrons e lipoproteínas de baixa densidade. É um derrame incomum, no entanto é a causa mais freqüente de DP em recém-nascidos. O QTX é, na maioria das vezes, unilateral. É uma entidade séria que pode provocar complicações respiratórias, imunológicas e nutricionais. Algumas situações congênitas podem estar presentes nos recém-nascidos com QTX, tais como hérnia diafragmática, anesplenia, agenesia renal, persistência de dutos arteriosos, displasia broncopulmonar, hipotireoidismo, linfangiectasias etc.

Fisiopatologia

O canal torácico desenvolve-se a partir da cisterna quilosa em nível de T_{12} e penetra no tórax através do hiato aórtico, ascendendo pelo mediastino posterior até se esvaziar na junção venosa subclávia esquerda-jugular interna esquerda. Apresenta grande circulação colateral. Cerca de 2.000ml de quilo/24 horas são despejados no sistema venoso provenientes da dieta e da parede intestinal. Após uma refeição, o fluxo de quilo pode aumentar até sete vezes.

A rotura do canal torácico pode ser traumática ou não traumática. Também pode ocorrer compressão extrínseca e infiltração de sua parede com aumento da pressão intradutal. Geralmente a causa desencadeante é aparente, embora em 15% dos casos possa ser idiopática. Refeições maiores e mais ricas em gorduras favorecem um estado mais propício ao QTX. A coleção retropleural de quilo rompe-se para o espaço pleural desenvolvendo o quadro. A presença de quiloperitônio pode favorecer a passagem de quilo para a cavidade torácica.

Etiologia

Várias causas colaboram para a formação de QTX, embora algumas permaneçam sem serem identificadas (Tabela 17.1).

- *Neoplásicas* — os tumores são responsáveis por mais de 50% das causas, sendo o linfoma o mais comum. Acometimento neoplásico da porção inferior do canal torácico está ligado a QTX à direita enquanto à esquerda coincide com acometimento mais alto. Tumores abdominais mais QTX indicam metástases. O sarcoma de Kaposi pode acompanhar QTX bilateral.
- *Traumáticas* — responsáveis por 25% dos quilotórax. Traumas cirúrgicos (cardíacos, do mediastino e esvaziamentos cervicais) são os mais comuns, seguidos pelos de arma de fogo e arma

branca, grandes pressões aplicadas ao tórax (quedas, atropelamentos) e colocação de cateteres em veia jugular, subclávia e veia cava superior.
• *Vasculares* — trombose de veia cava superior e veia subclávia, aneurisma de aorta torácica e linfangiomiomatose.
• *Infecciosas* — tuberculose, filariose e esquistossomose.
• *Idiopáticos* — ver Tabela 17.1.
• *Miscelâneas* — ver Tabela 17.1.

Diagnóstico

Clínico

História de trauma, cirúrgico ou não, recente ou comorbidade passível de desenvolver QTX. Dispnéia costuma ocorrer, proporcional ao volume do derrame. Hipotensão e cianose podem apresentar-se no momento de rotura da pleura mediastínica. O QTX neonatal é acompanhado de dispnéia nos primeiros dias de vida. QTXs espontâneos têm queixas mais insidiosas.

Por Imagem

— *Radiografia* — apesar de poderem ser bilaterais, costumam ser DPs unilaterais principalmente à direita e de grandes proporções. A bolsa de quilo no mediastino posterior é identificada pela TC do tórax e desaparece quando atinge a cavidade pleural.
— *TC* — pode demonstrar processos mediastinais ou peritoneais capazes de atingir a cavidade torácica. Demonstra a presença da bolsa de quilo no mediastino. Esclarece a situação dos folhetos pleurais.
— *Ultra-sonografia* — faz o diagnóstico de QTX na fase intra-uterina.
— *Linfangiografia* — estabelece o ponto de rotura ou de compressão do canal torácico de modo a favorecer a estratégia cirúrgica; é útil para evidenciar malformações linfangiomatosas.

Estudo do Líquido

Tem *aparência leitosa*, típica, embora possa se apresentar de tonalidade sero-hemática ou amarelo-citrino. É desprovido de odor, com densidade de 1.012 a 1.020 e proteína maior do que 3g%. A

Tabela 17.1
Causas de QTX

- **Neoplásicas (50%)**
  Linfoma (mais comum)
  Carcinoma brônquico
  Sarcoma de Kaposi
  Mieloma múltiplo
  Carcinoma gástrico
  Tumor de Wilms
  Linfangioma mediastínico
  Outros

- **Traumáticas**
  Cirúrgicas
  Intervenções em órgãos do mediastino
  Ressecção pulmonar
  Esvaziamento cervical amplo
  Intervenções sobre o diafragma
  Ressecção gástrica
  Cateterização de veia cava superior/subclávia
  Aortografia translombar alta

  Não cirúrgicas
  Grandes pressões aplicadas ao tórax
  Feridas por arma de fogo ou arma branca
  Crises de tosse/vômitos
  Levantamento de grandes pesos

- **Vasculares**
  Trombose veia cava superior
  Trombose veia subclávia
  Aneurisma de aorta torácica
  Linfangiomiomatose/displasia linfática primária/
  linfangiectasia pulmonar congênita

- **Infecciosas**
  Filariose
  Tuberculose
  Esquistossomose

- **Idiopáticas**
  Espontâneas
  S. Down
  S. Noonan
  S. Turner
  Polidrâmnio materna

- **Miscelânea**
  S. unhas amarelas
  Hipotireoidismo
  Mediastinite actínica
  Hipobetalipoproteinemia
  Mediastinite esclerosante
  Gravidez
  Pancreatite
  Esclerose tuberosa
  Cirrose hepática
  S. Gorham
  S. nefrótica
  S. Jaffe-Campanacci
  Amiloidose
  Sarcoidose
  Insuficiência cardíaca

celularidade é variável com predomínio linfocitário (LT), maior que 90%; às vezes há eosinofilia concomitante. Níveis de triglicerídeos >110mg% costumam acompanhar os QTXs. Valores entre 50 e 110mg% exigem a identificação de quilomícrons que sela o diagnóstico. As bolhas de gordura são coradas pelo Sudam III (Fig. 17.1).

Emprego de Marcadores

A ingestão de corantes lipofílicos ou de triglicerídios marcados com radioisótopos costuma ser seguida da presença destes marcadores no líquido pleural, uma ou 48 horas, respectivamente, após a ingestão.

DIAGNÓSTICO DIFERENCIAL

Com Pseudoquilotórax e Empiema (Tabela 17.2)

- *Pseudoquilotórax — há aumento do colesterol livre no líquido ou sob forma de cristais. É um DP crônico que costuma clarear sua aparência com adição de 2ml de éter-etílico. A pleura está sempre espessada.*
- *Empiema — pode apresentar odor fétido. Quando centrifugado o sobrenadante apresenta-se claro, enquanto que o QTX permanece inalterado.*

Conseqüências

- *Clínicas — quando não há reposição, desenvolve-se distúrbio hidroeletrolítico, má nutrição, acidose metabólica, hipoproteinemia, hipovitaminose "lipossolúvel", hipoalbuminemia, linfocitopenia (LT), infecções variáveis por imunossupressão secundária.*
- *Pleurais — ocorre espessamento pleural nos processos arrastados. Se ocorrer obstrução do tubo de drenagem, pode haver formação de bolsas.*

TRATAMENTO

- *Depende da causa e do volume do QTX.*
- *Baseia-se no alívio da dispnéia, redução na formação do quilo e prevenção das conseqüências clínicas assinaladas.*
- *O controle de comorbidades facilita o tratamento (Tabela 17.3).*

Conservador

- *Drenagem torácica — de alívio e para avaliação das perdas diárias de quilo.*
- *Nutricional*
  Nas formas brandas — dieta composta de triglicerídeos de cadeia média que é absorvida pelo

Tabela 17.2
Dados Diferenciais Entre QTX, P-QTX e Empiema

	QTX	P-QTX	Empiema
Freqüência	incomum	raro	comum
Faixa etária	variável	meia-idade	variável
Instalação	aguda	crônica	aguda/subaguda
Dispnéia	habitual	incomum	variável
Estado geral	queda	mantido	queda
Pleura	fina	espessada	espessada
Odor	inodoro	inodoro	às vezes fétido
Conteúdo	quilo	colesterol	pus
% triglicerídios	elevada	baixa	—
% colesterol	baixa	elevada	—
quilomícrons	presentes	ausentes	—
Reação éter-etílico	inalterada	clareia a opalescência	—
Etiologia	variada	Tb-AR-outras	infecções
Drenagem simples	refaz	não refaz	refaz

P-QTX = pseudoquilotórax; Tb = tuberculose; AR = artrite reumatóide.

Tabela 17.3
Tratamento do QTX

Conservador	Cirúrgico
Drenagem torácica	*Shunt* pleuroperitoneal
Nutricional	Pleurodese
Uso de somatostatina	Ligadura do canal torácico Pleurectomia Transplante de pulmão

sistema porta sem passar pelo canal torácico. Nos fluxos elevados — a nutrição parenteral total favorece o repouso intestinal e supre as perdas hidroeletrolíticas, protéicas e vitamínicas.
• *Somatostatina* — inibe a produção de sucos digestivos e mantém o tubo intestinal vazio, diminuindo a produção de quilo.

Cirúrgico

Indicado quando o apoio clínico não for suficiente para controlar o fluxo de quilo drenado.

• *Shunt pleuroperitoneal (Válvula de Denver)* — apresenta-se como método de escolha por não haver perda de linfa e não provocar ascite. Impede as complicações clínicas das drenagens por tubo torácico. Á válvula de Denver é unidirecional e costuma oferecer resultados da or-

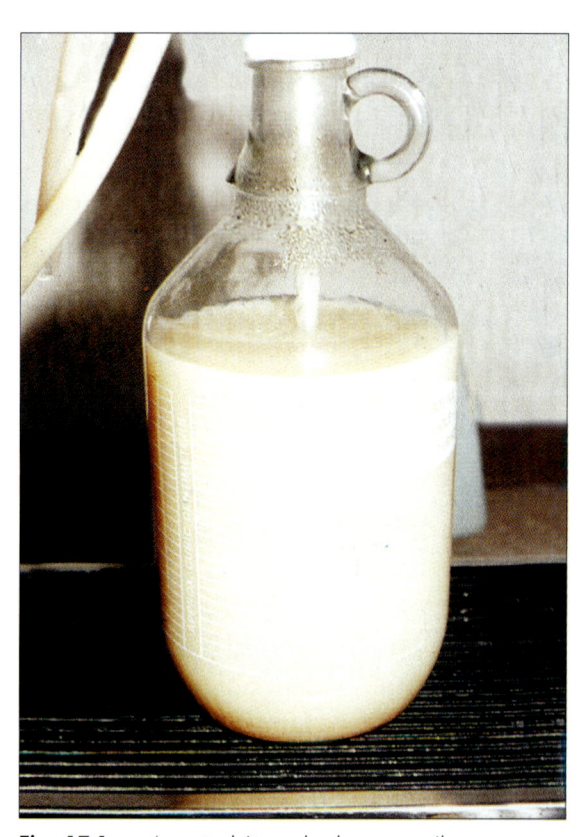

Fig. 17.1 — Aspecto leitoso do derrame quiloso.

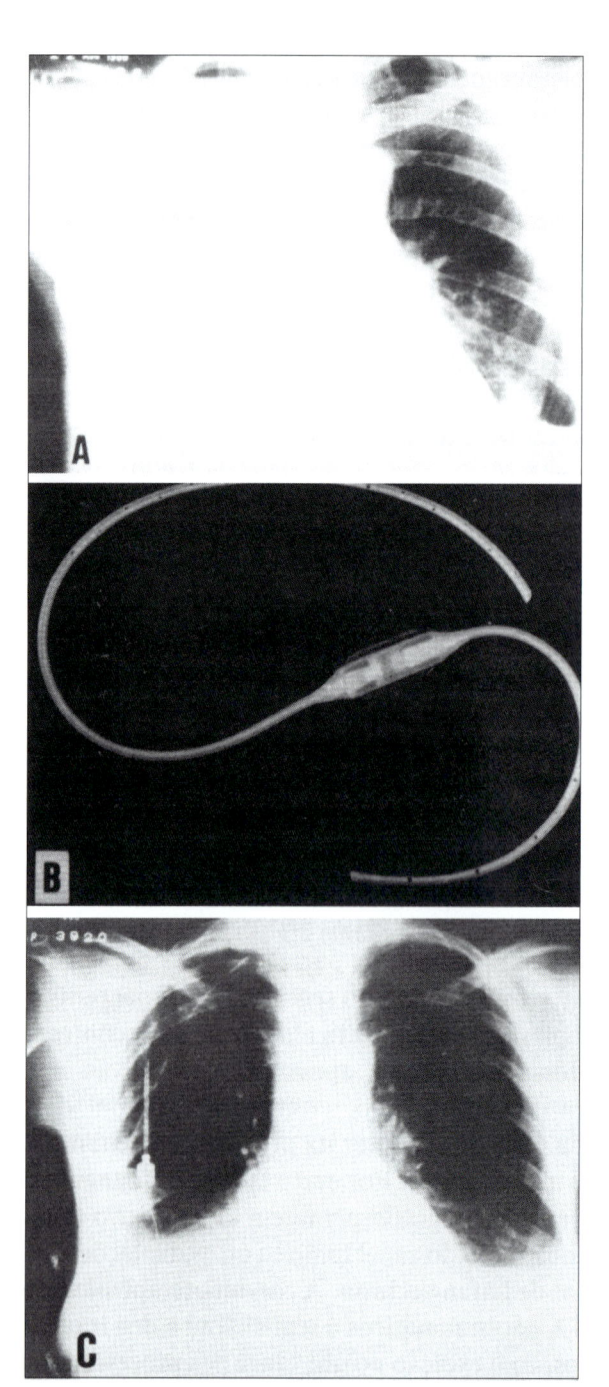

Fig. 17.2A, B e C — A. Quilotórax de grandes proporções, à direita, em paciente portador de processo neoplásico. B. Válvula de Denver favorecendo shunt unidirecional. C. Mesmo paciente após a aplicação da válvula de Denver. (Gentileza do Prof. Rui Haddad).

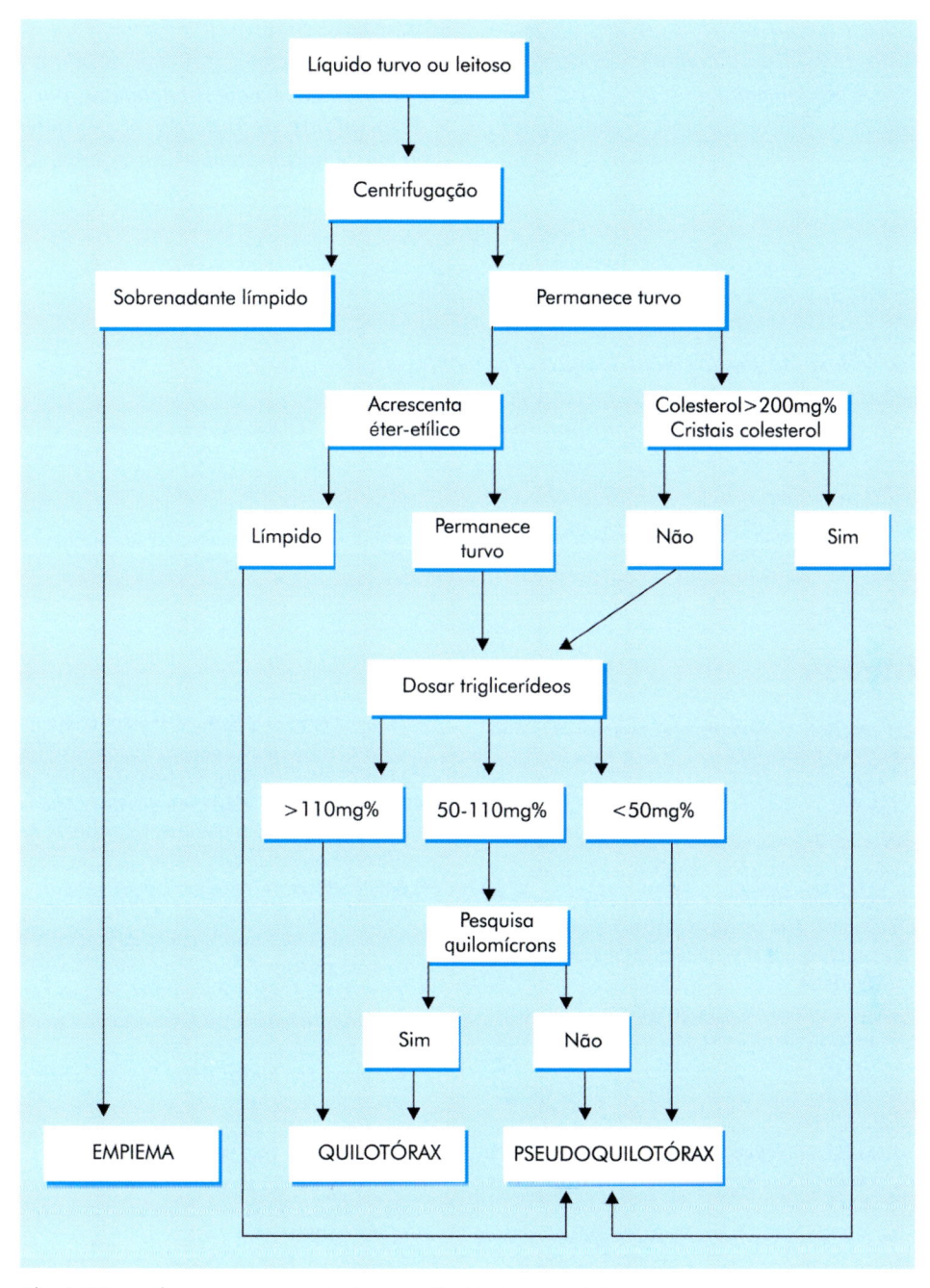

Fig. 17.3 — Fluxograma em pacientes com líquido turvo ou leitoso.

dem de 84% e a média de tempo de uso da válvula pode oscilar de cerca de 40 a 100 dias em pacientes pediátricos (Figs. 17.2 A, B e C).

A coexistência de quiloperitôneo contra-indica o emprego da válvula de Denver.

- Pleurodese — quando as manobras terapêuticas mais simples não atingem sua finalidade. Mais indicado nos QTXs de origem neoplásica. Talco parece ser a substância esclerosante preferencial.
- Ligadura do canal torácico — indicada nas seguintes situações:
  1. perdas no adulto >1.500ml/dia e na criança >100ml/ano idade/dia — por cinco dias ou mais;
  2. permanência de drenagem do quilo por mais de 14 dias.
  3. drenagem por tubo não é suficiente para esvaziar a cavidade pleural;
  4. quando complicações clínicas começam a se apresentar. Pode ser feita por toracotomia ou

videotoracoscopia assistida. A identificação do ponto de rotura ou compressão do canal torácico é fundamental.
- *Pleurectomia — procedimento extremo quando as demais tentativas falharam ou não se consegue identificar o canal torácico devido a alterações mediastínicas (seqüelas actínicas, por exemplo).*
- **Transplante de pulmão** *— possivelmente nos casos de linfangiomiomatose pulmonar.*

> **NOTAS IMPORTANTES**
>
> - *QTX é a causa mais comum de DP em recém-nato.*
> - *Neoplasia é a causa mais comum de QTX no adulto.*
> - *O aspecto leitoso do líquido nem sempre acompanha o QTX.*
> - *Dificilmente ocorre espessamento pleural nos QTXs.*
> - *A pesquisa de quilomícrons é importante para diagnosticar QTXs com triglicerídios entre 50 e 110mg/dl.*
> - *A riqueza linfocitária nos QTXs dificulta a infecção pleural.*

BIBLIOGRAFIA

1. Arunabh-Fein, AM. Chylothorax: A review. Clin Pulmon Med. 4; 2:63-69; 1997.
2. Chibante AMS. Doenças da Pleura, Revinter, Rio de Janeiro; 1992.
3. Engum AS et al. The use of pleuroperitoneal shunts in the management of persistent chylothorax in infants. J Pediatr Surg 34:286-90; 1999.
4. Graham DD et al. Use of video-assisted thoracic surgery in the treatment of chylothorax. Ann Thorac Surg 57:1507-1511; 1994.
5. Kessel I et al. Congenital hypothyrodism and nonimmune hydrops fetalis associated. Pediatrics Jan 103:E9; 1999.
6. Light R W. Pleural Diaseases, 3rd ed., Williams & Wilkins, Baltimore; 1995.
7. Luna CM et al. Linfangiomatosee pulmonar associada com esclerose tuberosa. Rev Hosp Clin Buenos Aires 3; 1:17-20; 1987.
8. Pennington DW et al. Chylothorax and respiratory failure in Kaposi's sarcoma. West J Med 152; 4:421-422; 1990.
9. Podevin G et al. Pleuroperitoneal shunt in the management of chylothorax caused by thoracic lymphatic dysplasia. J Pediatr Surg 34:1420-2; 1999.
10. Sardinha S et al. Triglicerídeos de cadeia média (TCM) no tratamento do quilotórax traumático. Arq Bras Med 61; 6:389-391; 1987.
11. Schulman A et al. The lymphographic anatomy of chylothorax. Br Radiol 51:420-427; 1978.
12. Smith JA et al. Chylothorax complicating coronary artery by-pass grafting. J Cardiovasc Surg 35:307-309; 1994.
13. Terzi A et al. Chylothorax after pleuro-pulmonary surgery: a rare but unavoidable complication. Thorac Cardiovasc Surg 42:81-84; 1994.
14. Thomson IA, Simms MH. Postoperative chylothorax: a case for recycling? Cardiovasc Surg 1:384-385; 1993.
15. Valentine VG, Raffin TA. The management of chylothorax. Chest 102:586-591; 1992.
16. Velibari JI et al. Reduction of lymphorrhagia from ruptured thoracic duct by somatostatin [letter]. Lancet 2:258; 1990.
17. Zoetmulder F et al. Thoracocospic ligation of a thoracic duct leakage. Chest 106:1233-1234; 1994.

Capítulo 18

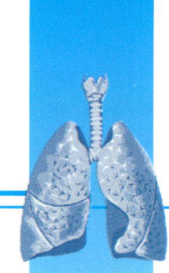

Pseudoquilotórax (P-QTX)

É o derrame quiliforme, turvo ou leitoso, rico em conteúdo lipídico sem ligação alguma com lesão de canal torácico, seus tributários ou linfangiodisplasias.

É um exsudato raro, crônico, geralmente unilateral, acompanhado de espessamento pleural, mais comum em indivíduo de média idade. Costuma apresentar alta concentração de colesterol livre e sob forma de cristais. Corresponde a 11% dos DP gordurosos não-traumáticos.

Fisiopatologia

O mecanismo de desenvolvimento de um P-QTX é desconhecido.

A pleura é espessada e até calcificada, devido à cronicidade do derrame, que pode variar de meses a anos de evolução. A inflamação crônica da pleura dificulta a transferência do colesterol do líquido para o sangue. Hemácias e leucócitos lesados parecem ser a sede dos níveis elevados de colesterol (HDL) observados nos P-QTXs. O mecanismo de formação dos cristais de colesterol não tem ligação com a concentração de colesterol no líquido. Derrames pleurais inflamatórios não diagnosticados, não tratados ou mal conduzidos podem concorrer para o desenvolvimento de P-QTX.

Causas

Tuberculose (50%) e artrite reumatóide parecem ser as causas mais comuns de P-QTX.

O maior número de cirurgias cardíacas parece incidir no aumento de casos de P-QTX. Paragonimíase, hepatite viral, sífilis, diabetes, alcoolismo e malignidade também parecem ser responsáveis.

Diagnóstico

Clínico

Pacientes geralmente assintomáticos ou oligossintomáticos pela adaptação crônica ao derrame. Em situações de esforço e, dependendo do volume do líquido, pode ocorrer dispnéia.

Habitualmente nota-se retração dos espaços intercostais com diminuição da expansibilidade do hemitórax atingido.

Por Imagem

- Geralmente DP unilateral. Pode ser bilateral na artrite reumatóide.
- Espessamento ou calcificação pleural.

- *Diminuição do volume do hemitórax atingido.*
- *Derrames fixos.*
- *Freqüentemente lojas pleurais de líquido pela ultra-sonografia.*
- *Aumento da densidade do líquido pode ser suspeitado ao ultra-som.*
- *As pleuras são identificadas e delimitadas pela TC tórax que pode evidenciar alterações parenquimatosas até então não detectadas.*

Estudo do Líquido Pleural

- *Líquido turvo ou leitoso, inodoro, do tipo exsudato.*
- *Níveis de colesterol elevados: de 200 a 4.500mg/dl.*
- *Triglicerídios < que 110mg%.*
- *Ausência de quilomícrons.*
- *Cristais de colesterol no sedimento.*
- *Clareamento da turvação pela associação de 2ml éter-etílico.*

DIAGNÓSTICO DIFERENCIAL (VER TABELA 17.2)

Com quilotórax.
Com empiema.

TRATAMENTO

- *Tratar a causa desencadeante, habitualmente tuberculose ou artrite reumatóide. Neste caso nem sempre há boa resposta aos esteróides.*
- *Drenagens parciais do P-QTX podem trazer alívio razoável ao paciente.*
- *Decorticação, quando o derrame é de grande proporção e provoca transtornos funcionais; o pulmão subjacente deve ter condições de se expandir.*

Quando a pleura visceral está espessada, drenagens parciais ou totais do DP podem não ser acompanhadas de reexpansão pulmonar.

BIBLIOGRAFIA

1. Chibante AMS. Doenças da pleura, Ed. Revinter, Rio de Janeiro; 1992.
2. Ferguson GC. Cholesterol pleural effusion in rheumatoid lung disease. Thorax 21:577-582; 1966.
3. Garcia-Zamalloa et al. Pseudochylothorax. Report of 2 cases and review of the literature. Medicine (Baltimore) 78:200-7; 1999.
4. Garcia-Pachon E et al. Pseudochylothorax in pleural effusion due to coronary artery. Eur Resp J 13:1487-8; 1999.
5. Hamm H et al. Diagnostic value of cholesterol in pleural effusion. Am Rew Respir Dis 135; 4:A245; 1987.
6. Hillerdal G: Chyliform (cholesterol) pleural effusion. Chest 86:426-428; 1985.
7. Johnson RJ, Johnson JR. Paragonimiasis in Indochinese refugees: roentgenographic findings with clinical correlations. Am Rev Respir Dis 128;534-538; 1983.
8. Light Rv: Pleural Diseases, 3 ed., Williams & Wilkins, Baltinore; 1995.
9. Opanasenko NS. Pseudochylothorax. Klin Khir 10:20-2; 1999.
10. Staats BA et al. The lipoprotein profile of chylous and nonchylous pleural effusions. Mayo Clin Proc 700-704; 1980.

Capítulo 19

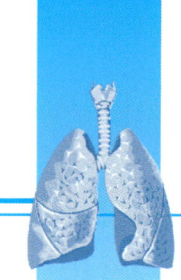

Hemotórax (HTX)

É o derrame pleural sangüíneo, com hematócrito igual ou maior do que 50% do volume globular periférico do paciente.

O sangue do HTX não se coagula, embora, em algumas ocasiões, possam se desenvolver coágulos na cavidade pleural.

A presença de sangue no espaço pleural pode ser proveniente da parede torácica, do pulmão, mediastino, diafragma e peritônio.

Pode ser de volume variável e classificado em:
- pequeno — menor que 500ml;
- médio — de 500 a 1.500ml;
- grande — maior que 1.500ml;

O sangue do HTX pode ser autotransfundido e se caracteriza por diminuição do número de plaquetas, de fibrinogênio e dos fatores de coagulação.

As causas desencadeantes podem ser de origem traumática, iatrogênica e não traumática (espontânea) (Tabela 19.1).

HTX Traumático

- *Perfurante* — geralmente causado por projétil de arma de fogo ou arma branca; costuma ser acompanhado de pneumotórax.
- *Não-perfurante* — por contato traumático direto, ou não. Quedas e atropelamentos são as causas mais freqüentes nos traumatismos *por contato direto*. Neste caso, fraturas costais laceram os vasos intercostais e espículas ósseas das zonas de fratura podem atingir o pulmão, favorecendo o *hemopneumotórax*.

A rotura do diafragma e de órgãos intra-abdominais pode desenvolver HTX sem que a parede torácica tenha sido atingida. A herniação de estruturas intra-abdominais para a cavidade torácica faz supor rotura diafragmática traumática.

HTXs traumáticos por causa não-perfurante *sem contato com o tórax* decorrem de situações agudas, do tipo *compressão-descompressão* do tórax com variações de pressão súbitas sobre as estruturas intratorácicas. Lesões cardíacas, rotura traqueal e rotura de vasos intratorácicos são conseqüências que podem cursar com HTX. Quando a hemorragia decorre de vasos pulmonares os sangramentos são menores.

Diagnóstico

Clínico

A presença de dor ventilatório-dependente e/ou trauma penetrante ou não-penetrante conduzem à suspeita. Respiração do tipo paradoxal in-

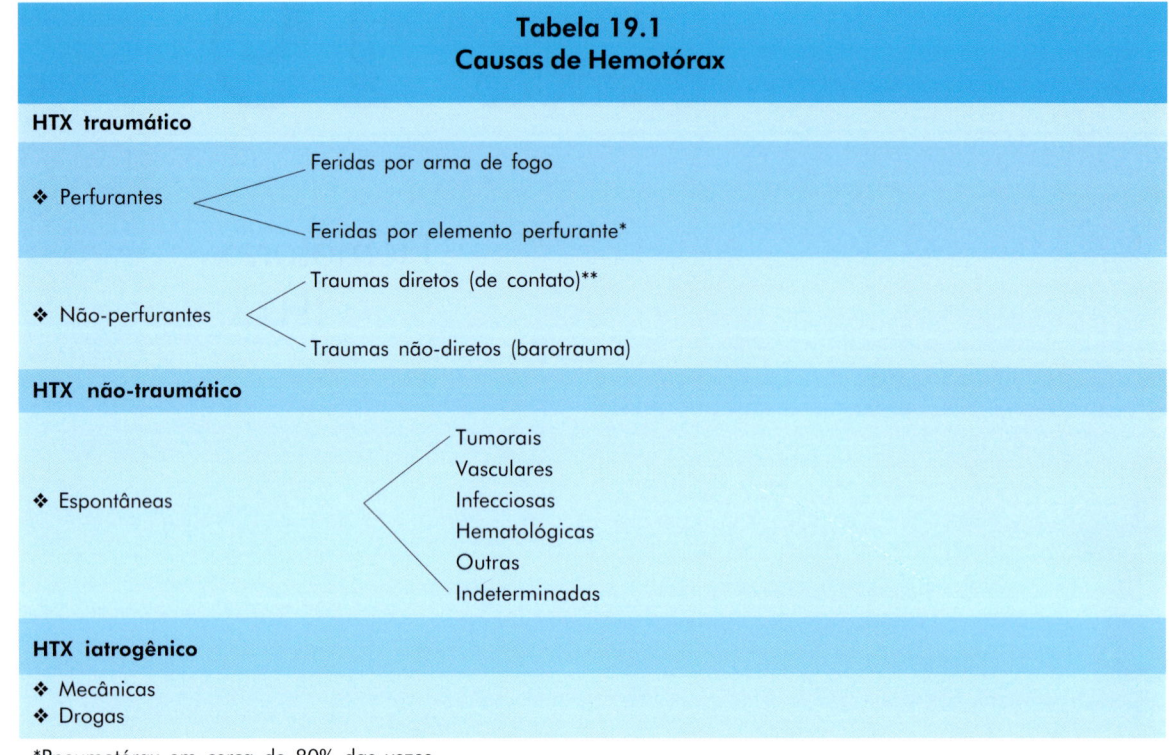

Tabela 19.1
Causas de Hemotórax

HTX traumático

- ❖ Perfurantes
  - Feridas por arma de fogo
  - Feridas por elemento perfurante*

- ❖ Não-perfurantes
  - Traumas diretos (de contato)**
  - Traumas não-diretos (barotrauma)

HTX não-traumático

- ❖ Espontâneas
  - Tumorais
  - Vasculares
  - Infecciosas
  - Hematológicas
  - Outras
  - Indeterminadas

HTX iatrogênico

- ❖ Mecânicas
- ❖ Drogas

*Pneumotórax em cerca de 80% das vezes.
**Pneumotórax em mais de 60% das vezes.

---

duz ao raciocínio de múltiplas fraturas costais. Sinais de enfisema de mediastino podem estar presentes. A cianose ocorre nos grandes hemotórax sendo mais intensa quando existe tórax instável. Hipotensão ou choque subentendem grande HTX. Hemoptises ou escarros hemoptóicos sugerem laceração pulmonar. A existência de um quadro peritoneal pode supor hemoperitônio com repercussões para a pleura.

Radiológico

Nas primeiras horas pode não haver sinais de DP, que começam a surgir em seguida. Na maior parte das vezes o pneumotórax está presente e se houver trauma direto sobre o tórax percebem-se fraturas costais e/ou claviculares associadas ao derrame. Presença de pneumomediastino ocorre nas roturas de traquéia ou esôfago. Alargamento do mediastino sugere rotura de vaso importante. Pode ser identificado na tele de tórax o projétil desencadeante. A telerradiografia de tórax não é suficiente para sugerir a evacuação do HTX; só a TC, que também oferece aspectos do mediastino, da parede e do diafragma.

Toracocentese

A presença de sangue confirma o diagnóstico.

Videotoracoscopia Assistida (VTSA)

Evidencia o estado da cavidade pleural e costuma identificar a fonte hemorrágica.

TRATAMENTO

- Drenagem imediata do HTX.
- Toracotomia exploradora se drenagem pós-esvaziamento for maior do que 200ml/h.
- Medidas de suporte proporcionais à situação clínica com cobertura antibiótica.
- Vigiar possibilidade de tendência a coágulos.
- Cuidados gerais de suporte e prevenção de infecções.
- Laparotomia exploradora.

HTX NÃO-TRAUMÁTICO

São incomuns. A presença de neoplasia maligna pleural e complicações de terapia anti-

coagulante em quadro de embolia pulmonar é a causa mais comum, embora outras ocorram em menor freqüência.

Outras causas:

- *Tumorais — tumores de mediastino, linfoma pleural primário, teratoma maligno, neuroblastoma, angioblastoma pleural maligno, sarcoma de Ewing, neoplasias costais.*
- *Vasculares — embolia pulmonar, rotura de aorta torácica, ductus arteriosus e coarctação da aorta, aneurisma arterial esplênico, fístula arteriovenosa pulmonar, telangiectasia hereditária hemorrágica.*
- *Infecciosas — aortite sifilítica, osteomielite, varicela.*
- *Hematológicas — hemofilia, trombocitopenia, hematopoiese extramedular intratorácica.*
- *Outras — hemotórax catamenial, pneumotórax espontâneo, seqüestração pulmonar, pancreatite com pseudocisto.*
- *Indeterminadas.*

Tratamento

- *Drenagem imediata.*
- *Toracotomia quando a hemorragia persiste com fluxo maior que 100ml/h.*
- *Tentar controle da causa desencadeante.*
- *Fibrinolíticos — nas formas loculadas.*

HTX Iatrogênico

Não deixa de ser um HTX traumático. Envolve agressão ao próprio tórax ou a estruturas intratorácicas. As causa mais comuns são a aplicação de cateteres em veias centrais, principalmente em veia subclávia e jugular; perfuração do miocárdio na colocação de marca-passo; HTX fetal pós-amniocentese, cirurgia cardíaca (3%); tentativa de biópsia hepática, aortografia abdominal, biópsia pleural e pulmonar transparietal.

Tratamento

- *Drenagem imediata do HTX.*
- *Toracotomia exploradora se drenagem for > que 200ml/h.*
- *Suspensão da droga causal.*

Notas Importantes

- *HTXs traumáticos estão freqüentemente associados a pneumotórax.*
- *A manutenção de fluxo de drenagem > 100ml/hora pós-esvaziamento da cavidade recomenda toracotomia.*
- *A presença de hemoptises/hemoptóicos sugere HTX com laceração pulmonar.*
- *HTX traumático pode não ter expressão radiológica nas primeiras horas.*
- *A tele de tórax deve ser complementada por TC para evacuação de um HTX*
- *Iatrogenia é uma causa relativamente freqüente de HTX.*

Aspectos Radiográficos

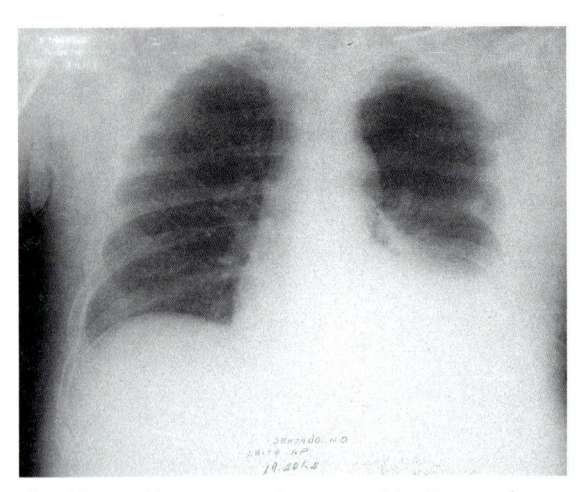

Fig. 19.1 — *Hemopneumotórax traumático E. notar fratura de arcos costais, linha de pneumotórax (setas) e sangue no espaço pleural.*

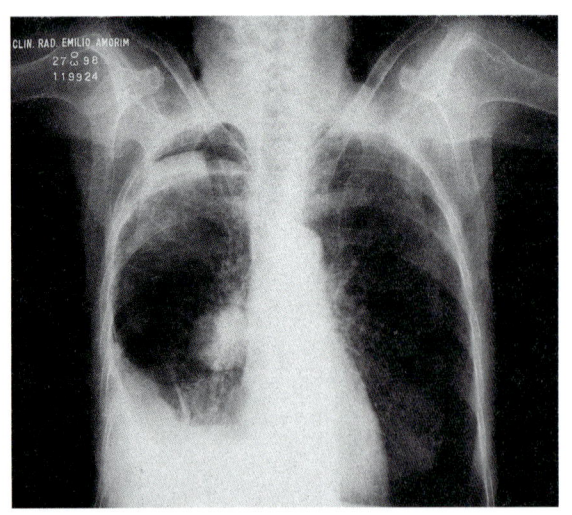

Fig. 19.2 — *Hemopneumotórax iatrogênico D, pós-punção aspirativa diagnóstica por agulha de massa tumoral em 1/3 médio D.*

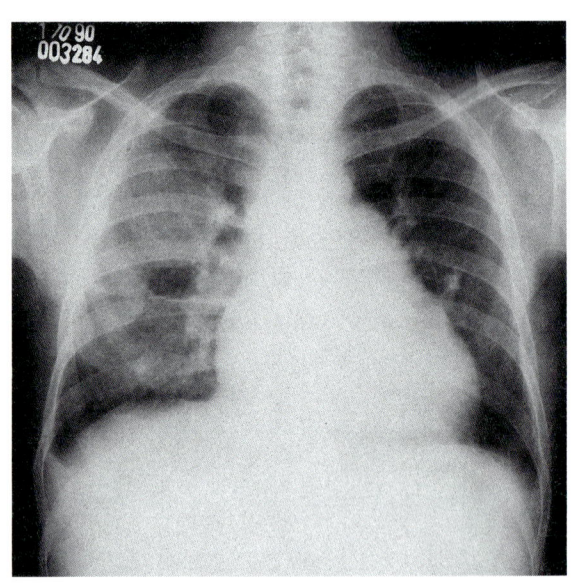

Fig. 19.3A — *Hematoma pleural D de grande volume, pós-cirurgia de prótese valvar.*

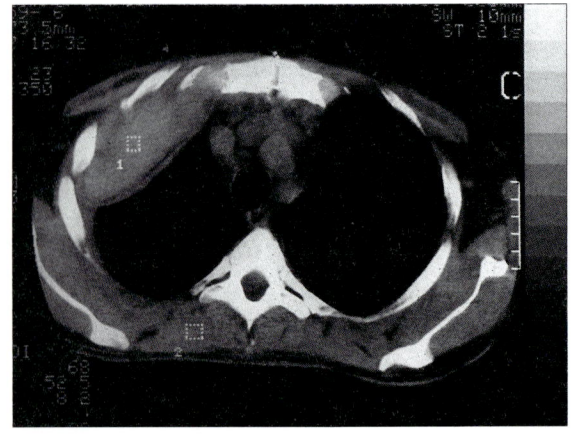

Fig. 19.3B — *Aspecto tomográfico.*

BIBLIOGRAFIA

1. Achiron R, Zakut H. Fetal hemothorax complicating amniocentesis — ante-natal sonographic diagnosis. Acta Obstet Gynecol Scand 65; 8:869-870; 1986.
2. Carbone K et al. Hemothorax due to vena cava erosion by a subclavian dual-lumen dialysis catheter. South Med J 80; 60:795-796; 1987.
3. Chibante AMS Doenças da Pleura. Ed. Revinter, Rio de Janeiro; 1992.
4. Estrera AS et al. Traumatic Diseases of the Pleura. Masson Publishing USA, New York; 1983.
5. Frye MD et al. Acute hypoxemic respiratory failure following intrapleural thrombolytic therapy for hemothorax. Chest 105:1595-1596; 1994.
6. Gamulin Z et al. Multiple complications after internal jugular vein catheterization. Anesthesia 4; 4:408-412; 1986.
7. Grahan J M et al. Penetrating trauma of the lung. J Trauma. 19:665-669; 1979.
8. Griffith GL et al. Acute traumatic hemothorax. Ann Thorac Surg 26:204-207; 1978.
9. Hankins JR et al. Extensive pulmonary laceration caused by blunt trauma. J Thorac Cardiovasc Surg. 74:519; 1997.
10. Kemper P, Kohler D. Current value of intrapleural fibrinolysis in the treatment of exsudative fibrinous pleural effusions in pleural empyema and hemothorax. Pneumologie. 53:373-84; 1999.
11. Light RW. Pleural Diseases. 3d ed, Williams & Wilkins, Baltimore; 1995.
12. Martinez FJ et al. Spontaneous hemothorax. Report of 6 cases and review of the literature. Medicine 71:354-368; 1992.
13. Richard J et al. Vascular injuries during percutaneous catheterization of the lower neck in children. Chir Pediatr 30; 1:25-29; 1989.
14. Shorr R M et al. Blunt thoracic trauma. Analysis of 515 patients. Ann Surg 206:200-203; 1987.
15. Talamonti MS et al. Early exploration for excessive postoperative bleeding lowers wound complications rate in open heart surgery. Am J Surg 53; 2:102-104; 1987.
16. Vacarilli M, Lococo A. Videothoracoscopy in the diagnosis and treatment of hemothorax. Ann Ital Chir 71:181-5; 1999.
17. Velmahos GS et al. Predicting the need for thoracoscopy evacuation of residual traumatic hemothorax: chest radiographs is insufficient. J Trauma 46:65-70; 1999.

Capítulo 20

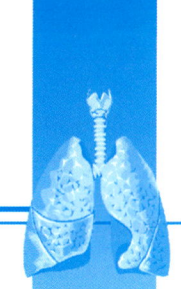

Derrame Pleural nas Doenças Colágeno-Vasculares

As doenças colágeno-vasculares atingem os pulmões de uma maneira agressiva que pode culminar com repercussões tanto parenquimatosas como pleurais. O acometimento pleural é mais comum no lúpus eritematoso sistêmico e na artrite reumatóide, embora possa ocorrer, ocasionalmente, em outras colágeno-vasculopatias. Alterações articulares, cutâneas e musculoesqueléticas, entre outras, ajudam a suspeitar destas enfermidades.

Lúpus Eritematoso Sistêmico (LES)

É uma enfermidade auto-imune que costuma atingir principalmente os pulmões de mulheres jovens. A pleura é atingida em até três quartos dos pacientes, proporcionalmente à intensidade do quadro clínico. O sistema respiratório é mais comumente atingido no LES do que em qualquer outra doença colágeno-vascular.

Diagnóstico

Clínico

Febre, dor pleurítica, dispnéia, artrites e lesões cutâneas de face.

Nefrite, síndrome neurológica, fenômenos de Reynaud, coagulopatias e síndrome musculorrespiratória podem estar presentes.

Por Imagem

Telerradiografia — DP bilateral de volume variável.
— ↑ sombra cardíaca (nos derrames pericárdicos).
— atelectasias — predomínio nas bases.
— elevação de hemicúpulas diafragmáticas,
— infiltrados intersticiais ou tipo pneumônicos (óbito em 50% casos).

Ultra-sonografia — mostra pequenos DPs ou espessamentos não detectados aos raios X.

TC Tórax — avalia a situação pleural, parenquimatosa, atelectasias, estado do pericárdio e calibre dos troncos arteriais pulmonares.

Estudo do Líquido

Exsudato amarelo-citrino ou sero-hemático.
Celularidade — leucócitos elevados com predomínio PMN; eosinofilia eventual.
Fenômeno LE presente (distinguir de células TART).
Imunologia — ANA — superior aos valores séricos (> 1:160).

— Frações complemento (C_3-C_4-C_{50}) -↓
— ss DNA e ds DNA e antígeno anti-SM +↑
pH — alcalino

Biópsia Pleural

Apenas expressiva ao estudo pela imunofluorescência, podendo ser identificados depósitos de imunoglobulinas, principalmente na pleura visceral.

Ecocardiograma

Identifica grau de acometimento pericárdico, do miocárdio (miocardite), do endocárdio (endocardite) e repercussões hemodinâmicas. Mede a pressão na artéria pulmonar (embolias lúpicas).

Síndrome lúpus-LIKE

Ligada ao uso de determinadas drogas e que desaparece com a suspensão das mesmas. Acometimento renal e do SNC raramente é observado (Tabela 23.3).

Tratamento

- *Esteróides, imunossupressores não-esteróides.*
- *Suspensão de drogas indutoras da síndrome lúpus-like.*
- *Pleurodese (no DP refratário aos esteróides).*

Artrite Reumatóide (AR)

Doença crônica que envolve inflamação pleural por linfócitos e outras células imunopatogênicas com liberação local de citocinas. Os pulmões e a pleura são atingidos em 50% das formas multissistêmicas. Mais comum o DP unilateral (>D) em 3,5% dos pacientes com AR e no homem (8:1); mais freqüente na concomitância de nódulos reumatóides.

Diagnóstico

Clínico

Artrite deformante, ou não, nódulos subcutâneos, febre e dor pleurítica (pode antecipar a dor articular). Em 37% dos casos associado a xerostomia e xeroconjuntivite (síndrome de Sjögren). A síndrome de Caplan é a AR associada a pneumoconiose.

Por Imagem

Telerradiografia — DP unilateral (>D) de pequeno volume; aderências pleurais; infiltrado pulmonar intersticial; pneumotórax e hidropneumotórax (rotura de nódulos necrosados infectados, ou não).

Utra-sonografia — pode identificar nódulos reumatóides e espessamentos pleurais; sugere pseudoquilotórax se a densidade do DP é elevada.

TC — identifica espessamentos pleurais, nódulos reumatóides, situação do parênquima e do pericárdio.

Líquido Pleural

— *Exsudato seroso ou esbranquiçado (antigo).*
— *Celularidade — predomínio de linfócitos. Presença de células alongadas, grandes, ao lado de células multinucleadas em fundo de material amorfo (raras).*
— *Glicose < 40mg/%*
— *pH < 7,20*
— *Colesterol > 250mg% ou presença de cristais de colesterol nos DPs antigos (pseudoquilotórax).*
— *ADA > 40U/l*
— *Imunologia — ↑ fator reumatóide (maior do que no plasma)*
↓ *frações complemento (C_3-C_4-C_{50}).*

Biópsia Pleural

Inconclusiva.

Ecocardiograma

Identifica acometimento pericárdico em 45% dos casos.

VTSA

Identifica os nódulos reumatóides na pleura visceral.

Tabela 20.1
DP — Particularidades Diferenciais entre LES e AR

	LES	AR
Acometimento	bilateral	unilateral
Cor	amarelo-citrino/serohemática	amarelo-citrino/esbranquiçado
Espessamento pleural	incomum	comum
Celularidade	PMN	linfócitos
Células típicas	comum	raro
pH	alcalino	ácido
Glicose	normal	<20mg%
Colesterol	inalterado	↑/cristais
ANA	↑	—
FR	—	+
C_3 C_4 C_{50}	↓	↓

PMN — polimorfonucleares.
ANA — anticorpo antinuclear.
FR — fator reumatóide.

Tratamento

- DP pode reverter espontaneamente.
- O emprego de esteróides sistêmicos costuma controlar o derrame.
- Drenagem — no pneumotórax e piopneumotórax (por necrose de nódulo subpleural). O espessamento pleural no pseudoquilotórax reumatóide não aconselha a drenagem do derrame.
- Pleurodese — raramente necessária.

DERMATOMIOSITE

É uma entidade que se caracteriza por uma afecção auto-imune com acometimento inflamatório linfocítico da musculatura esquelética em associação a alterações cutâneas típicas.

Em raras ocasiões pode desenvolver-se pneumomediastino com pneumotórax e enfisema subcutâneo. Os pulmões costumam apresentar infiltrações reticulonodulares difusas.

DIAGNÓSTICO

Clínico

Fadiga, ceratoconjuntivite seca e xerostomia, isoladas ou associadas a quadro de outras enfermidades colágeno-vasculares.

Estudo do Líquido

Presença de anticorpo SS-A, imunocomplexos, fator reumatóide e ativação do complemento.

SINDROME DE SJÖGREN

Pode ser primária ou secundária a uma doença auto-imune (AR, LES e doença mista do tecido conjuntivo). O acometimento pleural ocorre raramente e parece estar ligado a estimulação de receptores beta de células T.

• *Há acometimento pleural variável em <10% das vezes enquanto que derrame só é observado em 1% dos casos.*

SÍNDROME DE CHURG-STRAUSS

Envolve o quadro de asma recente, rinite, febre e eosinofilia sistêmica exagerada. Costuma haver acometimento pulmonar variado, com ou sem vasculite e infiltração eosinofílica. O DP é do tipo exsudato e pode estar presente em 30% dos casos. O pericárdio às vezes é acometido de forma discreta. Alguns estudos ligam o aparecimento desta síndrome ao uso prévio de medicação antileucotrienos.

GRANULOMATOSE DE WEGENER

É uma vasculite granulomatosa sistêmica em que os pulmões/pleura podem estar atingidos em até 85% das vezes. Costuma estar acompanhada de acometimento renal e das vias aéreas superiores. A pleura é acometida por processos fibrinosos, neutrofílicos infiltrativos, com microabscessos focais e elastólise. Uma série de nódulos, de dimensões variadas, freqüentemente cavitados, costuma espalhar-se por ambos os campos pulmonares.

O DP ocorre em 20% a 50% dos casos e pode estar ligado a enfartes hemorrágicos devido à vasculite.

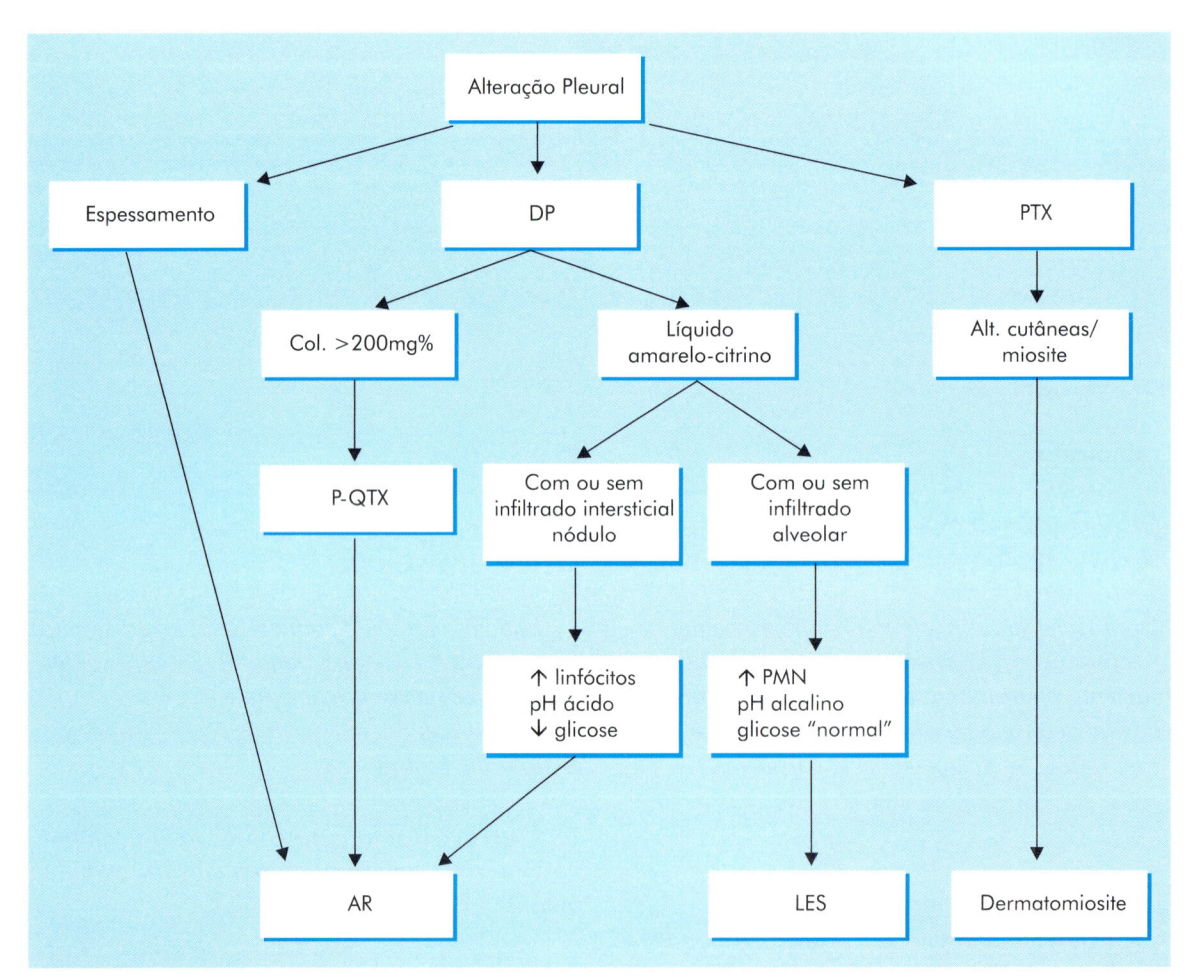

Fig. 20.1 — *Fluxograma no acometimento pleural nas doenças colagenovasculares.*

DP — *derrame pleural.*
PTX — *pneumotórax.*
P-QTX — *pseudoquilotórax.*
PMN — *polimorfonuclear.*
AR — *artrite reumatóide.*
LES — *lúpus eritematoso sistêmico.*

A presença de anticorpos anticitoplasma neutrofílico (ANCA) confirma o diagnóstico. O tratamento é baseado no emprego de esteróides ou imunossupressores do tipo citotóxicos.

Linfadenopatia Imunoblàstica

Caracteriza-se por linfadenomegalia difusa, anemia, hepatoesplenomegalia e hipergamoglobulinemia.

Radiologicamente observam-se infiltrados intersticiais bilaterais e adenomegalia hilar. Parece tratar-se de proliferação hiperimune de linfócitos B.

O DP é do tipo exsudato com predomínio linfocitário e pode ocorrer em até 50% das vezes.

Febre Familiar do Mediterrâneo

É uma polisserosite em que os sintomas peritoneais costumam se antecipar aos pleurais e articulares.

Os derrames costumam ser pequenos, fugazes e com predomínio de polimorfonucleares, podendo reverter espontaneamente em poucos dias.

Parece haver concomitância com amiloidose em 25% dos casos.

O tratamento com colchicina alivia os sintomas.

Aspectos Radiográficos

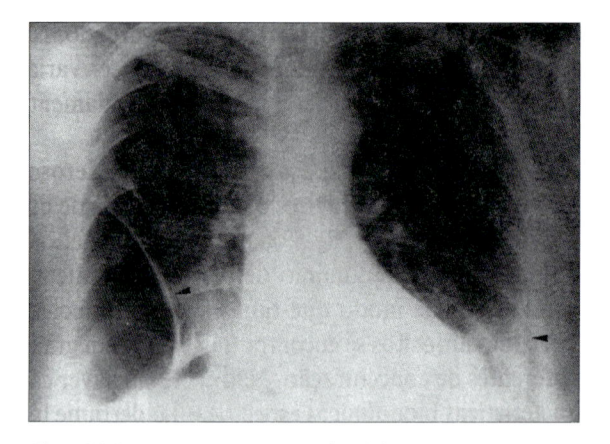

Fig. 20.2 — *Artrite reumatóide deformante, com vários anos de evolução. Pseudoquilotórax bilateral após submetida a toracocenteses esvaziadoras. Percebe-se espessamento de ambas as pleuras viscerais que não chegaram à parede (setas).*

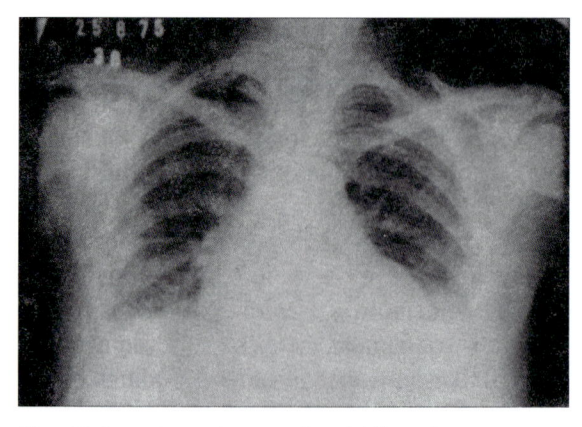

Fig. 20.3 — *Acometimento pleural bilateral com extensão à cissura horizontal em paciente com LES.*

BIBLIOGRAFIA

1. Breut C et al. Complication of rheumatoide pericarditis: constriction and tamponade. Presse Med 18:151-153; 1989.
2. Caparenelli L et al. Alterações pleuropulmonares no lùpus eritematoso sistêmico. Arq Bras Med 64:331-336; 1990.
3. Chibante AMS. Doenças da Pleura, Ed. Revinter, Rio de Janeiro; 1992.
4. Chibante AMS, Padilha CP. Aspectos pleurais na artrite reumatóide. Pulmão RJ. 1:100-102; 1991.
5. Choi YH et al. Thoracic manifestations of Churg-Strauss syndrome: radiologic and clinical findings. Chest 1:117-24; 2000.
6. Constantopoulos SH et al. Respiratory manifestations in primary Sjögren's syndrome. A clinical, functional and histologic study. Chest 88:226-229; 1985.
7. Evans SA et al. Respiratory disease in systemic lupus erythematosus: Correlation with results of laboratory tests and hystological appearance of muscle biopsies specimens. Thorax 47:957-960; 1992.
8. Galateau F et al. Pulmonary lesions in Wegener's disease. Report of the French Anatomo-Clinical Research Group. Study of 40 pulmonary biopsies. Rev. Mal Respir 9:431-3; 1992.
9. Hasleton PS. Spencer's Pathology of the Lung, 5th ed. Mc Graw-Hill, New York; 1996.
10. Khare V et al. Antinuclear antibodies in pleural fluid. Chest. 106:866-871; 1994.
11. Light RW. Pleural Diseases, 3rd ed. Williams & Wilkins, Baltimore; 1995.
12. Masuda A et al. Recurrent pneumothoraces and mediastinal emphysema in systemic lupus erythematosus. J Rheumatol 17:544-548; 1990.
13. Murin's et al. Pulmonary manifestations of sistemic lupus erythematosus. Clin Chest Med 19:641-65; 1998.
14. Naylor B. Cytological aspects of pleural, peritoneal and pericardial fluid from patients with systemic lupus erythematosus. Cytopathology 3:1-8; 1992.
15. Polatty RC. Pulmonary involvement in connective tissue diseases, in Pulmonary Manifestation of Systemic Diseases. Futura Publishing, Nova York; 1990.
16. Sahn SA. Clues to pleural involvement in connective tissue disease. J Respir Dis 11:471-481; 1990.
17. Tanoue LT. Pulmonary manifestations of rheumatoid arthritis. Clin Chest Med 19:667-85; 1998.

CAPÍTULO 21

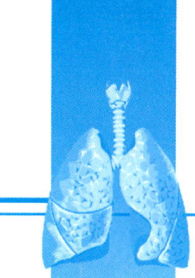

Derrame Pleural Pós-Embolia Pulmonar (DPPE)

Ocorre em 23% a 50% das embolias pulmonares (EPs). É uma situação comum, embora pouco diagnosticada.

São derrames de volume variável, às vezes bilaterais, em 30% das vezes transudatos. Quando há acometimento pulmonar, o derrame pode ser maior. Em pacientes acamados o DP pode não ser detectado pela telerradiografia, mas apenas pela TC de tórax. Indivíduos com antecedentes de trombose venosa profunda são mais propensos a desenvolver DPPE, assim como aqueles com passado recente de cirurgias de maiores proporções ou portadores de doença neoplásica.

CAUSAS

Uma série de causas está ligada ao desenvolvimento de DPPE, porém a mais comum é a trombose venosa profunda de membros inferiores, devido à estase, lesões da íntima vascular ou alterações da coagulação.

FATORES DE RISCO

Embolia pulmonar prévia, grandes cirurgias, traumatismos e imobilização são fatores de risco mais comuns, entre outros (Tabela 21.1).

**Tabela 21.1
DPPE — Fatores de Risco**

- Embolia pulmonar prévia
- Grandes cirurgias
- Trauma
- Imobilização prolongada
- Cardiopatia
- Neoplasia
- Fatores hematológicos
- Idade >60 anos
- Gravidez/puerpério
- Estrogenoterapia
- Outros

FISIOPATOLOGIA

O derrame pode desenvolver-se como um transudato subseqüente ao aumento da pressão capilar da pleura parietal por insuficiência do ventrículo direito ou como *exsudato* por aumento da permeabilidade capilar pulmonar regional com escape do líquido através da pleura visceral. A liberação local de mediadores químicos aumenta a permeabilidade capilar. Há indícios de que a presença no derrame do fator de crescimento vascular endotelial (VEGF) pode ser responsável pelo acúmulo de líquido pleural.

Diagnóstico

Clínico

A instalação abrupta das queixas, associada à possibilidade de um ou mais fatores de risco, é o principal parâmetro de desconfiança. A Tabela 21.2 relaciona os sinais e sintomas habituais na EP. Nos DPPEs do tipo transudato a dor pleural é menos freqüente do que quando se trata de exsudatos.

- *diminuição regional das sombras vasculares.*
- *elevação da(s) hemicúpula(s) diafragmática(s).*
- *aumento das cavidades cardíacas direitas.*
- *presença de imagens pulmonares periféricas, variáveis.*
- *presença de faixas atelectásicas lineares.*
- *proeminência do arco médio cardíaco.*
- *aumento da(s) sombra(s) hilar(es).*
- *imagem arterial pulmonar "pseudotumoral".*
- *imagens cavitadas (embolias sépticas).*

A Tabela 21.3 classifica a incidência das principais imagens radiográficas de embolia pulmonar.

Tabela 21.2
DPPE — Quadro Clínico

Sinais	%	Sintomas	%
Estertores/sibilos	53	Dispnéia	81
Hiperfonese P$_2$	53	Dor torácica	72
Taquicardia	43	Tosse	54
Febre	42	Hemoptóicos	34
S$_3$/S$_4$	34	Síncope	14
TVP	33		
Cianose	18		
Hipotensão	6		

P$_2$ — 2ª bulha pulmonar; S$_3$/S$_4$ — 3ª e 4ª bulhas; TVP — trombose venosa profunda

Por Imagem

— *Telerradiografia* — são derrames freqüentemente unilaterais, geralmente de pequeno a médio volume, com ou sem alterações no parênquima pulmonar. Às vezes o DPPE apresenta-se "aparentemente" isolado. Os sinais radiológicos na EP são:

Tabela 21.3
Incidência das Principais Imagens Radiológicas na Embolia Pulmonar Aguda

Sinais	%
• Cardiomegalia	27
• Derrame pleural	23
• Elevação da(s) cúpula(s) diafragmática(s)	20
• Aumento da artéria pulmonar	19
• Faixas atelectásicas	18
• Infiltrados parenquimatosos	17

Segundo Elliot CG et al. Chest 118:33-8 — 2000.

— *TC* — evidencia a presença de êmbolos em vasos centrais em 90% das vezes; demonstra bem as embolias sépticas. A angio-TC permite a identificação do processo embólico em vasos de menor calibre. Identifica pequenos derrames não visualizados na telerradiografia.

— *Ultrassonografia* — demonstra derrames de pequeno volume e sugere a consistência dos mesmos.

— *RM de alta resolução* — oferece imagens angiográficas do mediastino e do comportamento da vascularização pulmonar.

Sangue
Leucocitose

Variável em alguns casos e *anemia*, conforme o grau de TVP. Anemia falciforme favorece EP.

A *gasometria é normal em 30% dos pacientes com pulmões previamente íntegros. Produtos de degradação do fibrogênio (PDF) aumentado em 95% dos casos e presença de D-dímero, com sensibilidade de 90% e especificidade de 55%, estão ligados à TVP.*

Líquido Pleural

O DPPE deve ser puncionado para afastar outras causas. Pode ser amarelo-citrino ou sero-hemático e transudato (30%) ou exsudato, dependendo da causa. O transudato pode significar EP de maior grau.

Leucócitos — contagem variável com predomínio tanto de linfócitos como polimorfonucleares. Às vezes eosinofilia.

Hemácias — contagem variável; raramente ocorre hemotórax.

Células mesoteliais — costumam estar aumentadas em número e ativadas; às vezes em grumos.

Eletrocardiograma

Taquicardia, desvio do eixo para a direita, inversão de onda T em precordiais e bloqueio incompleto de ramo D.

Ecocardiograma

Demonstra sobrecarga direita, aumento da pressão arterial pulmonar e funcionalidade do ventrículo direito, além da situação das veias cavas. O estudo transesofágico pode determinar êmbolos nos troncos pulmonares. É fundamental no diagnóstico diferencial com outras situações.

Arteriografia Pulmonar Digital

Identifica o ponto e grau de obstrução arterial pulmonar. É exame de certeza, principalmente para EPs periféricas.

Cintilografia Pulmonar

De preferência pós-esvaziamento do derrame para afastar falsos resultados. Tanto a perfusiva como inalatória devem ser feitas na mesma ocasião. A EP está presente em 87% dos exames altamente sugestivos, em 30% dos de suspeita intermediária e em 14% dos de baixa probabilidade.

Doppler/Dúplex de Membros Inferiores

Apresenta especificidade e sensibilidade de 95% para o diagnóstico de TVP de membros inferiores.

DIAGNÓSTICO DIFERENCIAL

- *Infarto do miocárdio com insuficiência ventricular esquerda (>Dir.).*
- *Insuficiência cardíaca congestiva (>Dir.).*
- *Miocardite descompensada (>Dir.).*
- *Derrame pós-doença pericárdica (>Esq.).*
- *Derrame pós-bypass arterial coronariano (>Esq.).*
- *Rotura de aorta torácica.*
- *Derrame pós-pancreatite (>Esq.).*
- *Pneumonia com derrame.*

TRATAMENTO

Subentende o controle do processo embólico e da situação desencadeante.

O DPPE costuma ser reabsorvido completamente, no entanto a toracocentese diagnóstica deve ser seguida de esvaziamento da cavidade com finalidade de diminuir as seqüelas pleurais, principalmente se a concentração de sangue no líquido é elevada.

NOTAS IMPORTANTES

- O DPPE é pouco diagnosticado.
- Derrame pleural bilateral de instalação súbita, sem ICC, pensar em DPPE.
- Derrame pleural esquerdo na ICC, pensar em DPPE.
- A EP pode levar à descompensação cardíaca aguda sem derrame embólico.
- A fibrilação atrial é causa de EP
- DPPE transudato, paradoxalmente, pode significar EP mais severa.
- Hemoptóicos e sinais de TVP ocorrem, apenas, em um terço dos pacientes.
- Antes de solicitar cintilografia pulmonar deve-se drenar o derrame.
- Ausência de imagens parenquimatosas não afasta a possibilidade de DPPE.

ICC — insuficiência cardíaca congestiva.
EP — embolia pulmonar.
TVP — trombose venosa profunda.

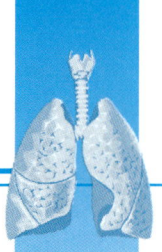

Aspectos Radiográficos

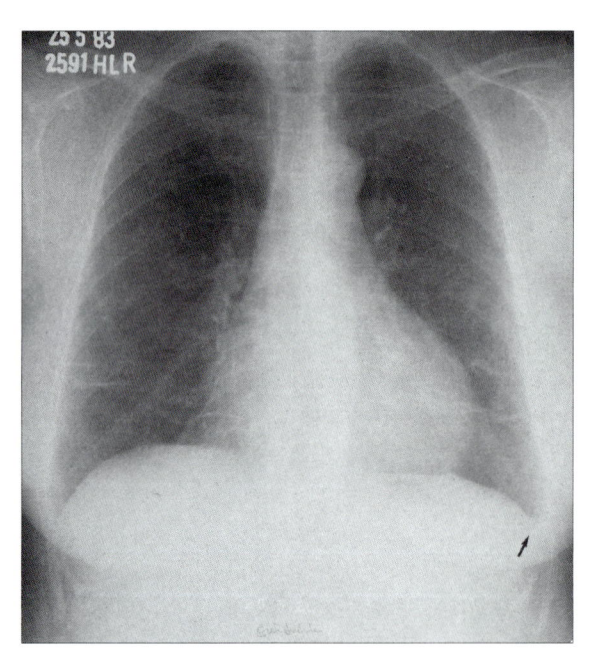

Fig. 21.1 — *Seqüelas de embolia pulmonar: obstrução do seio costofrênico E (seta), aumento da sombra cardíaca e linhas atelectásicas nas bases.*

Bibliografia

1. Chibante AMS, Miranda S. Derrame Pleural de Causa Indeterminada (DPCI) - Pulmão RJ 7:115-123; 1998.
2. Chibante AMS. Doenças da Pleura Ed. Revinter, Rio de Janeiro; 1992.
3. Elliot CG et al. Chest radiographs in pulmonary embolism results from the international cooperative pulmonary embolism registry. Chest 118:33-8; 2000.
4. Goldberg SN et al. Pleural effusion and ventilation/perfusion scan interpretation for acute pulmonary embolus. J Nucl Med 37:1310-1313; 1996.
5. Gonzalez JF, Costa JR. Citopatologia Respiratória y Pleural. Editorial Medica Panamericana, Madrid; 1996.
6. Hyers TM. Diagnosis of pulmonary embolism. Thorax 50:930-932; 1995.
7. Johnson PT et al. Spiral CT of pulmonary thromboembolism evaluation of pleuroparenchymal abnormalities. J. Comput. Assist Tomogr. 23:369-73; 2000.
8. Kelley MA et al. Diagnosing pulmonary embolism: new facts and strategies. Ann Int Med 114:300-306; 1991.
9. Light RW. Pleural Diaseases, 3rd ed. Williams & Wilkins, Baltimore; 1995.
10. Marel M et al. Incidence of pleural effusion in a well-defined region: Epidemiologic Study in Central Bohemia. Chest 104:1486-1489; 1993.
11. Pioped Investigators. Value of ventilatory/perfusion scan in acute pulmonary embolism: results of the prospective investigation of pulmonary embolism diagnosis (PIOPED). JAMA 263:2753; 1990.
12. Shah AA et al. Parenchymal and pleural findings in patients with and patients without acute pulmonary embolism detected at spiral CT Radiology 211:147-53; 1999.
13. Stein PD et al. Prevalence of Acute Pulmonary Embolism among Patients in a General Hospital and at Autopsy. Chest 108:978-981; 1995.
14. Stein PD et al. Clinical, laboratory, roentgenographic and electrocardiographic findings in patients with acute pulmonary embolism and no pre-existing cardiac or pulmonary disease. Chest 100:598-603; 1991.
15. Worsley DE et al. Chest radiographic findings in patients with acute pulmonary embolism: observations from the PIOPED Study. Radiology 189:133-136; 1993.

CAPÍTULO 22

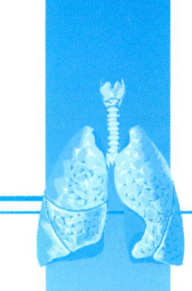

Derrame Pleural de Origem Cardíaca (DPC)

Os DPs podem ser *transudatos*, de localização preferencialmente à direita, ou bilateral, e *exsudatos*, mais comuns à esquerda. Os primeiros costumam estar associados ao aumento da área cardíaca, principalmente à custa das câmaras esquerdas ou do pericárdio. Insuficiência ventricular direita raramente causa DP.

Geralmente instalam-se em indivíduos maduros e idosos.

CAUSAS

- *Transudatos* — ligados a doenças do miocárdio, pericárdio e valvulopatias.
- *Exsudatos* — ocorrem nas síndromes pós-infarto do miocárdio, pós-revascularização miocárdica e associado a doença pericárdica.
- *Quilotórax* — como resultado de trauma pós-cirurgia cardiovascular.
- *Pseudoquilotórax* — Conseqüente a derrame crônico pós-revascularização.

FISIOPATOLOGIA

A insuficiência contrátil do miocárdio, doenças vasculares, cardiomiopatias restritivas e pericardite constritiva, ou derrame pericárdico de monta, cursam com aumento da pressão hidrostática capilar e conseqüente fuga de líquido dos capilares pleurais para a cavidade, caracterizando o transudato.

Tabela 22.1
Causas de DPC

Doenças do Miocárdio

Miocardiopatia dilatada (T)
Cardiomiopatia restritiva (T)
Cardiomiopatia obstrutiva hipertófica (T)
Miocardites (T)
Miocardiopatia infiltrativa (T)
Infarto do miocárdio (E)

Doenças de Pericárdio

Não-inflamatórias (T)
Inflamatórias (E)

Doenças do Endocárdio (T)

Doenças Valvares (T)

S. Pós-pericardiotomia

Pós-revascularização miocárdica (E)
Pós-cirurgia valvar (E)

T — transudato
E — exsudato

Inflamações do pericárdio, ligadas a doença própria ou pós-pericardiotomia, assim como o infarto do miocárdio, podem se desenvolver, acionando um mecanismo auto-imune capaz de mobilizar anticorpos e que atua diretamente, ou por via circulatória, sobre a pleura, promovendo aumento da permeabilidade capilar e exsudação pleural.

Derrame pericárdio auto-imune cursa paralelo ao DP, preferencialmente à esquerda.

Diagnóstico

Clínico

Avaliar patologias pregressas (infarto miocárdio, cirurgias de revascularização miocárdica ou troca valvular, radioterapia etc.) e estado atual (edemas, artralgias, quadro infeccioso, hipotiroidismo etc.) que possam estar associados à doença pericárdica.

Dispnéia — contínua; aos esforços, com decúbito, dependendo da causa.

Dor — relacionada com respiração, no acometimento inflamatório da pleura. Na pericardite há alívio com inclinação do tronco para a frente. É forte e retroestrenal no infarto agudo com descompensação cardíaca.

Febre — nos sintomas pós-infarto do miocárdio e pós-pericardiotomia, pericardites e miocardites.

Edemas — acompanham os transudatos pleurais.

Laboratorial

Estudo do líquido pleural — DPs contêm níveis mais elevados de DLH e eosinofilia freqüente.

Hemograma — leucocitose nas infecções agudas; eosinofilia nas síndromes auto-imunes.

Enzimas cardíacas — alteradas nos infartos, miocardites e, às vezes, pericardites.

Marcadores tumorais — podem estar positivos nos derrames pericárdicos neoplásicos.

Marcadores colágeno-vasculares — positivos na pericardite lúpica e reumatóide.

Anticorpos antimiocárdio — na síndrome pós-infarto do miocárdio.

Por Imagem

Raios X do tórax
— cardiomegalia com predomínio VE.
— aumento das sombras vasculares.
— derrame pleural à direita ou bilateral.
— linhas B de Kerley.
— cissuras proeminentes.
— "tumor fantasma", no nível das cissuras, principalmente a horizontal.
— coração "em moringa" (pericardite com derrame).
— imagem do duplo contorno atrial.

TC tórax — identifica espessamentos e derrames pericárdicos, dimensões das cavidades cardíacas, situação dos vasos intratorácicos; calcificações das artérias coronárias e espraiamento de líquido nos interlobos.

Eletrocardiograma — importante como referência na síndrome pós-infarto do miocárdio, nos derrames pericárdicos (baixa voltagem), sobrecarga de cavidades, arritmias e no diagnóstico diferencial.

Ecocardiograma — analisa situação valvar e diferencia insuficiência ventricular E da D, assim como a pressão na artéria pulmonar e situação da veia cava inferior; importante no diagnóstico diferencial entre derrame pós-embolia e DPC. Avalia a contratilidade global e segmentar do músculo cardíaco.

Síndromes Especiais

Pós-infarto do Miocárdio (Síndrome de Dressler)

— Derrame pleuropericárdico.
— Surge duas a seis semanas pós-infarto do miocárdio.
— Pode ocorrer em 18% dos candidatos à cirurgia cardíaca.
— Dor tipo pleurítica e tipo pericárdica.
— Febre.
— Infiltrado pulmonar.
— Detecção de anticorpos antimiocárdio.
— Provável correlação com infecção viral ou disfunção imunológica.
— Leucocitose.

Pós-pericardiotomia

— Geralmente os DPs são de pequeno volume e mais comuns à esquerda.

— Pós-revascularização miocárdica.
— Pós-troca valvar.
— Ocorre depois de uma semana pós-operatória em >80% dos casos.
— Mais ligada à cirurgia mamária interna.
— DP esquerdo costuma cursar paralelo a derrame pericárdico.
— Dor tipo pleurítica.
— O tamponamento miocárdico pelo uso de anticoagulantes é mais freqüente.
— Idade avançada, uso de esteróides e história de pericardite parecem ser fatores de risco.
— Pseudoquilotórax pode ser uma complicação desta síndrome.

• Quilotórax é uma complicação pós-pericardiotomia, assim como DP pós-operatório.

DIAGNÓSTICO DIFERENCIAL

• Síndrome nefrótica.
• Hipoproteinemia.
• Embolia pulmonar.
• Pneumonia.
• Pleuropericardite viral.
• DP pós-pancreatite.
• Perfuração do miocárdio por manobras diretas.
• DP por anticoagulantes.
• Mixedema.
• Outros.

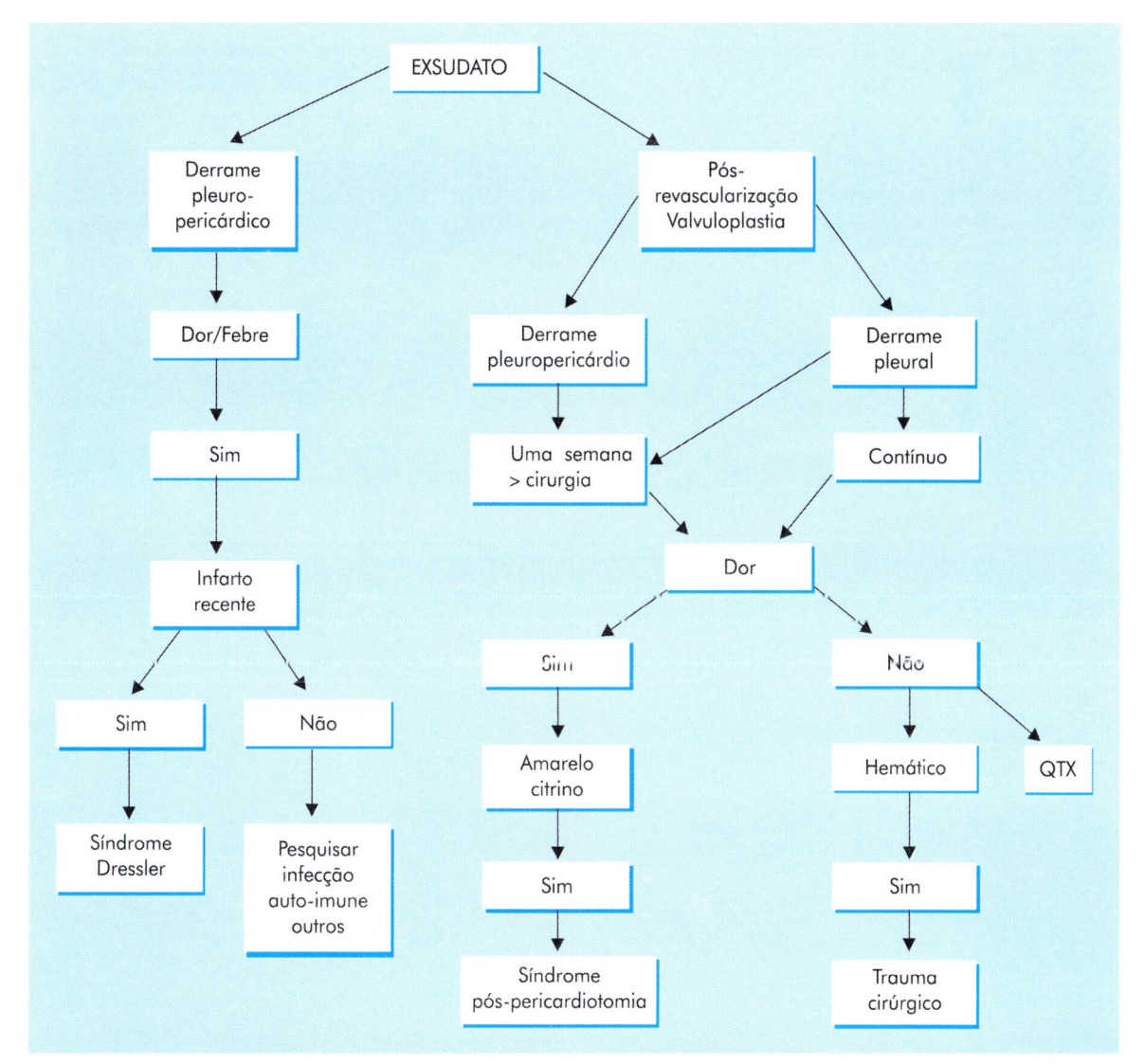

Fig. 22.1 — Fluxograma: causas de exudatos nos derrames de origem cardíaca.

TRATAMENTO

É o da causa desencadeante.
— *Toracocentese* — para alívio nos grandes derrames pleurais.
— *Antiinflamatórios* — nas síndromes pleuropericárdicas inflamatórias e auto-imunes. Os esteróides são opção final, se não houver resposta ao tratamento.

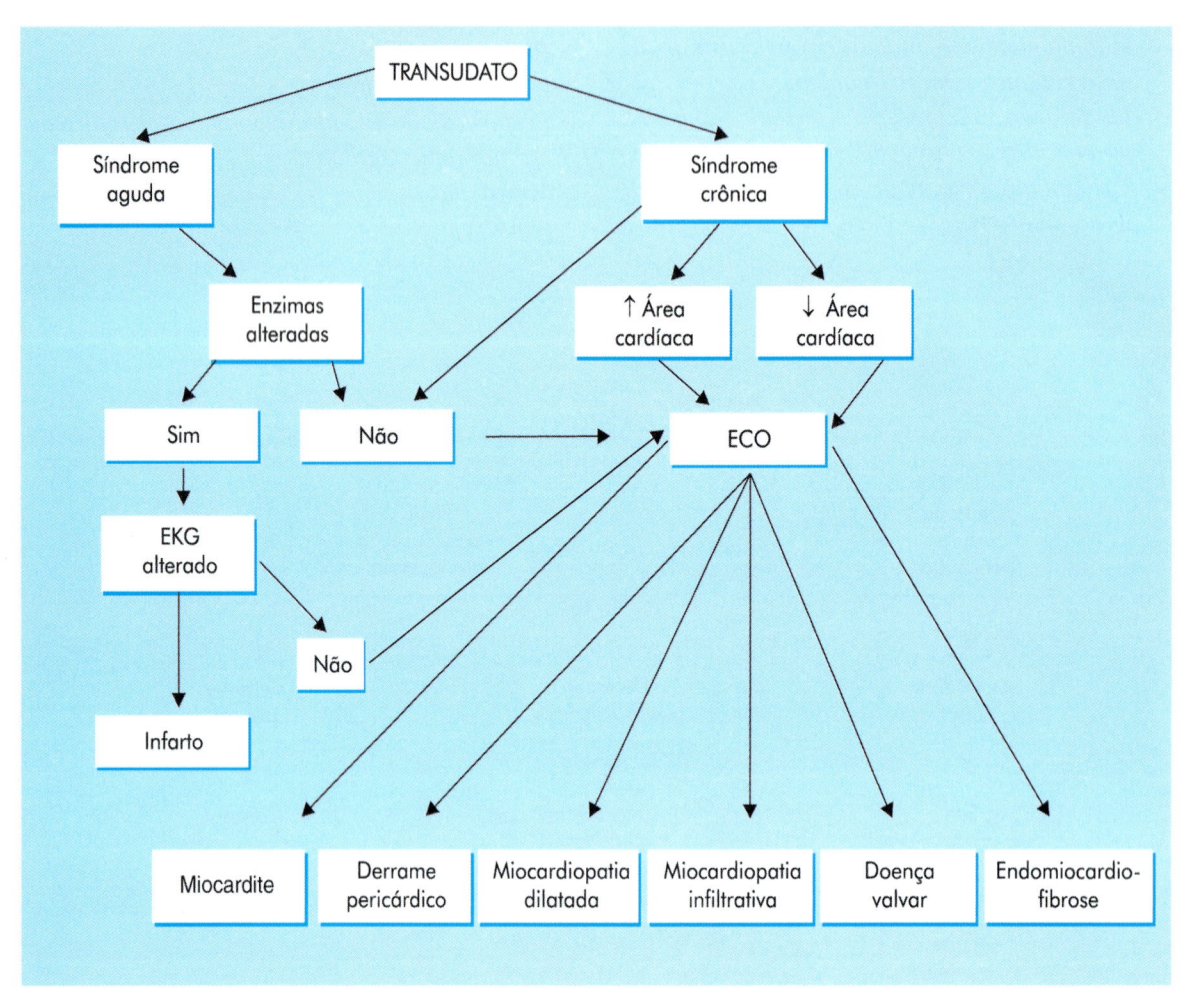

Fig. 22.2 — Fluxograma: causas de transudatos nos derrames de origem cardíaca.

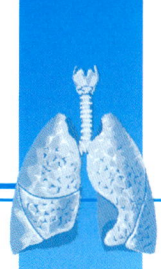

Aspectos Radiográficos

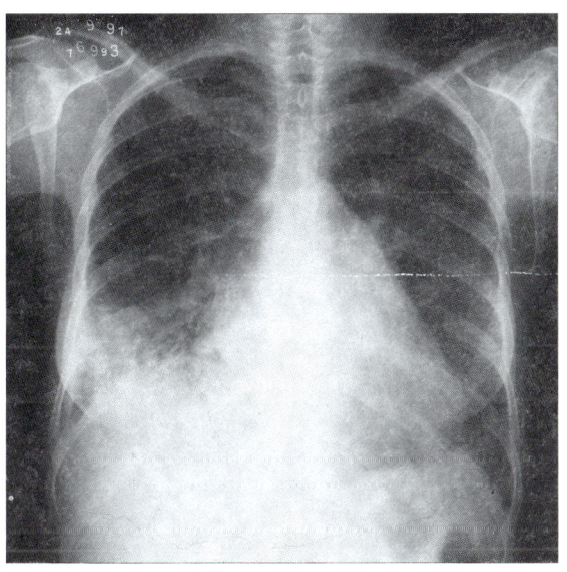

Fig. 22.3 — Estonese mitral. Notar cardiomegalia, sinais de congestão na base D., espessamento da cissura horizontal e linhas B de Kerley na base E.

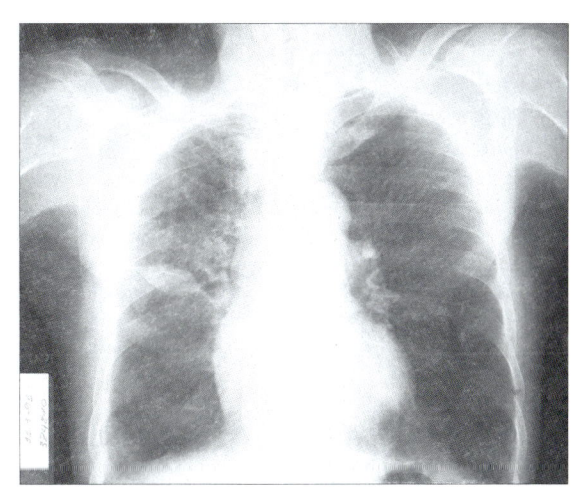

Fig. 22.4 — Insuficiência cardíaca congestiva: notar aumento da sombra cardíaca, presença de líquido na cissura horizontal (tumor fantasma), esboço de derrame pleural D.

Notas Importantes

- *1/4 dos derrames pericárdicos cursam com DP.*
- *60% das pericardites constrictivas evoluem para DP freqüentemente bilateral.*
- *Em 70% das pericardites inflamatórias o DP é à esquerda.*
- *QTX é uma complicação das cirurgias cardíacas.*
- *A cirurgia cardíaca pode complicar-se com paresia ou paralisia frênica.*
- *Elevação do diafragma pós-cirurgia cardiovascular deve ser diferenciada de EP e derrame subfrênico (fazer raios X em decúbito).*
- *A associação de DP e derrame pericárdico é elevada na SIDA.*
- *DP tardio, pós-cirurgia cardíaca, pensar em EP, ICC ou síndrome de Dressler.*

DP — derrame pleural.
QTX — quilotórax.
SIDA — síndrome imunodeficiência adquirida.
EP — embolia pulmonar.

Bibliografia

1. Ali IM et al. Opening the pleura during internal mammary artery harvesting: advantages and disadvantages. Can J Surg 39:42-45; 1996.
2. Cordovil I, Celano C. Derrame pleural de origem cardiológica. In Doenças da Pleura, Ed. Revinter, Rio de Janeiro; 1992.
3. Daganou M et al. Respiratory complications after coronary artery bypass surgery with unilateral or bilateral internal mammary artery grafting. Chest 113:1285-1289; 1998.
4. Felz MW, Neely J. Beware the left-sided effusion. J Fam Pract 45:519-522; 1997.
5. Garcia-Pachon et al. Pseudochylothorax in pleural effusion due to coronary artery bypass surgery. Eur Respir J. 13:1487-8; 1999.
6. Goyal V et al. Alteration in pulmonary mechanics after coronary artery bypass surgery: comparison using internal mammary artery and saphenous vein grafts. Indian Heart J 46:345-348; 1994.
7. Gregoratos G. Pericardial involvement in acute myocardial infartion. Cardiol Clin 8:601-618; 1990.
8. Isselbacher K J et al. Harrison's Principles of Internal Medicine, 13th ed. Mc Graw-Hill, Inc., New York; 1995.
9. Johnson JL. Pleural effusions in cardiovascular disease. Pearl for correlating the evidence with the cause. Postgrad Med 107:95-101; 2000.
10. Kelly BM et al. The postpericardiotomy syndrome as a cause of pleurisy in rehabilitation patients. Arch Phys Med Rehabil 81:517-8; 2000.
11. Kin S, Sahn AS. Postcardiac injury syndrome. An immunologic pleural fluid analysis. Chest 109:570-572; 1996.
12. Light RW. Pleural Diseases, 3rd. ed., Ed. Williams & Wilkins, Baltimore; 1995.
13. Prince SE, Cunha BA. Postpericardiotomy syndrome. Heart Lung 26:165-168; 1997.
14. Sato M et al. Postoperative complications after coronary bypass operations in patients with pulmonary impairment. Nippon Kyobu Geka Gakkai Zasshi. 46:145-149; 1998.
15. Smith JA et al. Chylothorax complicating coronary artery bypass grafting. J Cardiovasc Surg (Torino) 35:307-309; 1994.
16. Vargas FS et al. Relationship between pleural effusion and pericardial involvement after myocardial revascularization. Chest 105:1748-1752; 1994.

CAPÍTULO 23

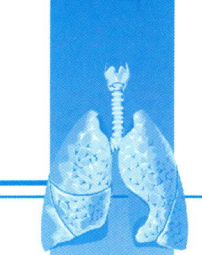

Derrame Pleural Induzido por Drogas (DPID)

As alterações pleurais induzidas por drogas são raras e freqüentemente não identificadas, podendo ser uma causa em potencial de DP de etiologia indeterminada. Podem cursar com espessamento da pleura ou derrame pleural, associado ou não a pneumopatia intersticial. O acometimento bilateral é mais freqüente.

O aspecto do líquido é variável, de claro a hemorrágico, com alterações citológicas inespecíficas, no entanto a presença de eosinofilia no líquido pleural pode estar associada ao uso de determinadas substâncias.

O acometimento pleural pode regredir completamente quando a medicação é suspensa ou persistir com certo grau de espessamento. Tal acometimento pode ocorrer após alguns dias ou alguns anos de uso da droga.

FISIOPATOLOGIA

Os mecanismos não estão ainda bem estabelecidos, mas parece existir um aumento na atividade do sistema oxidante/antioxidante com conseqüente dano tissular. Acredita-se que radicais instáveis de oxigênio lesem a membrana celular por oxidação dos ácidos graxos. Edema pulmonar inflamatório do tipo SARA com DP também pode estar ligado ao emprego terapêutico de algumas drogas.

CAUSAS

Uma série de substâncias já catalogadas é capaz de induzir ao DP, mas é possível que outras, ainda não catalogadas, também concorram para o acometimento pleural (Tabela 23.1).

Algumas drogas apresentam determinadas particularidades que merecem ser consideradas (Tabela 23.2).

QUADRO CLÍNICO

Febre, tosse seca, dispnéia, urticárias, mialgia, artralgias, miastenia, icterícia, queixas digestivas, rash cutâneo e sintomas renais podem estar presentes, associados à pleurisia. A descontinuidade do tratamento costuma reverter os sintomas, e os esteróides aceleraram a melhora. O DP pode iniciar-se dias ou anos após o início das drogas.

Síndrome lúpus-like — pode ocorrer com o uso de várias drogas, sendo acompanhada de DP freqüentemente bilateral. Febre e artralgia ocorrem com freqüência e o acometimento renal e do SNC são raros. Os sintomas tendem a se resolver em dois meses após a suspensão da droga. As substâncias indutoras mais comuns estão relacionadas na Tabela 23.3.

Tabela 23.1
Principais Drogas Indutoras de DP Segundo a Classe Terapêutica

Antiinfecciosos	Eritromicina	Ampicilina	Itraconazol	Aciclovir
	Tetraciclina	Nitrofurantoína		
Anticoagulantes	Warfarin			
Anticonvulsivantes	Àc. valpróico	Fenitoína	Carbamazepina	Fenobarbital
Antidepressivos	Imipramina			
Diuréticos	Tiazídicos	Clortalidona		
Imunoestimulantes	IL-2	G-CSF		
Linha cardiovascular	Amiodarona Digital Quinidina	Perexileno Metildopa Hidralazina	Reserpina Inibidores da ECA β-Bloqueadores	Procainamida
Linha endocrinológica	Contraceptivo oral	Propiltiouracil		
Linha gastrointestinal	Àc. aminossalicílico			
Neurolépticos	Clorpromazina			
Quimioterápicos/Imunossupressores	Bleomicina Isoniazida	Bissulfan Azatioprina	Metotrexate Sulfonamidas	Procarbazina Ciclofosfamida
Miscelânea	Dantrolene Sinvastatina Fenilbutazona Minoxidil	Der. do Ergot Procarbazina Penicilamina	Alopurinol Sais de ouro	Triptofano Isotretiomina

IL-2 — Interleucina-2.
G-CSF — fator estimulante de colônias de granulócitos.

Tabela 23.2
Particularidades de Certas Drogas

Drogas	*Particularidades*
Nitrofurantoína	Formas agudas e crônicas. DP mais comum nas formas agudas e infiltrado pulmonar nas formas crônicas
Dantrolene	Cursa com DP unilateral sem alterações parenquimatosas
Interleucina-2	DP em 50% dos casos
Bussulfan	Acometimento tardio, após anos de tratamento
Methotrexate	Mais comum em crianças
Amiodarona	Cursa com hipotireoidismo

Tabela 23.3
Conseqüências Clínicas de Algumas Drogas

Drogas	Conseqüências
Amiodarona	hipotiroidismo polineuropatia
Minoxidil	derrame pericárdico
Practolol	síndrome oculomucocutânea
Metissergida	alopecia fibrose retroperitoneal
Ácido valpróico	alopecia
Mitomicina	insuficiência renal
Procarbazina	alterações neurológicas
Metotrexate	mucosite
Clozapina	polisserosite
Itraconazol	derrame pericárdico
L-triptofano	vasculite
D-penicilinamina	miastenia lúpus
Procainamida	lúpus
Hidralazina	lúpus
Quinidina	lúpus
Isoniazida	lúpus
Clorpromazina	lúpus

DIAGNÓSTICO

Por Imagem

A presença de DP pode estar associada a alterações parenquimatosas e a espessamentos pleurais e a tomografia computadorizada confirma pequenos e moderados derrames, assim como espessamentos pleurais e detalhes do acometimento pulmonar.

LÍQUIDO PLEURAL

O aspecto do líquido é variável, de claro a hemorrágico, com alterações citológicas inespecíficas; no entanto, a presença de eosinofilia no líquido pleural pode estar associada ao uso de determinadas substâncias.

LABORATORIAL

Eosinofilia periférica pode estar ligada às manifestações de hipersensibilidade, havendo aumento da IgE sérica nas reações induzidas por sais de ouro. Anticorpo antinuclear (ANA) é usualmente positivo no *lúpus induzido* por drogas, mesmo antes dos sintomas clínicos iniciais (Tabela 23.4).

Tabela 23.4 Drogas Indutoras de Síndrome "Lúpus-Like"	
Procainamida*	Contraceptivo oral
Hidralazina*	Penicilina
Isoniazida*	Fenitoína
Clorpromazina*	Estreptomicina
Quinidina*	Nitrofurantoína
Mesalamina*	Minoxidil
Penicilamina	Propiltiouracil
Ácido aminosalicílico	Reserpina
Clortalidona	Tetraciclina
Digital	Tiazídicos
Sais de ouro	Sulfonamidas
Metildopa	Prazosin
Carbonato de lítio	Triptofano
Alopurinol	Fenobarbital
Carbamazepina	

*Mais comuns.

Diagnóstico Diferencial

- *Nos DPIDs eosinófilos* — com derrame por contato com asbestos, parasitas, sangue/ar na cavidade pleural.
- *Nos DPIDs com polisserosite* — lúpus eritematoso sistêmico, polisserosite tuberculosa, polisserosite neoplásica.
- *Nos DPIDs com transtornos neurológicos* — neoplasias.
- *Nos DPIDs com queixas poliarticulares* — enfermidades colágeno-vasculares.

Tratamento

- *Suspensão da droga.*
- *Emprego de corticosteróides.*
- *Drenagem pleural (quando necessário).*
- *Pleurectomia/decorticação (raro).*

Tabela 23.5 Principais Drogas Indutoras de Eosinofilia Pleural (>10% eosinófilos)
Nitrofurantoína
Dantrolene
Propiltiouracil
Ácido valpróico
Bromocriptina
Isotretiomina

NOTAS IMPORTANTES

- *DPCI com ou sem queixas paralelas concomitantes aumenta a suspeita de DPID.*
- *O uso de drogas pode induzir à pleurite inespecífica sem derrame.*
- *Tosse seca, infiltrado parenquimatoso e DPCI sugerem a possibilidade de DPID.*
- *DP unilateral não afasta a possibilidade de DPID.*
- *Eosinofilia >10% no DPCI aumenta as suspeitas de DPID.*
- *DP e infiltrados pulmonares por drogas antineoplásicas podem ser confundidos com derrames neoplásicos e linfangite carcinomatosa.*
- *DPID pode recidivar após esvaziamento da cavidade.*
- *O acometimento pulmonar é incomum nos DPIDs eosinofílicos e nos induzidos por imunoestimulantes, mas é freqüente no grupo dos quimioterápicos.*
- *Pleurite lúpica por drogas regride rapidamente após a suspensão das mesmas.*
- *Espessamento e fibrose pleurais são comuns nos DPIDs.*

DPCI — Derrame pleural de causa indeterminada.

BIBLIOGRAFIA

1. Benard A et al. Drug-induced pleurisy. Rev Mal Respir, 13:227-34; 1996.
2. Chibante AMS. Doenças da Pleura. In Pneumologia, Ed. Livraria Atheneu, Rio de Janeiro; 1996.
3. Chibante MAS, Miranda S. Derrame pleural de causa indeterminada (DPCI). Pulmão RJ 7:115-123; 1998.
4. Cooper AD et al. Drug induced pulmonary disease. Am Rev Respir Dis, 133:321-340; 1986.
5. Cooper AD et al. Drug induced pulmonary disease. Am Rev Respir Dis, 133:488-505; 1986.
6. Cooper KR. Pulmonary manifestations of systemic disease. A clinical approach. Futura Publishing Company, Inc. Mount Kisco, NY; 1990.
7. Gonzalez-Rothi et al. Amiodarona pulmonary toxicity presenting as bilateral exsudative pleural effusions. Chest 92:179-182; 1987.
8. Haas C et al. Drug-induced pathology (excluding antineoplastic chemoterpy). Ann Med Interne, 140:7 589-92; 1989.
9. Konietzko N. Clinical and functional disorders in side effects of drugs on the lung. Pneumologie, 44 suppl1: 173-177; 1990.
10. Light RW. Pleural Diseases, 3rd ed. Williams & Wilkins, Baltimore; 1995.
11. Limpper AH et al. Drug induced intersticial lung disease. Curr Opin Pulm Med, 2:396-404; 1996.
12. Mielens ZE et al. Effect of disease modifying antirheumatic drugs and nonsteroidal antiinflammatory drugs upon celular and fibronectin responses in a pleurisy model. J Rheumatol, 12:1083-1087; 1985.
13. Morelock SY et al. Drugs and the pleura. Chest 116:212-221; 1999.
14. Rosenow EC. Drug induced pulmonary disease. Dis Mon, 40:253-310; 1994.

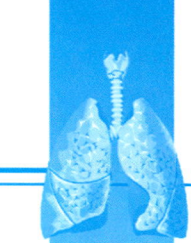

Derrame Pleural de Origem Infradiafragmática

A causa do DP pode originar-se na região intraperitoneal, retroperitoneal ou no próprio peritônio.

INTRAPERITONEAL

Baço

Abscesso Esplênico

Entidade pouco freqüente; DP parece estar presente em menos da metade dos casos.

CAUSAS

— disseminação hematogênica de processo infeccioso sendo endocardite o mais freqüente.
— trauma
— disseminação de processo infeccioso vizinho ao baço.

QUADRO CLÍNICO

Dor abdominal no hipocôndrio esquerdo e febre. Esplenomegalia em 40% dos casos.

DIAGNÓSTICO

- Por imagem
— Telerradiografia — Além de DP preferencial à esquerda, observa-se atelectasia do lobo inferior do pulmão esquerdo e elevação da hemicúpula diafragmática esquerda.
— Tomografia computadorizada — costuma selar o diagnóstico

- Líquido pleural
— Exsudato inflamatório.

TRATAMENTO

- Esplenectomia e antibioticoterapia.
- DP não requer tratamento específico.

Infarto Esplênico

DP inflamatório, por irritação diafragmática esquerda.
Freqüentemente associado a hemoglobinopatias.

Hematoma Esplênico

DP pode ser o único sinal clínico de lesão esplênica pós-traumatismo. A associação de hemotórax com rotura do baço é relativamente comum.

Causas

— irritação do diafragma
— trauma associado ao diafragma, pleura, parede torácica ou pulmão

Diagnóstico

- Por imagem
— Tomografia computadorizada — voltada para o rastreamento abdominal; conduz ao diagnóstico

- Líquido pleural
Pode ser hemorrágico ou seroso.

Tratamento

Direcionado para a resolução do hematoma.

Estômago

Úlcera Gástrica

Derrame pleural por perfuração de úlcera gástrica é uma situação rara.

Quadro clínico

Os sintomas estão relacionados com descompensação hemodinâmica aguda.

Diagnóstico

- Por imagem
Segue a rotina dos exames radiológicos contrastados.
— Tomografia computadorizada — de tórax e abdome auxiliam na identificação do processo.

- Líquido pleural
É um exsudato com predomínio de polimorfonucleares e cultura evidenciando crescimento de flora bacteriana mista. O pH do líquido é extremamente baixo, pela presença de ácidos da secreção gástrica.

Tratamento

- Correção cirúrgica da perfuração
- Drenagem pleural

Hérnia Diafragmática

DP está usualmente presente na hérnia diafragmática estrangulada.

Causas

— irritação diafragmática.

Quadro Clínico

Dor torácica acompanhada de sinais de abdômen agudo.

Diagnóstico

- Por imagem
— Telerradiografia — DP sempre à esquerda, devido à proteção hepática à direita que impede o estrangulamento. Estudo contrastado do abdômen pode ser necessário para o diagnóstico. Presença de alça intestinal no hemitórax E sugere o diagnóstico.

- Líquido pleural
Exsudato serossanguinolento com predomínio de PMN.

Tratamento

Correção cirúrgica da hérnia.

Fígado

Hepatite

A incidência de DP associado à hepatite é controversa.

Quadro clínico

Dor torácica, tosse seca e dispnéia associados com o quadro da doença hepática. O derrame pleural pode anteceder a icterícia.

Diagnóstico

- *Por imagem*
  Quadro radiológico sem outras particularidades.

- *Líquido pleural*
  O líquido pleural é um exsudato amarelo turvo, com predomínio de linfócitos. Antígenos utilizados como marcadores para o diagnóstico de hepatite têm sido demonstrados no líquido.
  O tratamento é direcionado à doença básica.

Abscesso Hepático Piogênico

DP acompanha os abscessos intra-hepáticos em 20% dos casos.

Causas

— rotura do abscesso diretamente através do diafragma;
— fístula do abscesso com irritação do diafragma.

Quadro Clínico

Está relacionado com o quadro infeccioso.

Diagnóstico

- *Por imagem*
  — Telerradiografia — DP e elevação da hemicúpula diafragmática direita. Pode ocorrer atelectasia nas bases e nível hidroaéreo evidenciando a formação de abscessos.
  — Tomografia computadorizada — de abdome, define o diagnóstico com a localização das cavidades.
  — Ultrassonografia abdominal — pode identificar lesão intra hepática.

- *Líquido pleural*
  Purulento, na rotura do abscesso diretamente para o espaço pleural. Exsudato com predomínio de polimorfonucleares; pH <7,20 e glicose <60mg/dl. Culturas com antibiograma devem ser realizadas e as bactérias mais encontradas são *E. coli*, *S. aureus* e anaeróbios.

Tratamento

- Drenagem pleural — nos empiemas.
- Derrames inflamatórios não requerem tratamento específico.

Abscesso Hepático Amebiano

É o resultado da disseminação de um abscesso hepático amebiano através do diafragma.

Causas

— irritação de hemicúpula diafragmática;
— rotura do abcesso diretamente para o espaço pleural.

Diagnóstico

Quadros clínico e radiológico basicamente idênticos aos do abscesso piogênico.

- *Líquido pleural*
  Pode ser um exsudato inflamatório com predomínio de polimorfonucleares ou líquido purulento de cor achocolatada resultante da rotura do abscesso. Raramente se encontra o parasita no líquido.

Tratamento

É idêntico ao do derrame por abscesso piogênico

Cirrose Hepática

DP ocorre ocasionalmente como complicação de cirrose hepática; mais comum quando ascite está presente.

Causas

— diminuição da pressão oncótica do plasma;
— movimento do líquido ascítico para o espaço pleural.

Quadro Clínico

Predominantemente da doença de base; às vezes dispnéia associada a grandes derrames.

DIAGNÓSTICO

- *Por imagem*
  — *Telerradiografia* — DP de pequeno a moderado volume, ocasionalmente ocupa todo o hemitórax.

- *Líquido pleural*
  Transudato. Às vezes sanguinolento por problemas de coagulação do paciente. Existe possibilidade do desenvolvimento de empiema, freqüentemente por *E. coli*.

TRATAMENTO

Voltado para a resolução da ascite, mesmo para os pacientes com infecção, em que a drenagem torácica nem sempre é necessária na vigência de antibioticoterapia apropriada.

Pós-transplante de Fígado

DP está presente em quase todos os pacientes no pós-operatório de cirurgia de transplante. Ocorre por volta do terceiro dia e tende a se resolver espontaneamente em algumas semanas ou meses. A persistência de DP pode ser sinal de rejeição.

CAUSAS

— Irritação diafragmática.

DIAGNÓSTICO

- *Por imagem*
  — *Telerradiografia* — DP pode ser de grande volume, mais freqüente à direita, podendo ser bilateral ou à esquerda.

- *Líquido pleural*
  Transudato.

TRATAMENTO

- Resolução após duas a três semanas.
- Ocasionalmente pode haver necessidade de drenagem.

Ovários

Hiperestimulação Ovariana

Síndrome pouco comum, caracterizada por aumento ovariano, ascite, hipovolemia, oligúria, hemoconcentração e DP.

CAUSAS

— o aumento da concentração de estrogênio ovariano leva a alterações da permeabilidade capilar e ascite com conseqüente DP.

LÍQUIDO PLEURAL

Exsudato com níveis de proteína semelhantes às do sangue.

TRATAMENTO

Basicamente de observação.

Síndrome de Meigs

Descrita pela associação de ascite, tumor ovariano sólido benigno e DP.

CAUSAS

— Secreção tumoral de líquido em grande quantidade da cavidade peritoneal para a pleura através dos linfáticos transdiafragmáticos.

QUADRO CLÍNICO

Tosse e dispnéia.

DIAGNÓSTICO

- *Por imagem*
  — *Telerradiografia* — DP de volumes variáveis, mais freqüente à direita podendo ser bilateral ou à esquerda.

- *Líquido pleural*
  Exsudato, podendo conter sangue ou transudato. Às vezes elevação de CA-125.

TRATAMENTO

Remoção do tumor.

RETROPERITONEAL

PÂNCREAS

Pancreatite

DP pode manifestar-se tanto na fase aguda como crônica da doença.

Fase Aguda

Causas

— contato direto das enzimas pancreáticas com o diafragma
— transferência de líquido ascítico via linfáticos transdiafragmáticos.
— defeitos diafragmáticos.
— comunicação fistulosa.
— movimento retroperitoneal do líquido peritoneal para o mediastino com mediastinite.
— rotura direta de pseudocisto para espaço pleural.

Quadro clínico

Quase sempre limitado à doença básica. Freqüentemente acompanhado de dor pleurítica intensa e dispnéia.

Diagnóstico

• *Por imagem*
— Telerradiografia — mostra DP de pequeno volume, na maioria das vezes à esquerda, podendo ser bilateral ou à direita. Atelectasias, elevação de hemicúpula diafragmática e hipotransparência das bases pulmonares podem estar presentes.
— Tomografia computadorizada — evidencia melhor o acometimento mediastínico.
— Ultrassonografia — confirma o derrame e a situação da pleura.

• *Líquido pleural*
Exsudato com predomínio de polimorfonucleares. Elevadas concentrações de amilase no líquido (maior do que no sangue), podendo ser normais nas fases iniciais da pancreatite aguda.

Tratamento

Visa à resolução do processo inflamatório do pâncreas.

Fase Crônica

Menos freqüentes, desenvolvem-se meses após a pancreatite aguda.

Causas

— rotura de pseudocisto;
— formação de fístula transdiafragmática.

Quadro clínico

Dor torácica, dispnéia e tosse ligados a derrames de maior volume.

Diagnóstico

• *Por imagem:*
— Telerradiografia de tórax — derrame pleural de grande volume, recidivante após toracocentese.
— Tomografia computadorizada — de tórax e de abdômen, pode avaliar com exatidão a localização, extensão e características das fístulas.

• *Líquido pleural:*
Exsudato com predomínio de polimorfonucleares e amilase sempre elevadas.

Tratamento
• drenagem torácica
• tratamento da causa básica

Abscesso Pancreático

É uma complicação da pancreatite aguda com ocorrência de derrame pleural em menos da metade dos casos.

O quadro clínico e o líquido pleural são semelhantes aos da pancreatite aguda.

A tomografia computadorizada de tórax e abdômen confirma o diagnóstico.

O tratamento é cirúrgico visando à drenagem do abscesso.

Rim

Síndrome Nefrótica

DP é freqüente nesta situação (até 20%).

Causas

— diminuição da pressão oncótica na microcirculação pleural, por hipoalbuminemia. Pode ocorrer embolia pulmonar em 20% dos casos.

Diagnóstico

• *Por imagem*

— *Telerradiografia* — DP de localização atípica, comumente em região infrapulmonar e bilateralmente.

- *Líquido pleural*
  Transudato com poucas células mononucleares, glicose normal e pH > 7,40.

TRATAMENTO

Toracocenteses seriadas podem não ser indicadas por causarem perda de proteínas.
Pleurodese em pacientes muito sintomáticos.
Shunt pleuroperitoneal — pode ser uma opção.

Glomerulonefrite

Associada à DP bilateral em metade dos espaços.
Decorre do aumento secundário da pressão intravascular.

Uremia

DP, bilateral ocorre, aproximadamente, em 3% dos casos e não há relação direta entre o grau de uremia e o acometimento pleural.

QUADRO CLÍNICO

Febre, dor torácica, tosse e dispnéia são sintomas comuns. Pode haver fibrose pleural progressiva com conseqüente restrição ventilatória severa; às vezes desenvolve-se pericardite urêmica com síndrome restritiva.

DIAGNÓSTICO

- *Por imagem*
  — *Telerradiografia* — freqüentemente DP bilateral de grande volume.

- *Líquido pleural*
  Exsudato serossanguinolento ou francamente hemorrágico com predomínio linfocitário. Neopterina > 200mmol/l

TRATAMENTO

Visa tratar a causa básica.

Decorticação — só nos espessamentos pleurais significativos.

Urinotórax

DP pode se formar por um processo obstrutivo do trato urinário, devido a neoplasia geniturinária, nefrolitíase, trauma, manipulação cirúrgica e transplante renal.

CAUSAS

— Urina das regiões perirrenal e retroperitoneal migra para a cavidade pleural através do diafragma, pelos vasos linfáticos.

DIAGNÓSTICO

- *Por imagem*
  Telerradiografia — DP de pequeno a moderado volume, do mesmo lado do rim acometido.

- *Líquido pleural*
  Número de leucócitos diminuído, com predomínio de mononucleares e glicose > 65mg/dl.

TRATAMENTO

Resolução do processo obstrutivo.

Peritoneal

Abscesso Subfrênico

A presença de DP é muito freqüente em pacientes com abscessos subfrênicos que, na grande maioria, ocorrem como complicação pós-cirúrgica abdominal.

CAUSAS

— Irritação diafragmática.

DIAGNÓSTICO

- *Por imagem*
  — *Telerradiografia* — DP de pequeno a moderado volume, condensações pulmonares, atelectasias e elevação da hemicúpula diafrag-

mática do lado correspondente ao abscesso. No abdome pode haver evidência de nível hidroaéreo infradiafragmático conduzindo à suspeita diagnóstica.
— *Ultrassonografia* — costuma evidenciar o abscesso.
— *Tomografia computadorizada* — de abdome é o método de escolha para o diagnóstico. Pode localizar o abscesso e auxiliar na realização de punção e drenagem dos mesmos.

• *Líquido pleural*
Exsudato com número elevado de células e predomínio de PMN.
Empiema pleural em alguns casos.

Quadro Clínico

Predominantemente relacionado com o quadro abdominal, às vezes dispnéia com dor pleurítica importante.

Tratamento

• Deve ser voltado para a causa básica.
• Empiema pleural requer tratamento específico (Capítulo 10).

Pós-cirurgia Abdominal

A incidência de pequenos DPs na 72 horas após cirurgia abdominal é elevada (>50%), sendo mais comuns nas do andar superior do abdome.
Após 72 horas outras situações não ligadas à cirurgia podem desenvolver DP.

Causas

— irritação diafragmática
— atelectasias

Líquido Pleural

Exsudato inflamatório.

Tratamento

O DP tende a se resolver espontaeamente.

Neoplasia Peritoneal

Por mesotelioma peritoneal (primário) ou por metástases (secundário).
O líquido ascítico pode deslocar-se até à cavidade pleural através das comunicações diafragmáticas.
A pesquisa de células neoplásicas oferece o diagnóstico.

Diálise Peritoneal

Esporadicamente associado ao DP. Ocorre em 1,6% dos hemodialisados.

Causas

— Movimento do líquido peritoneal para a cavidade pleural.

Quadro Clínico

Dispnéia quase sempre presente.

Diagnóstico

• *Por imagem*
— *Telerradiografia* — DP freqüentemente à direita de pequeno volume, às vezes volumoso; pode ser bilateral ou à esquerda.

• *Líquido pleural*
Transudato com contagem de leucócitos em torno de 100/ml, predomínio de PMN, proteína <1g/dl, glicose elevada e LDH baixa.

Tratamento

A drenagem do peritônio resolve o DP.
Pleurodese — como solução definitiva.
Toracocentese — na dispnéia intensa.

Aspectos Radiográficos

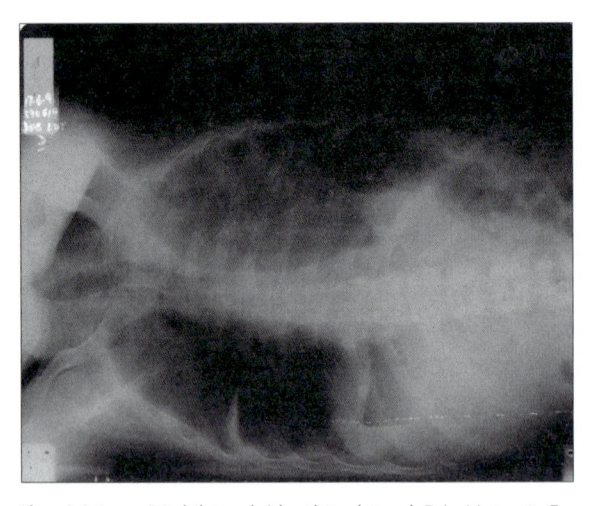

Fig. 24.1 — DP bilateral (decúbito lateral D.). Notar à E., deslocamento do líquido para o mediastino. Quadro de pancreatite grave.

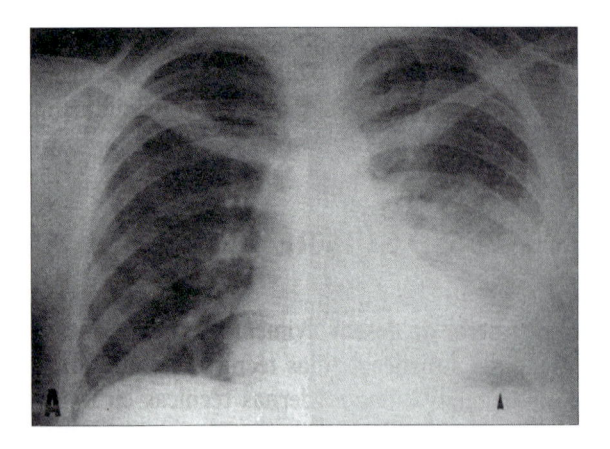

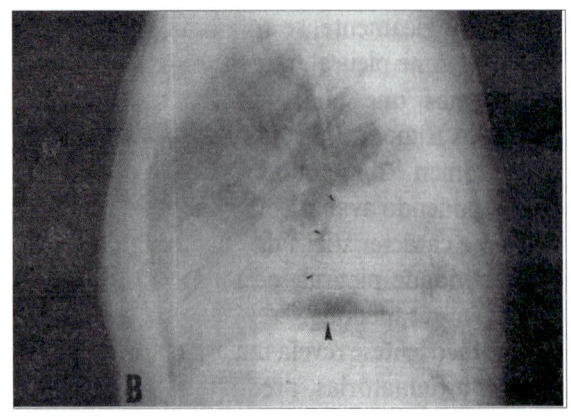

Fig. 24.2 — A. Abcesso subfrênico pós-esplenectomia (seta), notando-se elevação da hemicúpula diafragmática E e coleção pleural. B. Mesmo caso em perfil esquerdo. Percebe-se abscesso pleural loculado (setas menores), elevação da hemicúpula diafragmática e nível hidroaéreo de coleção purulenta subfrênica (cabeça de seta).

Bibliografia

1. Chibante AMS. Doenças da Pleura. Editora Revinter, Rio de Janeiro; 1992.
2. Cooper KR. Pulmonary Manifestations of Systemic Disease. Futura Publishing Company, Inc., New York; 1990.
3. Gilbert L et al. Fibrinous uremic pleuritis: a surgical entity. Chest 67:53-56; 1975.
4. Hemming A et al. Surgical versus percutaneous drainage of intra-abdominal abcesses. Am J Surg 161:593-595; 1991.
5. Judson MA et al. Pleural effusion from acute lung rejection. Chest, 111:1128-1130; 1997.
6. Judson MA et al. The pleural space and organ transplantation. Am J Respir Crit Care Med. 153:1153-1165; 1996.
7. Koehler PR, Jones R. Association of left side pleural effusions and splenic hematomas. Am J Radiol, 135:851-853; 1980.
8. Light RW. Pleural Diseases — 3d ed, William & Wilkins, Baltimore; 1995.
9. Mack CL et al. Pulmonary complications following liver transplantation in pediatric patients. Pediatr Transplnat 4:39-44; 2000.
10. Maringhini A et al. Ascites, pleural, and pericardial effusion in acute pancreatitis. A prospective study of incidence, natural history, and prognostic role. Dig Dis Sci, 41:848-852; 1996.
11. Miedema BW, Dineen P. The diagnosis and treatment of pyogenic liver abscess. Ann Surg, 200:328-335; 1984.
12. Roden S et al. An incomon etiology of isolated pleural effusion. The ovarian hyperstimulation syndrome. Chest 118:256-8; 2000.
13. Rubin RH et al. Hepatic abscess: changes in clinical, biologic and therapeutic aspects. Am J Med, 57:601-610; 1974.
14. Sahn AS et al. The pleura. Am Rev Respir Dis 138:184-234; 1988.
15. Sato F et al. Malignal peritoneal mesothelioma associated with deep vein thrombosis following radiotherapy for seminoma of the testis. Intern Med 39:920-4; 2000.
16. Tabor E et al. Hepatitis B surface antigen and antigen in pleural effusion: a case report. Gastrenterology, 73:1157-1159; 1997.

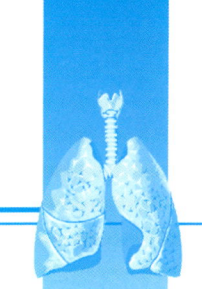

Miscelânea

Patologias do Esôfago

DP por Escleroterapia de Varizes de Esôfago

Exsudatos de pequeno volume, uni ou bilaterais, em 48% dos pacientes submetidos a mais de 30 sessões de escleroterapia.
- ocorre pleurite mediastínica com DP pelo acometimento, por contigüidade, da serosa;
- dor torácica — costuma estar presente.

DP por Perfuração do Esôfago

Geralmete iatrogênica (39% dos casos), pós-esofagoscopia, dilatação do esôfago, aplicação de cateteres ou espontânea.
- hemorragia digestiva alta — ocorre em 50% dos pacientes.
- dor torácica, dispnéia e febre freqüentes.
- contaminação do mediastino — sempre.
- enfisema subcutâneo — em 50% dos pacientes.

Líquido Pleural

Há altas concentrações de amilase salivar e pH extremamente baixo.

Requer correção cirúrgica e cobertura antibiótica.

Por Asbesto

- DP benigno ligado a passado de exposição ao asbesto;
- geralmente assintomático e de pequeno a moderado volume; às vezes bilateral.
- placas e calcificações pleurais — em 25% dos trabalhadores (>E).
- líquido — exsudato seroso/serossanguinolento com elevação dos leucócitos; às vezes aumento de eosinófilos.
- pode ser reabsorvido espontaneamente e recidivar

Beriliose

- favorece pneumotórax espontâneo em 10% dos casos.
- ligado a alveolite por linfócito T e elevação de Interleucina-1 no lavado broncoalveolar.
- pode confundir com sarcoidose.

Histiocitose X

- pneumotórax é mais freqüente do que DP.

- mais comum em crianças.
- ocorre desenvolvimento de cistos (às vezes gigantes).
- pulmões em favo de mel com ou sem linfonodos hilares e mediastinais.

Amiloidose

DP ocorre por:
- infiltração pleural com obstrução dos linfáticos locais exsudato.
- infiltração miocárdica com descompensação cardíaca transudato.

Sarcoidose

- DP bilateral, de volume variável, em um terço dos casos — é raro.
- DP acompanha sempre a doença sistêmica; pode haver gânglios hilares ou mediastinais típicos.
- derrame — assintomático; raramente com dor ou dispnéia.
- líquido pleural — exsudato com predomínio de linfócitos.
- ↑ níveis de enzima conversora de angiotensina (ECA).

Síndrome da Unha Amarela

- DP bilateral em 50% das vezes associado a linfedema, unhas amarelas e às vezes, bronquiectasias ou sinusites.
- ocorre hipoplasia ou atresia dos vasos linfáticos com diminuição da drenagem local.
líquido — exsudato amarelo-claro com predomínio de linfócitos.
pleurodese — indicada nos grandes DPs persistentes.

Mixedema

- DP ocorre em > 4,5% dos pacientes;
- derrame pericárdico com tamponamento cardíaco →transudato;
- sem acometimento pericárdico →exsudato ou transudato.

Obstrução (Síndrome) da Veia Cava Superior

- é incomum o DP bilateral.
- ocorre transudato por aumento da pressão linfática com perda líquida para a cavidade pleural ou interstício pulmonar.
- quilotórax — pode ocorrer por aumento de pressão no canal torácico.

Endometriose Pleural

- rara. Hemotórax recidivantes, freqüentemente mensais, contínuos ou episódicos.
- dor torácica — comum.
- pleuroscopia — identifica o tecido endometrial.

Pneumotórax Catamenial

- é raro e coincide com o período menstrual (24 a 48 horas após início da menstruação).
- geralmente ocorre pneumotórax D. — mais comum após os 30 anos;
- o ar chega ao peritônio e dali ascende pelo diafragma até o tórax.

Derrame Pleural Pós-parto

- de instalação imediata — DP uni ou bilateral em 1/4 dos casos.
- pode instalar-se >1 semana após o parto, principalmente na síndrome de eclâmpsia;
- é raro e poderia estar ligado a outras causas desencadeantes (embolia pulmonar, p.ex.).

Síndrome da Angústia Respiratória do Adulto

- são derrames geralmente bilaterais, pequenos ou moderados, provenientes do interstício pulmonar. O estudo do liquido pode identificar causa infecciosa.
- incidem em cerca de 50% dos pacientes.
- o desenvolvimento de pseudocistos pode favorecer e PTX.

Pleurite Actínica (Pós-irradiação)

- DPs geralmente associados a pneumonite actínica, 4 a 6 meses após radioterapia do tórax.
- ocorre em cerca 5% das vezes.
- são exsudatos pequenos, sintomáticos, ou não, que podem deixar espessamentos pleurais residuais.

— *podem ocorrer anos após irradiação do mediastino por: pericardite constritiva, síndrome da veia cava superior ou obstrução linfática. Neste caso surgem como transudatos.*
— *são reabsorvidos ou respondem satisfatoriamente ao emprego de esteróides. Às vezes são arrastados.*

Encarceramento Pulmonar

— *o aumento da pressão negativa pleural direciona líquido para a cavidade, em volume proporcional ao grau de pressão e encarceramento;*
— *pode, ou não, haver dispnéia; os volumes são constantes e se refazem após esvaziamento da cavidade.*
— *geralmente são transudatos crônicos que, com o tempo, também contribuem para o espessamento pleural visceral.*
— *é comum referência a síndromes pleuropulmonares prévias.*
— *decorticação — nos derrames de grande volume.*

Pós-transplante

— *no transplante de pulmão a cavidade recebe o líquido proveniente dos linfáticos seccionados e o DP só se apresenta após retirada dos drenos torácicos cirúrgicos.*
— *transplante de fígado, medula óssea, rins e coração podem cursar com DP subseqüente a infecções ou uso de determinadas drogas. Em algumas situações a persistência de DP pode ser sinal de rejeição.*

Pós-queimadura Elétrica

— *o DP pode ocorrer dentro da primeira semana pós-acidente, às vezes associado à pneumonite.*
— *é um derrame de reabsorção demorada (alguns meses).*

Sífilis

— *É extremamente raro o DP na sífilis.*

Derrame Eosinofílico

Quando o número de eosinófilos é igual ou >10% no líquido pleural.
— *ocorre em cerca de 5%. — É um derrame inespecífico que pode ser tanto exsudato como transudato.*

Causas

— **mais freqüentes** — *neoplasias (um quarto das vezes), ICC, pós-operatório, pneumonias (sinal favorável).*
— **outras** — *colagenoses (algumas), drogas, parasitas (alguns), contato prévio com asbesto, pneumonia eosinofílica, hidropneumotórax, hemotórax, DP sero-hemático, pós-punção prévia, pós-embolia etc.*
— **idiopáticas** — *até 25% dos derrames.*

Estudo do Líquido

• eosinofilia variável — (igual ou >10 %), associada tanto a predomínio de linfócitos como polimorfonucleares.
• IL-2 e IL-5 — podem estar presentes no líquido.

BOOP

Pode vir associada a DP uni ou bilateral com ou sem presença de eosinófilos. É raro o desenvolvimento de pneumotórax.

Leucemia Mielóide Crônica

Há referência à concomitância de hemotórax de mediastino.

Aspectos Radiográficos

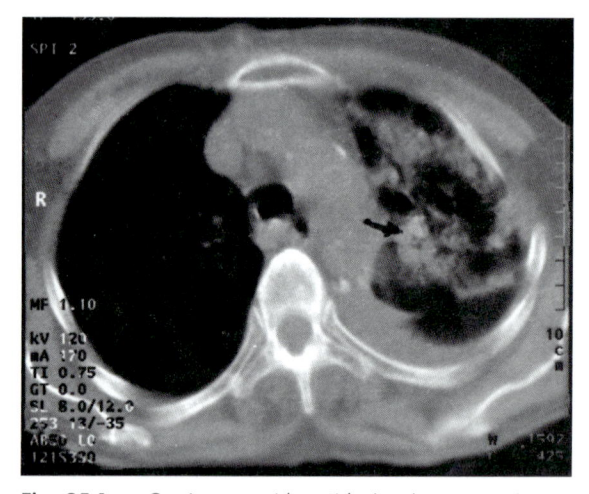

Fig. 25.1 — *Carcinoma epidermóide (seta), pneumonite actínica e derrame pleural E. Notar diminuição volumétrica do hemitórax acometido.*

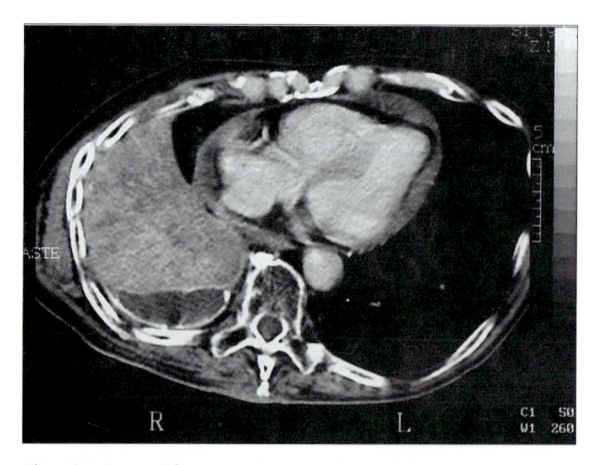

Fig. 25.2 — *Fibrose pulmonar D. actínica com pequeno derrame pleural. Observar espessamento pericárdico e diminuição do hemitórax D.*

BIBLIOGRAFIA

1. Baxter, CR. Present concepts in the management of major electrical injury. Surg Clin North Am 50:1401-1418; 1970.
2. Bessler R. Spector N. Síndrome da unha amarela: A propósito de um caso com derrame pericárdico. Arq Bras Med 62:437-438; 1988.
3. Bresnitz EA et al. Asbestos-related radiographic abnormalities in elevator construction workers. Am Rev Respir Dis 147:1341-1344; 1993.
4. Chibante AMS. Doenças da Pleura, Revinter, Rio de Janeiro; 1992.
5. Chittock DR et al. Necrotising sarcoid granulomatosis with pleural involvement. Clinical and radiographic features. Chest 106:672-676; 1994.
6. Edling JE, Bacon BR. Pleuropulmonary complications of endoscopic variceal sclerotherapy. Chest 99:1252-1257; 1991.
7. Judson AM et al. The pleural space and organ transplantation. Am Rev Respir Dis 153:1153-1165; 1996.
8. Kadry M et al. Catamenial pneumothorax — 3 case reports and view of literature. Acta Chir Hung 38:63-6; 1999.
9. Kavuru MS et al. Amyloidosis and pleural disease. Chest 98:20-23; 1990.
10. Kofteridis DP et al. Pneumothorax complicating fatal bronchiolitis obliterans organizing pneumonia. Respiration, 66:266-8; 1999.
11. Lemke T, Jagminas L. Sspontaneous esophageal rupture: a frequently missed diagnosis. Ann Surg 65:494-52; 1999.
12. Leung NA. CT in differential diagnosis of diffuse pleural disease. A J Roentgenol 154:487:492; 1990.
13. Light RW. Pleural Diseases, 3rd ed., Williams & Wilkins, Baltimore; 1995.
14. Minghini A Trogdon SD. Recurrent spontaneous pneumothorax in pulmonary histiocytosis X. Ann Surg 64:1040-2; 1998.
15. Morrone N et al. Bilateral pleural effusion due to mediastinal fibrosis induced by radiotherapy. Chest 104:1276-1278; 1993.
16. Rubins JB, Rubins HB. Etiology and Prognostic Significance of Eosinophilic Pleural Effusions. A Prospective Study. Chest 110:1271-1274; 1996.
17. Schwartz DA. New developments in asbestos-induced pleural disease. Chest 99:191-198; 1991.
18. Smolar EN et al. Cardiac tamponade in pulmonary myxedema and review of the literature. Am J Med Sci 269:117-121; 1975.
19. Tagliabue M et al. CT and chest radiography in the evaluation of adult respiratory distress syndrome. Acta Radiologia 35:230-234; 1994.
20. Yu J, Grimes DA. Ascites and pleural effusions associate with endometriosis. Obstet Gynecol 178:533-534; 1991.

CAPÍTULO 26

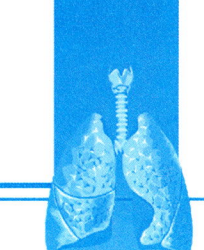

Derrame Pleural de Causa Indeterminada (DPCI)

O derrame pleural de causa indeterminada é relativamente comum, podendo sua incidência variar de 13% a 24%. A maioria dos casos parece ter uma evolução benigna, podendo reverter espontaneamente, tender à formação de lojas ou simplesmente persistir com volumes variáveis ou fixos. É, habitualmente, rotulado como *pleurite inespecífica*. O insucesso na obtenção do diagnóstico etiológico numa primeira abordagem determina a perseguição do mesmo numa outra amostra de líquido, quando novos parâmetros serão confrontados com os primeiros. Por outro lado outras amostras de tecido pleural aumentam as chances de se atingir o diagnóstico causal. É importante lembrar que a anamnese detalhada pode gerar informações da mesma forma que a análise cuidadosa da documentação radiológica.

Algumas particularidades etiológicas, no entanto, podem colaborar no direcionamento diagnóstico (Tabela 26.1).

Conduta nos Resultados Inconclusivos

Anamnese minuciosa — orienta o profissional quanto ao tempo de instalação da doença, ao uso concomitante de drogas e à identificação da atividade profissional atual e passada. DP actínico, por exemplo, pode se apresentar meses mais tarde.

Exame físico — pode fornecer informações importantes tanto na abordagem do tórax como de outros sistemas, em geral.

Radiologia — a telerradiografia do tórax pode ter características que induzem à suspeição de determinadas etiologias. Tanto a ultra-sonografia como a tomografia computadorizada do tórax podem esclarecer detalhes e identificar a presença de lojas e/ou espessamento pleural. A TC evidencia modificações do mediastino não detectadas pelo estudo radiológico simples do tórax. Pode haver complementação do estudo através da ressonância magnética.

Estudo do líquido — a amostra deve ser obtida com agulha fina para evitar o sangramento de parede que irá alterar a cor do líquido. Decidir pelo uso ou não da heparina, na dependência do parâmetro a ser analisado. O acondicionamento do líquido convém ser em temperatura baixa, sendo remetido no menor espaço de tempo possível para estudo.

PARÂMETROS LABORATORIAIS

Bioquímicos

- **Proteína** — *Pouco ajuda, além da sua utilidade na caracterização de um transudato ou exsudato, quando relacionada à concentração sérica.*

Tabela 26.1
Particularidades Etiológicas

	Tuberculose	Neoplasia	Parapneumônico	Colágeno-vascular
Localização	unilateral	variável	unilateral	variável
Leucometria	variável	variável	elevada	elevada
Leucócitos	L >70%	L >50%	PMN ↑	L/PMN
Células mesoteliais	< 5%	variável	ativadas	ativadas
Glicose	(normal)	normal	normal/↓	normal/↓ (AR)
DLH	+++	+ / ++	++++	++
ADA	+	— / + (linfoma)	— / + (empiema)	— / + (AR)

L — linfócitos.
PMN — polimorfonucleares.
(normal) — limites baixos de normalidade.
AR — artrite reumatóide.

- *DLH* — níveis elevados estão presentes em processos infecciosos e em derrames neoplásicos avançados.
- *Colesterol* — acima de 50mg%, consegue classificar, aproximadamente, 85% dos exsudatos, aproximando-se dos critérios de Light. Pseudoquilotóraces cursam em níveis >200mg%
- *Glicose* — níveis baixos, monitoram a cronicidade do derrame e podem estar relacionados com empiema, artrite reumatóide e tuberculose crônica.
- *Amilase* — níveis elevados podem acompanhar a doença pancreática ou neoplásica.
- *Triglicerídios* — relacionados com derrames quilosos, quando >110mg%.
- *Adenosina deaminase* — deve ser incluída como rotina. Quando > 50U, deve-se suspeitar de tuberculose, artrite reumatóide, empiema e doença neoplásica linfoproliferativa ou mesotelioma maligno.
- *pH* — quando < 7,20, induz à expectativa de drenagem torácica nos derrames parapneumônicos. Se < 7,00, a drenagem é mandatória.

Marcadores

- *Tumorais* — nem sempre incluídos como rotina; o antígeno carcinoembrionário (CEA) é o mais avaliado e relaciona-se com a presença de adenocarcinoma, em particular.
- *Imunológicos* — ANA, fator reumatóide, ANCA, PCR titulada, células LE etc. São opcionais em função da anamnese, exame físico e padrão radiológico.

Citológicos

- *Hematimetria* — excluído o acidente de punção e, na ausência de traumatismos, a contagem elevada das hemácias, deve ser valorizada nas hipóteses neoplásicas, embólicas, discrásicas ou pós-operatórias.
- *Leucometria* — predomínio linfocitário é habitual nos derrames tuberculosos e neoplásicos. Derrame neutrofílico é comum na fase inicial da embolia pulmonar e de algumas colagenoses, sendo uma constante nos derrames parapneumônicos.
- *Células mesoteliais* — quando ativadas costumam significar processo inflamatório agudo. Se < 5%, parece combinar com a etiologia tuberculosa.
- *Células LE* — podem ser encontradas no DP por LES ou LES *like* (drogas).
- *Células neoplásicas* — podem ser descritas na citometria, mas são melhor estudadas na avali-

ação citológica. Quando identificadas, selam o diagnóstico de DP neoplásico.

Microbiológicos

- *Cultura para germes comuns* — não é habitual a identificação bacteriana nos empiemas, sendo mais freqüente nos derrames de origem parapneumônica. Germes anaeróbicos exigem culturas especiais.
- *BAAR e cultura para M. tuberculosis* — BAAR é negativo na maioria dos casos, porém a cultura pode oferecer diagnósticos em 20% a 25% dos casos. A cultura do fragmento pleural eleva a estatística.
- *Exame direto e cultura para fungos* — mais solicitados nos indivíduos imunossuprimidos.
- *Pesquisa de vírus específicos* — incomum.

Biópsia pleural — há melhor rendimento diagnóstico quando se utiliza a agulha de Cope, com obtenção de material, pelo menos, em quatro pontos diferentes da pleura parietal.

Recomendações Frente ao DPCI

Repetição da Punção-Biópsia Pleural

Deve ser mais ampla e definitiva, abrangendo não só a reavaliação dos dados anteriores, como também o estudo de novos parâmetros laboratoriais, mais dirigidos.
- *Imunoglobulinas* — IgA e IgM antiantígenos M. tuberculosis podem ajudar no esclarecimento diagnóstico, apesar da sensibilidade não ser boa.
- *PCR (Reação em Cadeia da Polimerase para M. tuberculosis)* — pode oferecer o diagnóstico de tuberculose pleural quando a pesquisa direta e, tardiamente, a cultura, forem negativas.
- *PCR-titulada (Proteína C Reativa)* — está elevada nos processos inflamatórios e infecciosos. Menos alterada nos derrames neoplásicos. É baixa nos transudatos.
- *Marcadores tumorais* — Leu M1 e B72.3 são considerados os melhores marcadores para adenocarcinoma quando associados entre si. Outros marcadores elevam sua especificidade quando avaliados juntamente com o CEA.
- *Fator Reumatóide, ANA e Célula LE* — raramente são solicitados numa primeira punção.

Confirmam a origem colágeno-vascular do derrame.
- *Amilase* — nem sempre é dosada de rotina. Quando maior que 160U ou 2x o valor do sangue, deve se limitar às hipóteses de pancreatite crônica, pseudocisto do pâncreas, malignidade ou rotura do esôfago.
- *Triglicerídios* — relacionados com derrames quilosos. Uma dosagem entre 50 e 110mg% é duvidosa para o diagnóstico e deve-se fazer a pesquisa de quilomícrons para o diagnóstico diferencial.
- *Ácido hialurônico* — dosagem >1mg/ml sugere mesotelioma pleural maligno. É um teste pouco sensível, mas muito específico.

Complementação por Imagem

É de grande utilidade nos derrames pleurais inconclusivos, não só por fornecer detalhes do estado da pleura e particularidades do líquido pleural, como também pelo fato de evidenciar imagens não detectadas na telerradiografia do tórax.
- *Tomografia computadorizada* — é capaz de mostrar pequenas lesões subpleurais e periféricas, avalia com detalhes a pleura parietal e visceral, assim como evidencia possíveis lojas e seus conteúdos. Estuda o mediastino e andar superior do abdome. Através da angio-TC podem ser identificados processos embólicos.
- *Ultrassonografia* — útil na diferenciação entre espessamento pleural e coleção líquida. Pode localizar com exatidão lojas mal definidas na radiografia simples, sugerindo o local a ser puncionado.
- *Cintilografia pulmonar* — fundamental para o diagnóstico de DP embólico. Deve ser solicitada após o esvaziamento da cavidade e dentro de um curto espaço de tempo.
- *Estudo do abdômen* — alterações em órgãos abdominais podem ser a causa de DP. A identificação de metástases ou adenomegalias no abdômen sugere etiologia neoplásica. Coleções peritoneais ou retroperitoneais também são capazes de atingir a cavidade pleural.
- *Ecocardiograma* — demonstra a situação das cavidades cardíacas e dos vasos pulmonares maiores. Útil na suspeita de insuficiên-

cia cardíaca, embolia pulmonar e situação de cava inferior nos DPs por hiperidratação. Informa situação do pericárdio e possível relação com DP.
• *Eletrocardiograma* — sinais de seqüelas de infarto do miocárdio podem direcionar para a síndrome de DP pós-infarto.

Pleuroscopia

Fica indicada quando a abordagem pleural foi feita mais de uma vez sem sucesso. Pode ser, além de um método diagnóstico, um procedimento terapêutico.

Toracotomia

Deve ser o último recurso para diagnóstico, pois envolve manobras cirúrgicas de maior porte.

CLASSIFICAÇÃO DO DPs

Quanto à Apresentação Clínica

• *Silenciosos* (Tabela 26.2).
• *Sintomáticos* (Tabela 26.3).

Quanto à Relação Causa x Desenvolvimento

• *Imediatos* — Transudatos acrescidos aos derrames pós-cirurgia abdominal, pós-atelectasia ou pós-parto e exsudatos infecciosos, ou não, iatrogênicos e pós-cirúrgicos.
• *Tardios* — Quando a causa desencadeante inicia-se, pelo menos, algumas semanas antes do aparecimento do líquido (Tabela 26.4).

Quanto ao Modo de Evolução

• *Agudo.*
• *Crônico* (Tabela 26.5).

Tabela 26.2
DPs Agudos — Silenciosos

Transudatos	Particularidades
ICC	bilateral, mais à direita
Hiperidratação	bilateral
Hipoproteinemia	anasarca, bilateral, infrapulmonar
Cirrose hepática	ascite
Pós-cir. abdominal	instalação rápida
Pós-derrame pericárdico	bilateral, dispnéia
Pós-parto	pequenos volumes, não é raro
Obst. veia cava superior	bilateral, às vezes QTX
Pós-atelectasia	volumes variáveis c/atelectasia
Pós-glomerulonefrite	bilateral, maior à direita
Exsudatos	**Particularidades**
Vírus	pequenos volumes
Pós-cirurgia cardíaca	> à esquerda, sero-hemático
Pós-patologia abdominal	com ou sem ascite
Iatrogênicos	variáveis
Hemorrágicos	neoplásicos

QTX — Quilotórax.

Tabela 26.3
DPs Agudos — Sintomáticos

	Particularidades
Traumáticos	hemotórax, pneumotórax
Infecciosos	parapneumônicos, dor
Pós-embólico	dor súbita, dispnéia
Pós-pneumotórax	dor súbita, dispnéia, timpanismo
Pós-pancreatite	maior à esquerda, dor abdominal
Pós-perfuração do esôfago	neoplasia, trauma, pneumomediastino
Quilotórax	traumatismo, neoplasia de mediastino, s. de veia cava superior
Iatrogênico	variável

Tabela 26.4
DPs Tardios*

	Particularidades
Pós-radioterapia	pequenos volumes, pneumonite, fibrose pulmonar
Por asbesto	pequenos volumes, eosinofílico, placas pleurais
Pós-diálise peritoneal	maior à direita, volumes variáveis, ↑ glicose
S. Dressler	infarto miocárdico
Mixedema	transudato, quando há derrame pericárdico
Uremia	raro, sero-hemático
Colágeno-vascular	febre, dores articulares

*Se a causa desencadeante existe há mais de um mês.

Tabela 26.5
DPs de Evolução Crônica

	Particularidades
ICC	bilateral, maior à direita, transudato
Síndrome nefrótica	bilateral, infrapulmonar, transudato
Cirrose hepática	maior à direita, ascite, transudato
Mixedema	bilateral, transudato, derrame pericárdico
Drogas	associado a acometimento parenquimatoso, exsudato
Neoplásico	volumes maiores, sero-hemático
Pós-radioterapia	unilateral, sinais de pneumonite ou fibrose pulmonar
Uremia	raro, sero-hemático
Pulmão encarcerado	transudato de volume fixo
Pós-atelectasia crônica	transudato de volume fixo
Quilotórax	pós-manuseio do mediastino
Empiema	febre, emagrecimento
Pseudoquilotórax	espessamento pleural, volumes fixos

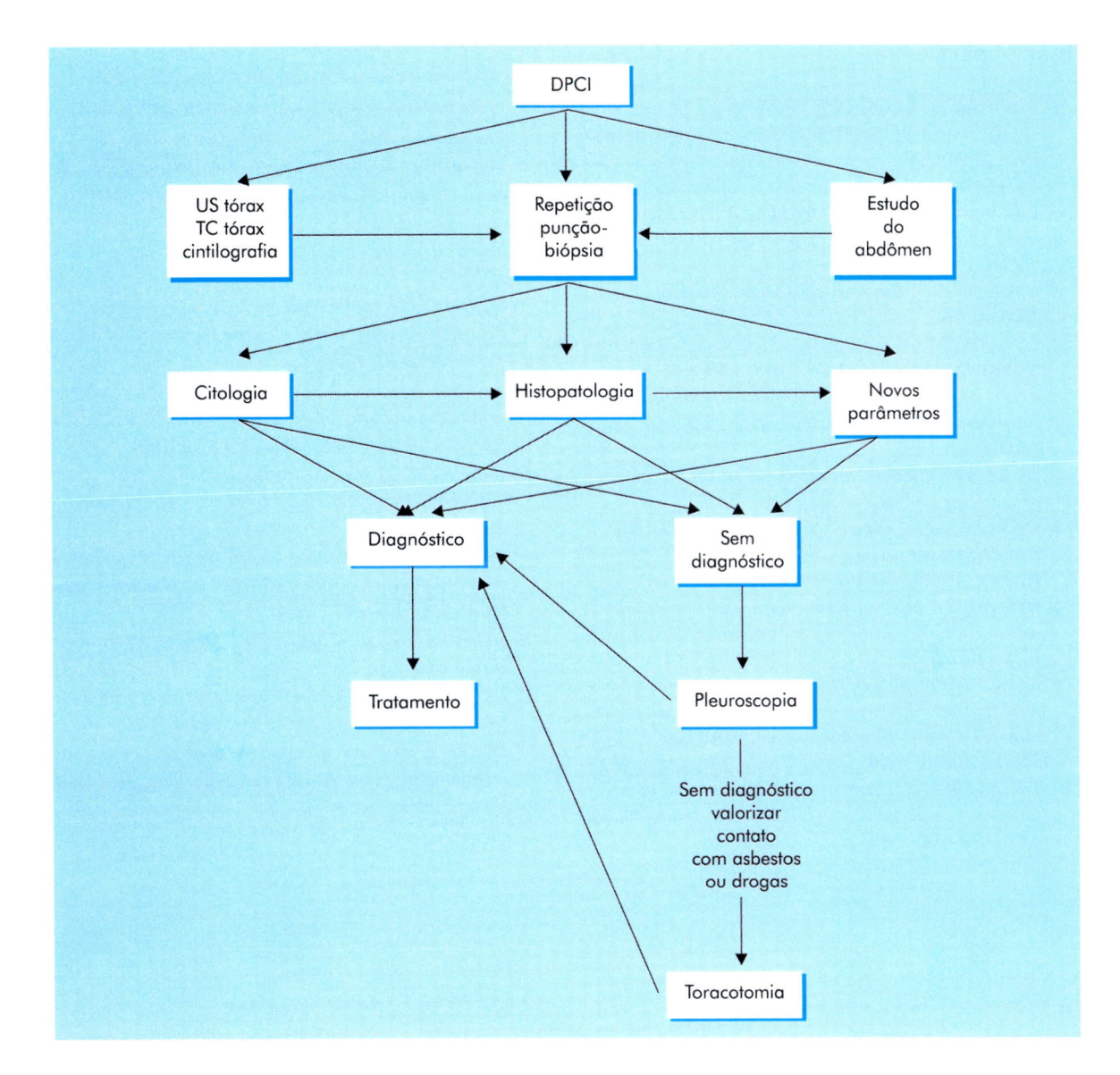

Fig. 26.1 — *Fluxograma de conduta diagnóstica no DPCI.*

BIBLIOGRAFIA

1. Ashchi M, et al. Transudative malignant pleural effusions: prevalence and mechanisms. South Med J 91;1:23-26; 1998.
2. Capelozzi VL. et al. Quantitation in inflammatory pleural disease to distinguish tuberculous and paramalignant from chronic non-specific pleuritis. J Clin Pathol. 50(11):935-940; 1997.
3. Chibante AMS. Doenças da Pleura. Revinter, Rio de Janeiro; 1992.
4. Chibante AMS. et al. Derrame Pleural de Causa Indeterminada. ARS Cvrandi 30;46-53; 1997.
5. Ferrer JS et al. Evolution of idiopathic pleural effusion. A prospective long-term follow-up study. Chest 109:6, 1508-1513; 1996.
6. Hasleton PS. Pleural Disease — in Spencer's Pathology of the Lung, 5th ed. McGraw-Hill; 1996.
7. Heffner JE et al. Diagnostic value of tests that discriminate between exsudative and transudative pleural effusions. Chest 111:970-980; 1997.
8. Hoheisel G et al. Compartimentalization of pro-inflammatory cytokines in tuberculous pleurisy. Respir Med 92;1:14-17; 1998.
9. Kalayci AG et al. Significance of pleural fluid cholesterol and beta-2 microglobulin levels for the differentiation of pleural effusions in childhood. Clin Pediatr 35(7):353-358; 1996.
10. Lakhotia M et al. Comparison of biochemical parameters in pleural effusion. J Assoc Physicians India 44(9):612-614; 1996.
11. Light RW. Pleural Disease 3rd ed.Williams & Wilkins, Philadelphia; 1995.
12. Marchi E et al. Mechanisms of pleural liquid formation in pleural inflammation. Curr Opin Pulm Med Jul, 3(4): 305-309; 1997.
13. Marel M et al. Diagnosis of pleural effusions. Chest 107:6; 1598-1603; 1995.
14. Mattison LE et al. Pleural effusions in the medical ICU Prevalence, causes and clinical implications. Chest 111:4, 1018-1023; 1997.
15. Miranda S et al. Valor da dosagem do antígeno carcinoembrionário (CEA) no diagnóstico diferencial dos derrames pleurais. Pulmão RJ 5:78-80; 1996.
16. Querol JM, et al. The utility of polymerase chain reaction (PCR) in the diagnosis of pulmonary tuberculosis. Chest 107:1631-1635; 1996.
17. Rubins JB et al. Ethiology and prognostic significance of eosinophilic pleural effusions. A prospective study. Chest 110:1271-1277; 1996.
18. Seibert AF et al. Tuberculous pleural effusion — twenty-year experience. Chest 99;4:883-886; 1991.
19. Yuh-Min C, et al. Elevation of interleukin-10 levels in malignant pleural effusion. Chest 110:433-436; 1996.
20. Zou YL et al. Serological analysis of pulmonary and extrapulmonary tuberculosis with enzyme-linked immunosorbent assays for anti A-60 immunoglobulins. Clin Infect Dis 19:1084-1091; 1994.

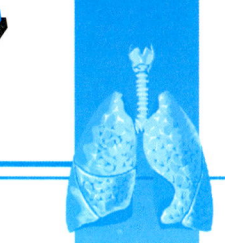

Pneumotórax (PTX)

É a entrada do ar no espaço virtual interpleural transformando-o em espaço real. Geralmente é unilateral, embora, em situações incomuns, possa ser bilateral. Pode recidivar nas formas espontâneas em até 40% dos casos.

Acomete, preferencialmente, o sexo masculino em idade inferior a 40 anos, na sua forma espontânea primária. Uma série de situações variadas pode colaborar para o desenvolvimento do pneumotórax (PTX) secundário.

CLASSIFICAÇÃO

Espontâneos — podem ser primários ou secundários numa proporção de 2.1.

Traumáticos — pós-traumas penetrantes ou não.

Iatrogênicos.

Especiais.

FISIOPATOLOGIA

PTX Espontâneo Primário

Comum em homens,< 40 anos, magros e longilíneos. Tabagismo, oscilações recentes da pressão atmosférica e modificações na árvore brônquica parecem ligados à rotura de *blebs* e bolhas subpleurais. Mecanismos do tipo valvulares ocorrendo na luz brônquica favorecem a distensibilidade das bolhas subpleurais e, subseqüentemente, o PTX. A tendência familiar ao PTX pode estar ligada à transmissão autossômica dominante. Se a fuga de ar for maior do que a capacidade de reabsorção há tendência à forma hipertensiva. Borda interna cortante da primeira e segunda costelas favoreceria a formação de *blebs*.

PTX Espontâneo Secundário

Ligado à existência de patologias pulmonares ou mediastínicas, infecciosas, bronco obstrutivas, neoplasias, alterações no esôfago etc. (Tabela 27.1). É mais grave e mais sintomático do que o primário, com mortalidade em 16% dos casos e pode complicar-se com empiema ou hemotórax. Quanto mais severa a doença subjacente maiores as complicações. *Blebs*, bolhas, necrose subpleural ou rotura no esôfago favorecem este tipo de PTX (Tabela 27.2). Pode cursar mais facilmente com PTX hipertensivo.

PTX Traumático

Freqüentemente associado a hemotórax. No trauma penetrante ocorre ferida na parede torácica e no pulmão. Quando o trauma é não pene-

Tabela 27.1
PTX Espontâneo Secundário — Causas Desencadeantes

- *Bronco-obstrutivas*
  DPOC
  Asma
  Fibrose cística

- *Degenerativas*
  Bolhas
  Blebs

- *Infecciosas*
  Pneumonias (S. aureus, P. carinii etc.)
  Tuberculose
  Abscessos

- *Parasitárias*
  Cisto hidático
  Ascaridíase

- *Neoplásicas*
  Tumores brônquicos periféricos
  Tumores de esôfago

- *Doenças Intersticiais Difusas*
  Granuloma eosinofílico
  Pneumoconioses
  Sarcoidose
  BOOP
  Dermatomiosite
  SARA

- *Fase Neonatal*
  Síndrome da angústia respiratória
  Aspiração de conteúdo amniótico

- *Fase Catamenial*
  Com ou sem endometriose pleural

- *Necrose Subpleural*
  Granulomas
  Nódulos

Tabela 27.2
PTX Espontâneo: Particularidades

	Primário	Secundário
Doença pulmonar	ausente	presente
Cuidados	menores	maiores
Tempo de drenagem	menor	maior
Nº drenos	1	1 ou mais
Chances PTX hipertensivo	poucas	maiores
Chances de pleuroscopia	poucas	maiores
Aspiração contínua	rara	mais comum
Chances de recidiva	menores	maiores

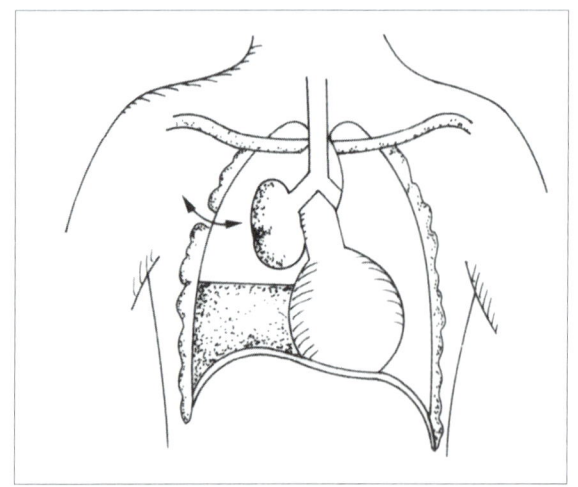

Fig. 27.1 — *Traumatismo torácico com lesão aberta de parede provocando colapso pulmonar total e hemotórax.*

trante, as costelas ou clavículas fraturadas rompem a pleura visceral ou até a traquéia e grandes brônquios. O aumento da pressão intratorácica por *compressão súbita* favorece a rotura alveolar com fuga aérea para a cavidade pleural ou mediastino. PTX traumático diagnosticado só por TC de tórax é chamado de *PTX oculto*.

PTX Iatrogênico

É tão freqüente quanto o espontâneo e está ligado a procedimentos invasivos sobre as estruturas intratorácicas ou manobras de ventilação mecânica, principalmente submetidos a PEEP. Portadores de DPOC são mais atingidos. A diminuição da capacidade vital e a hipoxemia são mais intensas porque se somam à patologia broncopulmonar básica (Tabelas 27.3 e 27.4).

Ventilação mecânica e DPOC favorecem o PTX hipertensivo e o desenvolvimento de fístulas.

Pneumotóraces Especiais

— *Neonatal* — em até 2% dos recém-natos; ocorre em situações de estresse respiratório

que requerem ventilação mecânica ou manobras de aspiração.
— *Pós-tuberculose* — incide em 1% a 3% dos pacientes internados. Exigem tempo de drenagem mais demorado pela necessidade de uma fase quimioterápica mais adiantada.
— *Fibrose cística* — representa 8% dos PTXs e pode recidivar em cerca de 50% das vezes. O comportamento e tratamento assemelham-se com os dos portadores de DPOC.
— *Catamenial* — surge em mulheres >30 anos e com recorrência no período menstrual. Defeitos no diafragma, com passagem de ar para o tórax ou endometriose pleural, parecem favorecer o fenômeno.

Diagnóstico

Clínico

Depende do volume do PTX, da rapidez de instalação e do débito da fístula. A presença de ferida torácica do tipo penetrante facilita o diagnóstico.

- *Dor* — súbita e ventilodependente, localizada. Pode irradiar-se para o ombro. É o sintoma mais comum e pode restringir a expansibilidade do hemitórax.
- *Dispnéia* — pode não estar presente ou é de grande intensidade em função do volume, da pressão do mesmo e da doença pulmonar básica. Costuma ser imediata, mas pode ser progressiva. No PTX hipertensivo o estado do paciente é crítico.
- *Cianose* — presente nas formas hipertensivas ou em função do volume e da situação toracopulmonar.
- *Tosse* — incomum e costuma exacerbar a dor.
- *Febre* — quando existe infecção concomitante.
- *Hemoptise* — se houver fratura de traquéia ou brônquios maiores como causa de PTX.
- *Exploração do hemitórax* — diminuição da ausculta pulmonar ou silêncio total. Frêmito diminuído ou abolido. Timpanismo à percussão. No enfisematoso o timpanismo pode ser semelhante em ambos os hemitórax. Quando ocorre pneumomediastino observa-se enfisema subcutâneo.

Por Imagem

- *Telerradiografia* — deve ser feita em ins e expiração para identificar o PTX nas formas mínimas. Normalmente é bem identificado. No tipo hipertensivo há desvio do mediastino, rebaixamento do diafragma e abertura dos espaços intercostais. Quanto mais colapsado melhor se identificam bolhas e *blebs* subpleurais. Bolhas gigantes podem confundir-se com PTX. Quando há líquido, o seio costofrênico fica apagado ou percebe-se nível hidroaéreo. Identifica pneumomediastino e enfisema subcutâneo.
- *Tomografia computadorizada* — delimita o PTX oculto e faz o diagnóstico diferencial com bolhas pulmonares. Permite o estudo do mediastino e detalhado dos pulmões. Identifica *blebs*, cistos ou necroses.
- *Eletrocardiograma* — ajuda a afastar processo coronariano. No PTX esquerdo pode observar-se baixa voltagem, desvio do eixo para a direita e inversão da onda T nas precordiais.
- *Estudo do líquido* — pode haver aumento dos eosinófilos e da IL-5 nos derrames reacionais.

Diagnóstico Diferencial

Com:
- embolia pulmonar.
- infarto do miocárdio.
- pneumonia.
- pleurite.
- neurite intercostal.

Complicações

Não são comuns, mas quando ocorrem estão mais ligadas ao PTX espontâneo secundário.

- *PTX hipertensivo* — por fístula broncopleural ou ventilação mecânica. Situação crítica com repercussões hemodinâmicas.
- *Hemopneumotórax* — em até 5% nas formas espontâneas primárias. É de fácil controle mas, dependendo do débito, pode requerer toracotomia.
- *Edema pulmonar pós-reexpansão* — raramente é bilateral. Ocorre em drenagens executadas alguns dias após o início do PTX. Pressões negativas aplicadas à drenagem aumentam as chances, en-

Tabela 27.3
PTX Iatrogênico — Principais Causas

Procedimentos	%
Aspiração transtorácica por agulha	24
Cateter em subclávia	22
Toracocentese	20
Biópsia pleural	8
Ventilação sob pressão positiva	7
Cateter supraclavicular	5
Bloqueio de nervos	3
Outros	1

Light, RW — Pleural Diseases, 3 d. ed. 1995, Williams & Wilkins. Baltimore.

Tabela 27.4
PTX Iatrogênico — Fatores Predisponentes

- Na Punção Transparietal (24%)
  ↑ Idade
  ↓ Função pulmonar
  Anestesia incompleta
  Má cooperação do paciente
  ↑ Distância parede-alvo
  ↑ Número tentativas

- Na Toracocentese (20%)/Biópsia Pleural (8%)*
  Pequenos derrames
  Seleção de espaço intercostal mais alto
  Hiperdistensão pulmonar
  Anestesia incompleta
  Má cooperação do paciente
  ↑ Nº de tentativas
  Incoordenação respiração x manobra

- Na Ventilação Mecânica (7%)
  ↑ Pressão/volume inspiratório
  Emprego de PEEP
  Intubação seletiva
  DPOC
  Presença de tampão mucoso
  Pneumonia aspirativa

- PTX por perfuração pulmonar — pressão pleural O_2 do ar <100mmHg
- PTX por entrada de ar na cavidade — pressão pleural O_2 do ar >140mmHg

quanto a oferta contínua de O_2 diminui. Pode incidir em 10% dos PTXs hipertensivos.

- *Pneumomediastino* — incomum e quase sempre ligado aos PTXs traumáticos e à presença de enfisema subcutâneo.
- *Enfisema subcutâneo* — pode ocorrer no PTX hipertensivo, traumático ou não, ou após drenagem defeituosa. Fístula broncopleural de grande débito pode estar presente.
- *Piopneumotórax* — é raro, mas pode acompanhar pneumonias necrotizantes. Na criança está freqüentemente ligado às estafilococcias pulmonares, e no adulto, a gram-negativos e anaeróbicos. Fístula broncopleural pós-pneumectomia pode estar presente, aguda ou tardiamente com infecção do espaço pleural.
- *Pneumotórax persistente* — situação rara, ligada à fístula que alimenta o PTX por semanas ou meses, exigindo manobras terapêuticas mais expressivas.

TRATAMENTO

Depende da intensidade do PTX, da causa desencadeante e da situação pulmonar prévia.

PTX ESPONTÂNEO E IATROGÊNICO

- *Conservador* — é indicado em metade dos PTXs pequenos sem complicações e sem doenças pulmonares subjacentes. Requer repouso e vigilância. A oferta de oxigênio pode acelerar a reabsorção.
- *Toracocentese* — indicado no PTX espontâneo primário não recidivado e como medida salvadora nos grandes PTXs ou nas formas hipertensivas.
- *Aspiração simples por cateter* — oferece melhores resultados nos PTXs iatrogênicos, com sucesso terapêutico entre 50% e 85%. Cateter pleural ou de infusão venosa é aplicado no segundo espaço intercostal anterior com o paciente reclinado. Contra-indicado na fístula broncopleural, aderências, bolhas e PTX hipertensivo.
- *Drenagem pleural por tubo* — consiste na aplicação de dreno plástico na linha axilar média no sétimo espaço intercostal com extremidade externa em selo d'água. Indicado em PTXs >20%.

Tabela 27.5
PTX : Drenagem Pleural Fechada

Indicações

- PTX >20%
- PTX bilateral
- Doença no pulmão oposto
- PTX progressivo
- PTX recorrente

Tarantino AB e Marsico GA. in Doenças Pulmonares, Tarantino, 1997 4º ed. Ed. Guanabara Koogan SA, Rio de Janeiro.

Menos eficaz no PTX espontâneo secundário, em função da doença pulmonar básica (DPOC, fibrose cística etc.). Assim como no PTX hipertensivo, pode exigir a necessidade de um segundo dreno. Antes de o dreno ser retirado deve ficar fechado por 24 horas. O sucesso é >90% no 1º PTX, 50% no 2º, 15% no 3º e 0% em mais de 3 PTX.
- *Aspiração pleural contínua* — pode ser necessária quando o PTX é arrastado ou o paciente está traqueostomizado ou é tetraplégico.
- *Toracoscopia/videotoracoscopia* — método diagnóstico e terapêutico nos PTXs espontâneos. Altamente eficaz e pouco invasivo. Permite a ressecção de *blebs* e bolhas e evita a necessidade de pleurodese. Indicado na persistência de PTX pós-drenagem, na recorrência ipsilateral e nos pneumotórax bilaterais. Grandes aderências ou enfisema generalizado contra-indicam o método.
- *Inalação de O_2* — parece abreviar o tempo de reabsorção do PTX.
- *Pleurodese* — empregada na prevenção de vários episódios de PTX espontâneo. A existência de bolhas > 2cm pode tornar o método ineficaz. Empregam-se: *talco* (5 a 10g/250ml soro fisiológico), *tetraciclina* (1 a 1,5g/150ml soro fisiológico) ou *nitrato de prata* a 2% (5ml) pelo tubo de drenagem. Há resposta imediata em até 97% das vezes. A dor pode requerer injeção intrapleural de xilocaína.
- *Toracotomia* — permite a sutura de bolhas, escarificação pleural e pleurectomia parcial. Indicada na recidiva pós-pleurodese, no insucesso toracoscópico, no encarceramento pulmonar, PTX crônico e hemopneumotórax com sangramento ativo. Observa-se recorrência em até 9% do PTXs.

PTX TRAUMÁTICO

- *Conservador* — nos traumas menos conseqüentes; exige vigilância radiológica em 6, 12 e 24 horas.
- *Drenagem pleural por tubo* — depende do volume de PTX e da indicação de ventilação

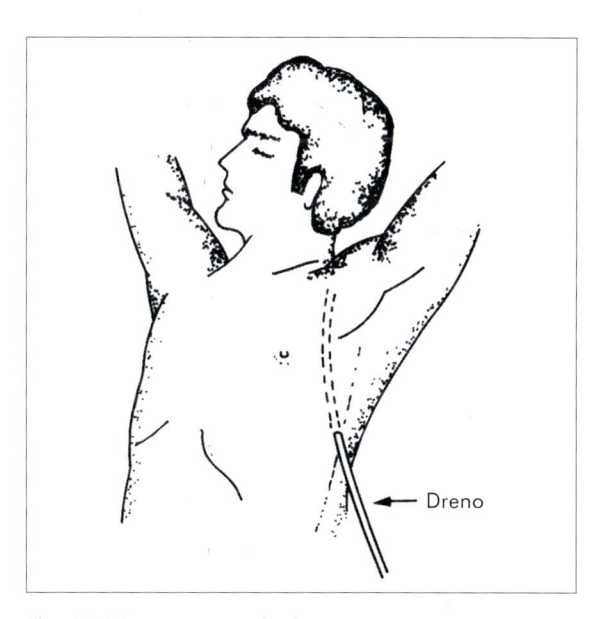

Fig. 27.2A — Inserção do dreno no 6º ou 7º espaço intercostal na linha axilar média.

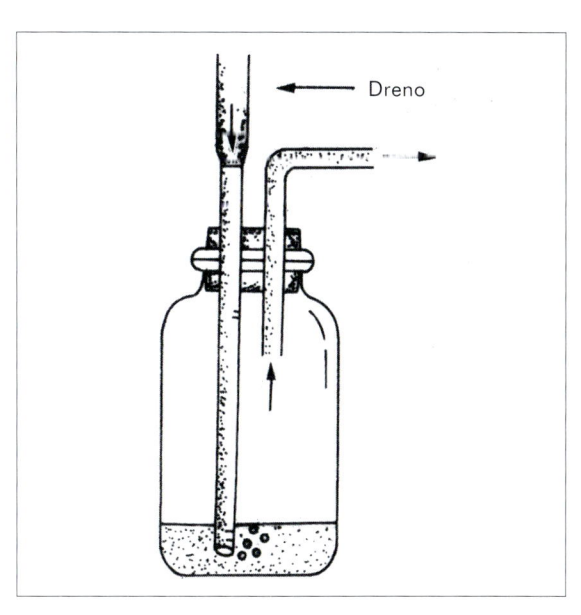

Fig. 27.2B — Drenagem em selo d'água.

mecânica. Se houver hemotórax há a necessidade de drenagem por um segundo tubo em localização mais baixa. Deve-se sempre afastar possibilidades de rotura traqueobrônquica ou esofágica.

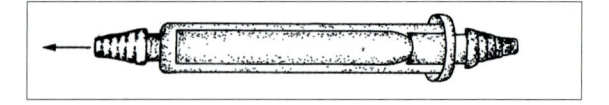

Fig. 27.3 — *Válvula unidirecional de Heimlich. Permite a eliminação do ar na expiração sem penetração no movimento inspiratório. É conectada ao dreno torácico ou pode ficar desconectada, temporariamente, sem alimentar o pneumotórax.*

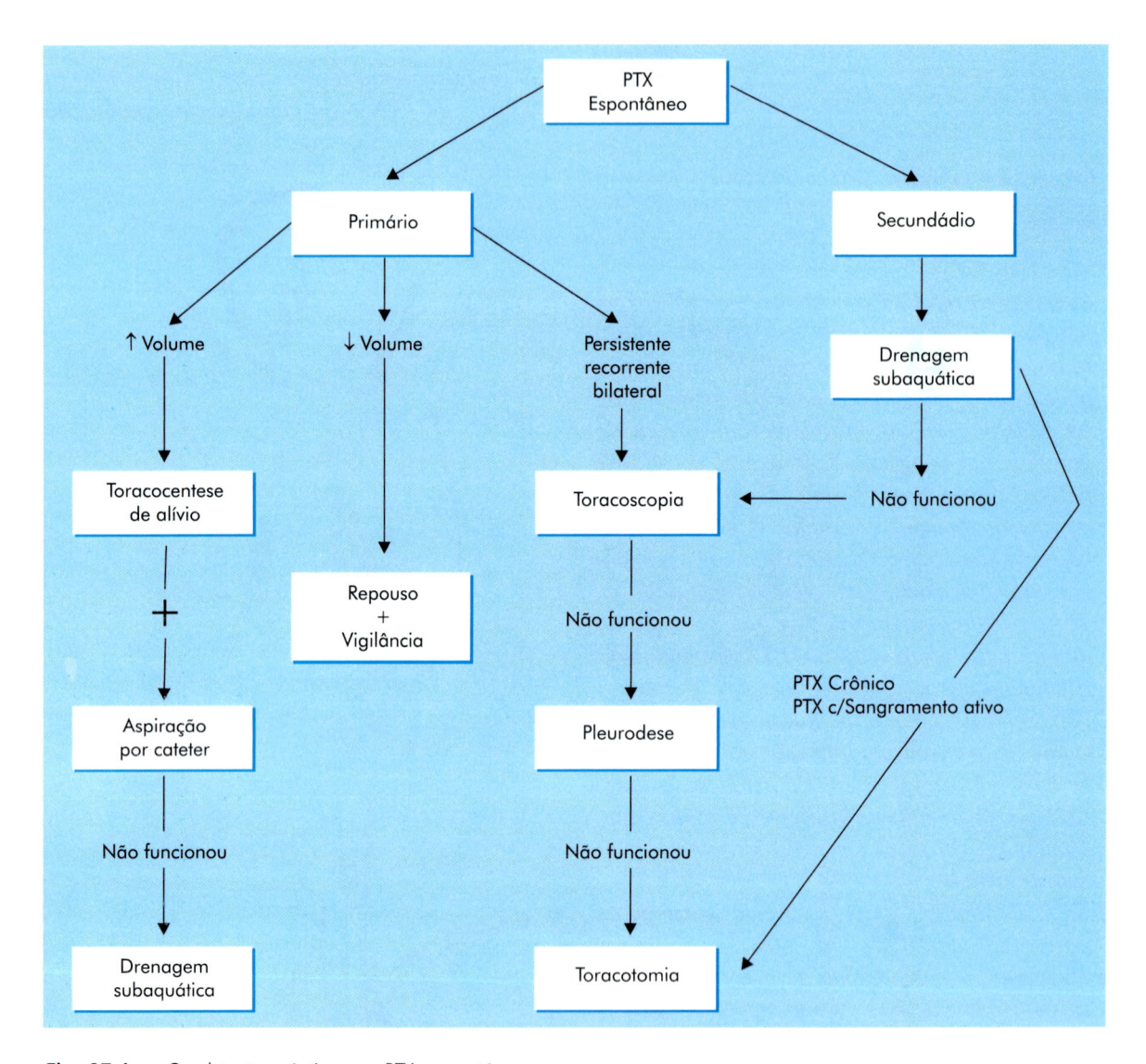

Fig. 27.4 — *Conduta terapêutica nos PTXs espontâneos.*

Fluxograma 27.2 — Conduta Terapêutica nos PTXs Traumáticos

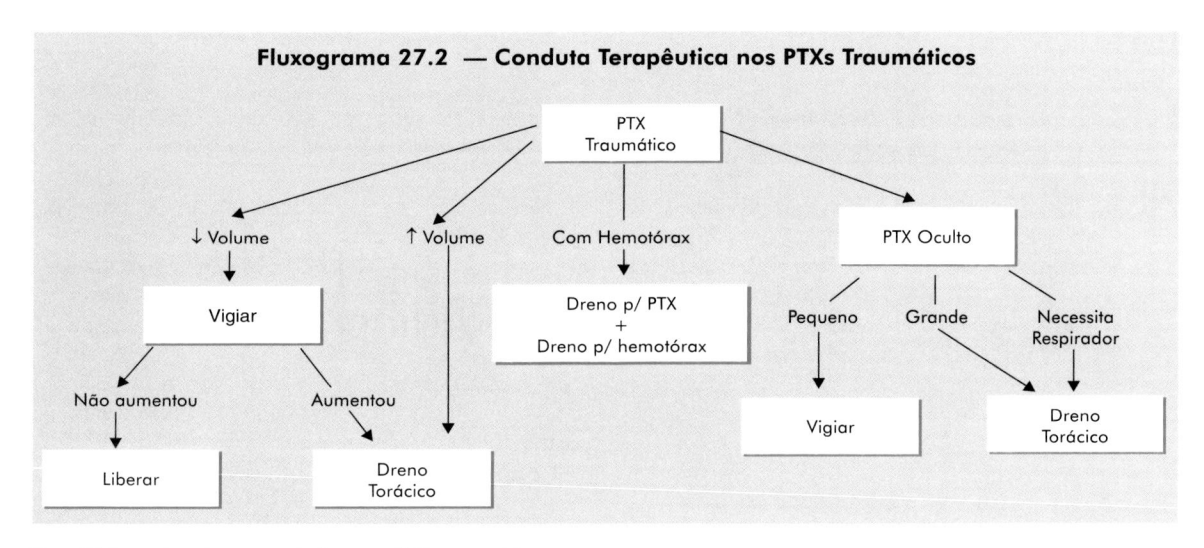

Fig. 27.5 — Conduta terapêutica nos PTXs traumáticos.

Fluxograma 27.3 — Conduta Terapêutica nos PTXs Iatrogênicos

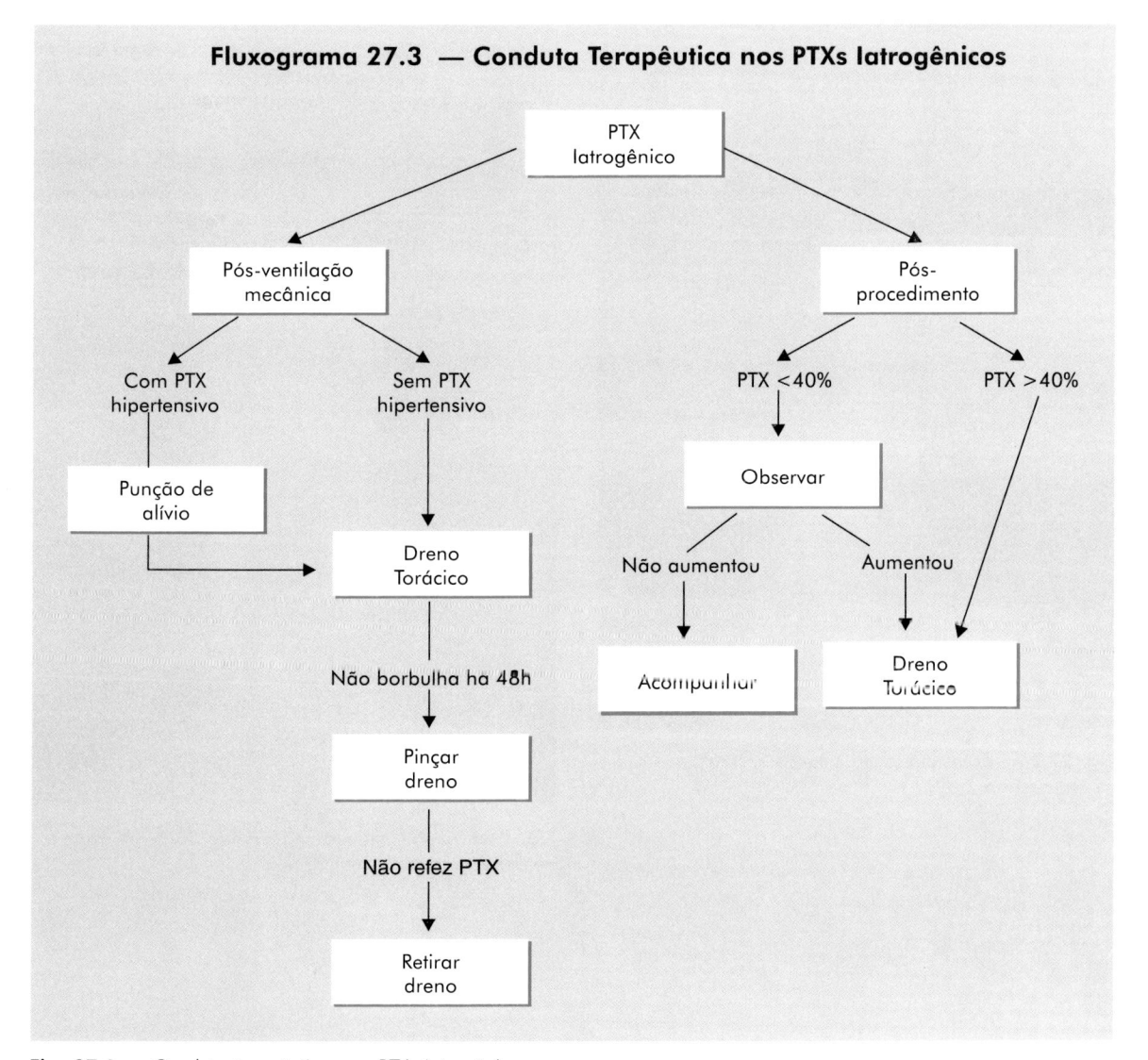

Fig. 27.6 — Conduta terapêutica nos PTXs iatrogênicos.

Aspectos Radiográficos

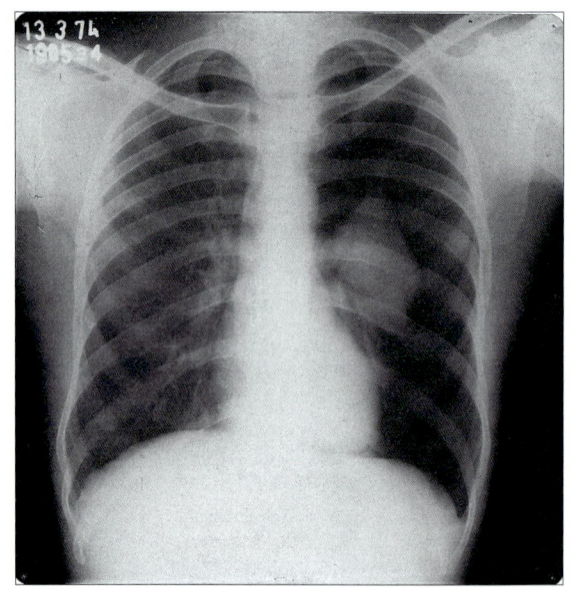

Fig. 27.7 — Pneumotórax espontâneo E, total, sem sinais de hipertensão.

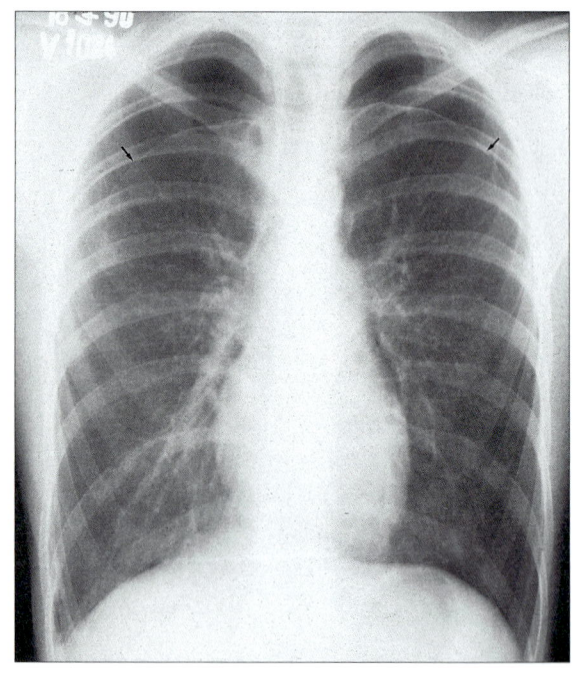

Fig. 27.8 — Pneumotórax espontâneo bilateral. Portador de deficiência de α_1-antitripsina.

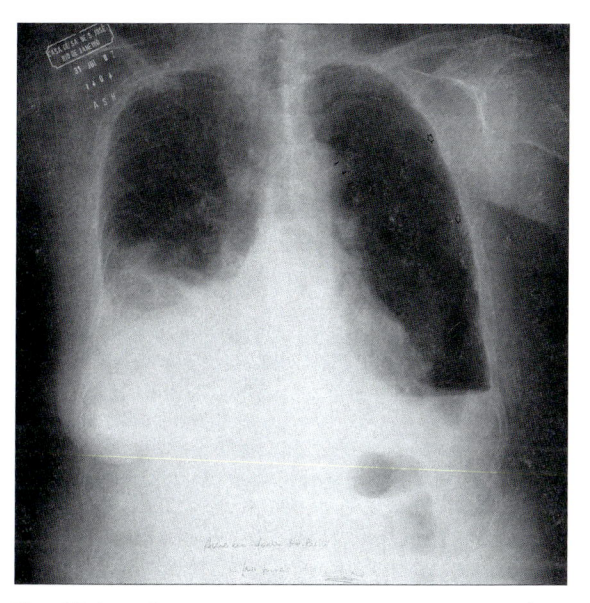

Fig. 27.9 — *Pneumotórax pós-toracocentese. Notar desenho da pleura visceral (⌂), e nível de hidropneumotórax.*

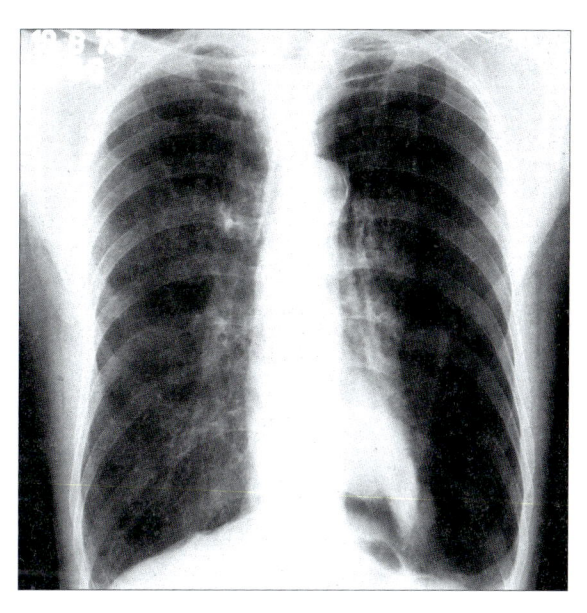

Fig. 27.10 — *Pneumotórax espontâneo, hipertensivo (notar rechaço da hemicúpula diafragmática E). Portador de enfisema pulmonar.*

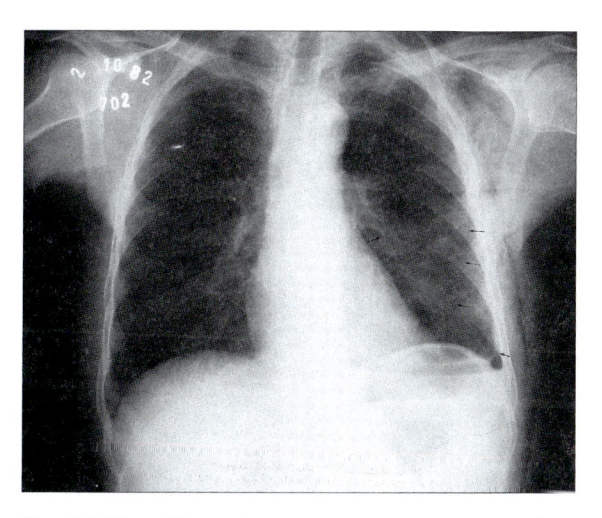

Fig. 27.11 — *Pneumotórax pós-toracocentese. Notar limites do lobo sup E (setas finas); limite inferior do lobo inferior E (seta inferior), linha hidroaérea e enfisema subcutâneo. (seta inferior).*

Notas Importantes

PTX hipertensivo é mais comum nos tipos traumáticos e espontâneos secundários.

Abordagem do tórax em ventilação mecânica favorece PTX hipertensivo.

PTX espontâneo primário acima dos 50 anos deve ser considerado como se fosse secundário.

No PTX refratário à drenagem tubular, afastar fístula broncopleural.

Pressões negativas aplicadas à drenagem abreviam o tempo de reexpansão do pulmão.

PTX com pneumomediastino, pensar em traumatismo ou rotura do esôfago.

Bibliografia

1. Almany Sl, Shermans S. Tetracycline chemical pleurodesis for spontaneous pneumothorax. Am Rev Respir Dis 135 (4) A-421; 1987.
2. Call EJ, AS Perez MA et al. Video thoracoscopy and video-assisted thoracic surgery. An analysis of 303 consecutive cases. An Med Intern 16:349-53; 1999.
3. Chibante AMS. Doenças da Pleura, Revinter, Rio de Janeiro; 1992.
4. Hernandez Ortiz et al. Idiopatic spontaneous pneumothorax: treatment by small caliber catheter aspiration compared to drainage through a chest tube. Arch Bronconeumol 35:179-82; 1999.
5. Jain SK et al. Spontaneous pneumothorax: determinants of surgical intervention J. Cardiovasc Surg 39:107-11; 1998.
6. Johnson G. Traumatic pneumothorax: is a chest drain always necessary? J Accid Emerg Med 13:173-174; 1996.
7. Kunimoto N et al. Thoracoscopic wedge resection of blebs under local anaesthesia with sedation for treatment of a spontaneous pneumothorax. Chest 111:230-35; 1997.
8. Light RW. Pleural Diseases, 3^{rd}ed., Williams & Wilkins, Baltimore; 1995.
9. Loddenkemper, R. Thoracoscopy-state of the art. Eur Respir J. 11:213-21; 1998.
10. Martin T et al. Use of pleural catheter for management of simple pneumothorax. Chest 110:1169-72, 1996.
11. Schnader, J et al. Pulmonary vasculophaty and recurrent pneumothoraces. Chest 110:1340-7, 1996.
12. Tarantino AB, Marsico GA. Pneumotórax, in Doenças Pulmonares, 4^aed., Ed. Guanabara-Koogan, Rio de Janeiro; 1998.
13. Tschopp JM et al. Treatment of complicated spontaneous pneumothorax by simple talc pleurodesis under thoracoscopy and local anaesthesia. Thorax 2:329-32; 1997.
14. Watanable M et al. Thoracoscopic treatment for spontaneous pneumothorax in patients over 50 years old: a comparison with yonger patients. Surg Laparosc Endosc 6:181-3; 1996.
15. Zierold D et al. Supplementary oxygen improves resolution of mjuay-induced pneumothorax. J. Pediatr Surg 35:998-1001; 2000.

CAPÍTULO 28

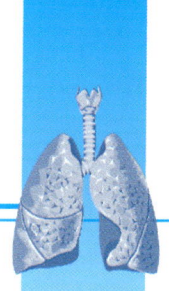

Derrame Pleural em Pediatria (DPPed)

Pode ser provocado por diversas causas mas, na maioria das vezes, se instala como derrame parapneumônico (DPP). Os derrames infecciosos atingem as classes economicamente menos favorecidas e o sexo masculino é mais acometido do que o feminino. Em algumas situações, ocorre pneumotórax traumático, embora possam ocorrer outros tipos próprios do paciente pediátrico.

Os derrames líquidos podem ser *transudatos* ou *exsudatos* e *primários* ou *secundários*.

Causas

- *DPPed Primário* — ocorre espontaneamente, mesmo na fase intra-uterina. Corresponde aos derrames congênitos (Tabela 28.1).

- *DPPed Secundário* — desenvolve-se pela infância e tem causas desencadeantes diversas, principalmente infecciosas, traumáticas e renais (Tabela 28.2).

**Tabela 28.1
Causas de Derrame no Recém-nato**

Quilotórax (1:10.000 nascimentos)

Hidropsia não imune

Seqüestração pulmonar

Hérnia de Bochdaleck

**Tabela 28.2
Causas de DPPed**

- Infecciosas (61%)

- Renais
  uremia (31%)
  s. nefrótica

- Traumáticas
  cirúrgicas (torácicas/abdominais)
  não cirúrgicas

- Neoplásicas
  linfoma/leucemia/neuroblastoma
  sarcoma Ewing/t. Wilms/etc.

- Displásicas
  linfangiodisplasias

- ICC
  cardiopatias congênitas
  miocardites

- D. colagenovasculares
  AR — LES

- Iatrogênicos

- Miscelânea

Diagnóstico

Clínico

- *Anamnese* — cirurgias cardiovasculares, torácicas, abdominais inclinam para a suspeita de quilotórax (QTX).
- *Cianose* — pode estar ligada a cardiopatias congênitas ou acometimento pulmonar difuso.
- *Febre* — acompanha os derrames infecciosos e linfocitários.
- *Edema* — pode estar ligado a acometimento renal, insuficiência cardíaca, síndromes da hidropsia não imune e carencial.
- *Dispnéia* — proporcional ao volume do derrame e acometimento do parênquima pulmonar. No recém-nato, costuma estar ligado a QTX.
- *Artralgias* — sugerem causa colagenovascular.

Por Imagem

Telerradiografia — identifica o DP e alterações no parênquima pulmonar e área cardíaca. Hidropneumotórax com parênquima anormal sugere derrame por S. aureus.

Ultrassonografia — diagnostica o DP na fase intra-uterina. Identifica a presença de lojas pleurais, o estado da pleura parietal e sugere a densidade do líquido.

Tomografia computadorizada — avalia a cavidade pleural e seu conteúdo, assim como mediastino, diafragma e abdome. Sugere problemas cardiovasculares e identifica processos neoplásicos.

Líquido Pleural

Pode ser transudato ou exsudato. Deve-se solicitar os parâmetros de rotina complementados por outros relacionados com a área suspeita.

Cor — leitosa no QTX.

Clara/pus — no empiema.

Sero-hemático/hemático — nos traumatismos, neoplasias, uremia.

Amarelo-citrino — tuberculose (fase aguda), neoplasias, colagenose etc.

pH — < ou igual a 7,20, considerar possibilidade de empiema.

LDH > 1.000U é observada no empiema.

Glicose < 40mg % sugere empiema ou artrite reumatóide.

Triglicerídios > 110mg% sugere QTX.

ADA > 50U observa-se na tuberculose, empiema, doenças linfoproliferativas e artite reumatóide.

Marcadores de colagenose — sugerem doença colagenovascular.

Estudo Citológico

Linfocitose — no caso de tuberculose pleural, vírus, neoplasias, QTX, doenças colagenovasculares e outras.

Neutrofilia — nos derrames parapneumônicos, empiemas e outros.

Células mesoteliais — sugerem tuberculose quando < 5%. Podem estar aumentadas e ativadas em processos agressivos agudos da pleura.

Células neoplásicas — podem ser identificadas em 47% dos derrames malignos.

Estudo Microbiológico

Cerca de 60% dos DPPed são decorrentes de pneumonias, e o agente infeccioso é isolado em pouco mais da metade dos casos. O empiema típico ocorre em faixa etária mais baixa (média de três anos), enquanto os DPPed se apresentam numa faixa variável, com média de idade por volta dos sete anos.

Os agentes infecciosos mais comuns estão na Tabela 28.3.

**Tabela 28.3
Agentes Infecciosos nos DPPed**

DPP (média de idade = 7 anos)
- H. influenzae = 30%
- S. aureus = 18%
- Vírus = 13%
- Outros = 40%

EMP (média de idade = 3 anos)
- S. aureus = 50%
- S. pneumoniae = 20%
- Outros = 30%

DPP — derrame parapneumônico
EMP — empiema

S. aureus parece estar mais ligado a subnutrição e estados pós-sarampo.

DPs tuberculosos são incomuns na infância.

Hemoculturas costumam identificar o agente causal em 18% das vezes e quando associados à punção transparietal por agulha os resultados sobem para 52%.

Biópsia Pleural por Agulha

Recomenda-se obtenção de quatro fragmentos, de preferência obtidos de zonas pleurais mais baixas. Oferece diagnóstico de tuberculose em mais de 80% das vezes e de neoplasia em até 75% dos casos.

Videotoracoscopia Assistida

Empregada como método diagnóstico nos casos não caracterizados pelos métodos tradicionais. Estuda não só a cavidade pleural, como mediastino e parênquima pulmonar, nos processos pulmonares difusos. Útil nos diagnósticos de linfangiomatose pleural.

Toracotomia

Empregada em último caso quando todos os demais métodos de diagnóstico falharem.

Diagnostico Diferencial

- Blastomas volumosos — mediastino rechaçado.
- Agenesia pulmonar — mediastino repuxado.
- Atelectasia — mediastino repuxado.

Tratamento

É direcionado à causa básica desencadeante e aos sintomas apresentados.
- Toracocentese/drenagem pleural — alivia a dispnéia nos derrames de maior volume.
- Antibioticoterapia — nos DPPs e empiemas. Quando o agente infeccioso for o S. aureus deve-se dar preferência a oxacilina. Em caso de resistência (MRSA) emprega-se a vancomicina, rifampicina ou teicoplamina. Os demais agentes seguem as normas terapêuticas recomendadas para Gram + e Gram –.
- Nos empiemas — adotam-se os critérios terapêuticos do Capítulo 10.
- No QTX — seguem-se as normas terapêuticas do Capítulo 10. No QTX hipertensivo intrauterino pode-se tentar a toracocentese guiada pela ultra-sonografia ou tentar-se a aplicação de shunt pleuroamniótico (Tabela 28.4).
- VTSA — empregada para debridamento de lojas pleurais empiemáticas. O procedimento pode não funcionar na presença de sínfises pleurais.
- Fibrinolíticos — deve ser tentado nos derrames multiloculados na tentativa de se evitar procedimento cirúrgico maior.
- Cirurgia — indicada nas seqüestrações pulmonares e hérnia de Bochdaleck, entre outros.
- No derrame tuberculoso — hidrazida (10mg/kg/dia) + rifampicina (10mg/kg/dia), durante seis meses e pirazinamida (35mg/kg/dia) durante dois meses.

Tabela 28.4
DPPed — Causas de Quilotórax

- Traumatismos
- Neoplasias (linfoma)
- Linfangiodisplasias
- Cirurgias cardiovasculares
- Cirurgia abdominal
- Cateterismo venoso central

Pneumotórax

Pode ser espontâneo, causado por trauma ou acompanha situações que tenham como substrato inflamações crônicas (Tabela 28.5).

**Tabela 28.5
DPPed — Causas de Pneumotórax**

Traumático
- abertos
- fechados

Espontâneo (rotura de bolhas/cistos)
- congênito
- doenças císticas (histiocitose X, fibrose cística)
- pneumatocele
- displasia broncopulmonar
- asma
- enfisema (↓ α-1-antitripsina)

Neoplásico
- sarcoma osteogênico

Iatrogênico
- uso de cateteres
- uso de sondas
- barotrauma (ventilação mecânica)

O tratamento do pneumotórax pediátrico obedece à mesma linha terapêutica do adulto (Capítulo 27).

NOTAS IMPORTANTES

- *Pneumonia é a principal causa de DPPed.*
- *Quanto mais nova a criança, maiores as chances de DP por S. aureus.*
- *QTX é o derrame mais comum na fase perinatal.*
- *Linfomas e leucemias são responsáveis por metade dos derrames neoplásicos em pediatria.*
- *Tuberculose é causa incomum de DPPed.*
- *Cirurgias cardiovasculares são causas relativamente freqüentes de QTX em crianças.*

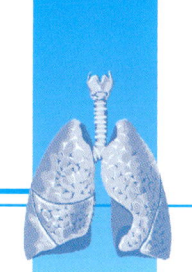

Aspectos Radiográficos

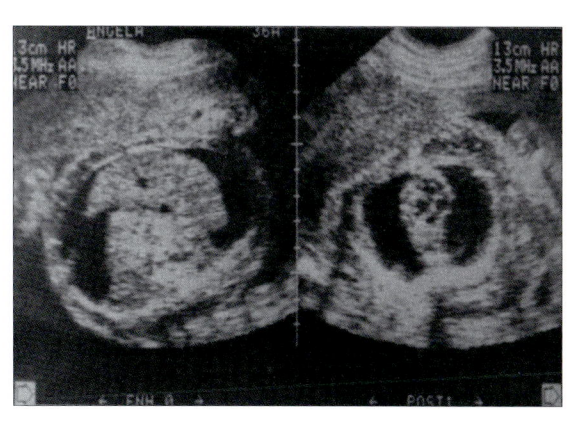

Fig. 28.2 — *Ultra-sonografia intra-útero evidenciando derrame pleural fetal bilateral em hidropsia não-imune (gentileza do Dr. Adilson Almeida/HSE).*

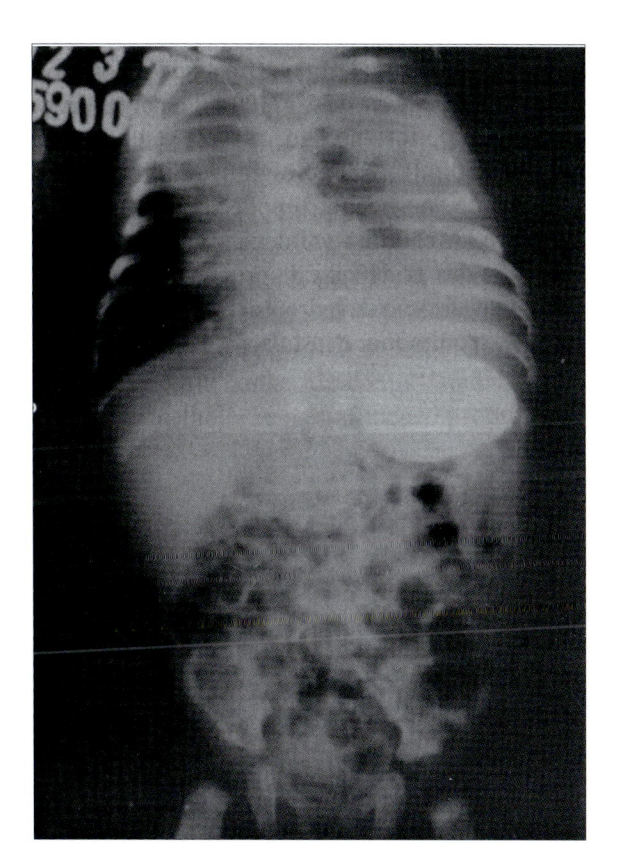

Fig. 28.1 — *Quilotórax à esquerda de grandes proporções em recém-nascido com acentuada dispnéia.*

BIBLIOGRAFIA

1. Alkrinawi S, Chernick V. Pleural fluid in hospitalized pediatric patients. Clin Pediart (Phila) 35:5-9; 1996.
2. Alkrinawi S, Chernick V. Pleural infection in children. Semin Respir Infect. 11:148-154; 1996.
3. Boot P et al. Pleuro-amniotic shunting for fetal chylothorax. Early Hum Dev. 15:365-367; 1987.
4. Brémont F et al. Clinical course and treatment of pleural empyema in children. Arch Pediatr. 3:335-341; 1996.
5. David SG, Marques AM. Derrame pleural: estudo retrospectivo de 82 crianças em hospital público. Arq. Bras Pediat. 2:41-44; 1995.
6. Doski JJ et al. Management of parapneumonic colletions in infants and children. J. Pediatr Surg. 35:265-8; 2000.
7. Ferreira SP, Mártire TM. Derrame Pleural em Pediatria, in Chibante. Doenças da Pleura. Ed. Revinter, Rio de Janeiro; 1992.
8. Kornecki A, Sivan Y. Treatment of loculated pleural effusion with intrapleural urokinase in children. J Pediatr Surg. 32:1473-1475; 1997.
9. Kugelman A et al. Potencial role of high frequency ventilation in the treatment of severe congenital pleural effusion. Pediatr Pulmol 29:404-8; 2000.
10. Light RW. Pleural Diaseases 3$^{rd.}$ ed. Williams & Wilkins, Baltimore; 1995.
11. March CL et al. Pulmonary compilations following liver transplantation in pediatric patients. Pediatr Transplant. 4:39-44; 2000.
12. Meier AH et al. Rational treatment of empiema in children. Arch Surg. 135:907-12; 2000.
13. Ndiave O et al. Purulent pleurisy in the child. Dakar Med. 39:179-184; 1994.
14. Rescorla FJ et al. Efficacy of primary and secundary video-assisted thoracic surgery in children. J. Pediatr Surg. 35:134-8; 2000.
15. Schidlow DV. Smith DS. Doenças Respiratórias em Pediatria. Ed. Revinter, Rio de Janeiro; 1999.
16. Srair Há et al. Acute chest syndrome in children with sickle cell disease. Idian J. Pediatr. 62:201-5; 1995.
17. Van Straaten HL et al. Chylothorax in the neonatal period. Europ J Ped. 152: 2-5; 1993.
18. Wong JW et al. Cytology of pleural, peritoneal and pericardial fluids in children. A 40-year summary. Acta Cytol. 41:467-473; 1997.

Capítulo 29

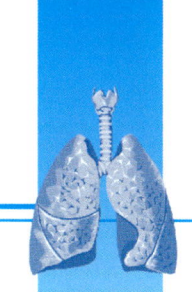

Derrame Pleural na Unidade de Tratamento Intensivo (UTI)*

O derrame pleural na UTI é uma situação relativamente freqüente, mas nem sempre diagnosticada, principalmente quando é de pequeno volume. Pode ser uni ou bilateral. Os DPs bilaterais estão mais ligados aos transudatos, no entanto o estado mais crítico e o acometimento de ambos os pulmões também podem cursar com derrame bilateral inflamatório.

- *Perfil do paciente com DP*
  - > 50 anos;
  - > tempo de estadia na UTI;
  - freqüentemente em ventilação mecânica;
  - ↓ concentração albumína sérica;
  - balanço hídrico progressivamente positivo.

- *Quanto ao desenvolvimento do DP*
  - 40% com DP preexistente.
  - 60% DP 24 a 48 horas após internação por:
  - derrame próprio da doença básica.
  - derrame por complicação associada à doença básica.
  - derrame iatrogênico.

- *Causas ligadas à internação e à presença de DP*
  - alterações da mecânica ventilatória (insuficiência).
  - pulmonares.
  - infecciosas.
  - cardiovasculares.
  - gastrintestinais.
  - neurológicas.
  - metabólicas.
  - iatrogênicas.

- *Particularidades dos DPs na UTI*
  - uni ou bilaterais;
  - geralmente de pequeno volume;
  - freqüentemente subestimados pelo radiologista;
  - TC/US — detectam todos os derrames;
  - Radiografia — detecta < 50% DPs.

DERRAMES LÍQUIDOS

- *Parâmetros radiológicos de suspeição:*
  - indefinição/apagamento da hemicúpula diafragmática.

---

*Não incluído pós-operatório imediato com passagem pela UTI.

— apagamento do seio costofrênico.
— afastamento pulmonar da parede torácica com diminuição da grandeza do ângulo costofrênico.
— aumento (> 10mm) da sombra pleural marginal (principalmente nas bases).
— proeminência da cissura horizontal à direita.
— aumento da distância pulmão-câmara de ar gástrica.
— presença de linhas B de Kerley.
— hipotransparência bilateral ou de um hemitórax em relação ao outro (Tabela 29.1).

**Tabela 29.1
Principais Causas de Derrame Líquido na UTI**

- Insuficiência cardíaca (T)
- Atelectasia (T)
- Pneumonia (E)
- Embolia pulmonar (E)
- SARA (E)
- Neoplasias (E)
- Hipoalbuminemia (T)
- Hiperidratação (T)
- Outras

(T) = transudatos
(E) = exsudatos
SARA = síndrome da angústia repiratória do adulto.

Derrames Gasosos (Pneumotórax)

- *Fatores predisponentes*
  — doença pulmonar obstrutiva crônica.
  — ventilação mecânica (barotrauma).
  — SARA.
  — manobras com sondas digestivas.
  — abordagem cirúrgica do tórax.
  — instalação de cateteres venosos.
  — trauma.

Derrames Iatrogênicos

Compreendem os pneumotóraces, transudatos e hemotórax.

Ocorrem por atuação direta do profissional ou por descuido na vigilância do paciente nas seguintes situações:

— ventilação mecânica.
— punção-biópsia transparietal.
— passagem de cateteres venosos.
— passagem de sondas digestivas.
— hiperidratação.
— hipoalbuminemia.

Situações Especiais

SARA x Diagnóstico por Imagem

— DP ocorre em metade dos pacientes. US e TC diagnosticam 100% dos derrames e a telerradiografia apenas 40%.
— o desenvolvimento de cistos aéreos é relativamente freqüente e pode concorrer para o estabelecimento de PTX apenas detectados em 60% das radiografias.

Ventilação Mecânica (VM) x Insuficiência Respiratória Aguda

A VM provoca dilatação das vias aéreas periféricas. Quanto mais tempo de VM, maior a formação de pseudocistos. Quanto maior o pico pressórico, mais chances de PTX. As complicações da VM são PTX (hipertensivo em 60%) e a fístula broncopleural (em 20%). Observa-se maior incidência de PTX se há uma oferta de O_2 mantida > 60%.

Notas Importantes

- DP em UTI não tem relação direta com o desfecho negativo.
- Quanto maior o período de ventilação mecânica, maiores chances de DP e PTX.
- O DP na UTI é mais freqüente do que evidencia a radiografia de tórax.
- A TC diagnostica todos os DPs e pode influir no tratamento a seguir.
- A presença de cistos aéreos na SARA é mau prognóstico.
- Quanto maior o período de estadia em UTI, maior a possibilidade de desenvolvimento de DP, PTX, hiperidratação e hipoalbuminemia.

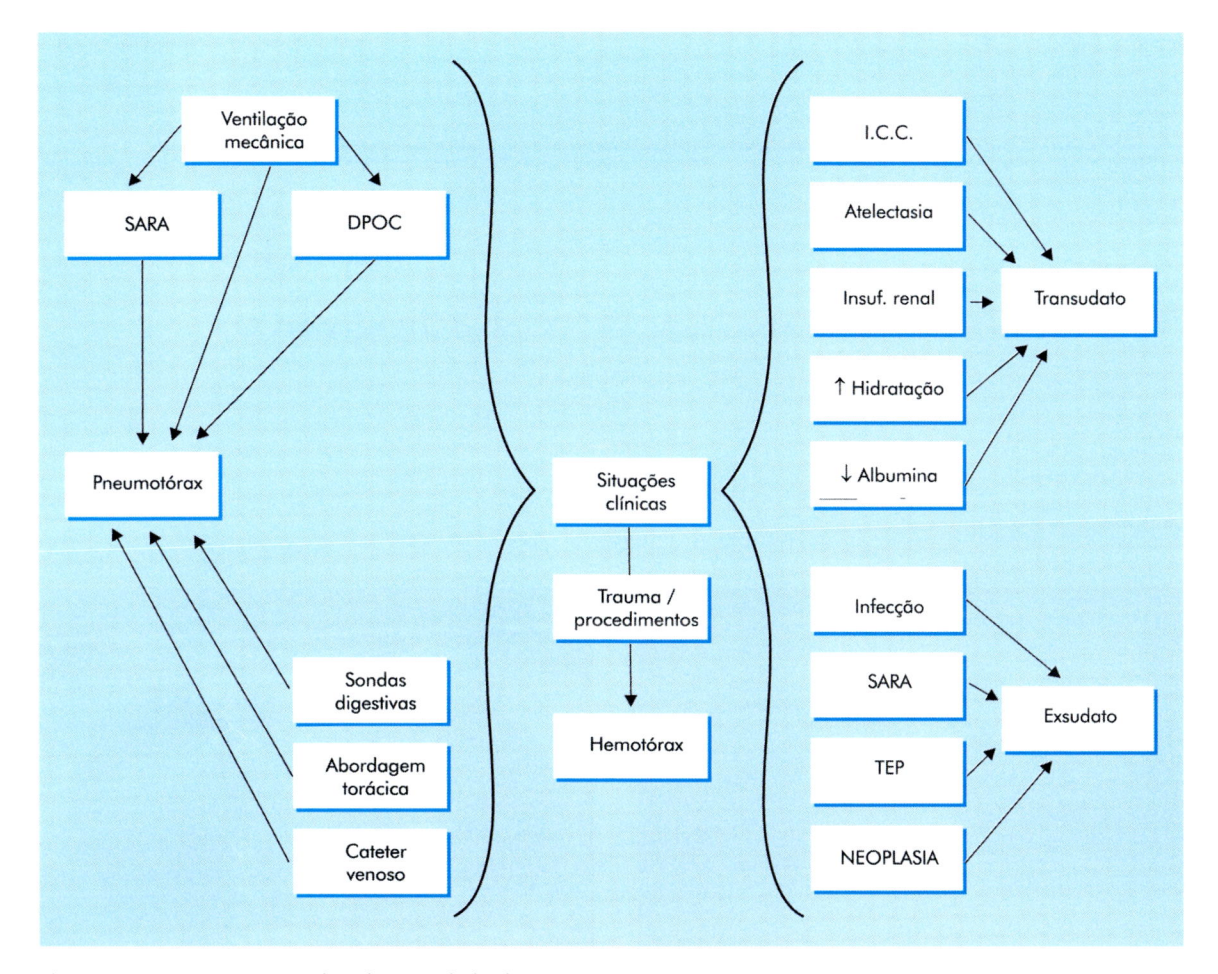

Fig. 29.1 — *Acometimento pleural na unidade de tratamento intensivo.*
DPOC — Doença pulmonar obstrutiva crônica.
SARA — Síndrome angústia respiratória de adulto.
ICC — Insuficiência cardíaca congestiva.
TEP — Tromboembolismo pulmonar.

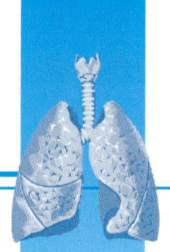

Aspectos Radiográficos

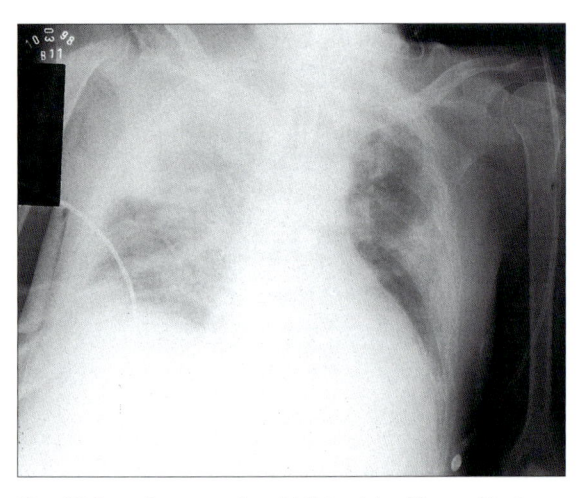

Fig. 29.2 — Derrame pleural bilateral (> D) com hipotransparência relativa do hemitórax D. Apagamento da hemicúpula diafragmática Esq. Broncopneumonia, sepse e hiper-hidratação.

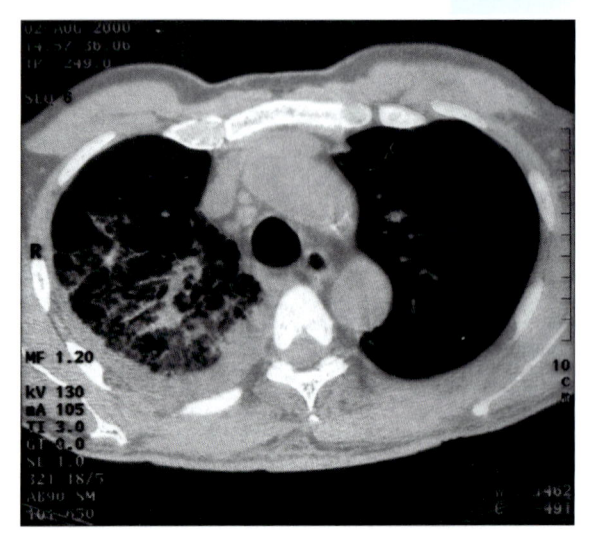

Fig. 29.4 — TC — Quadro de broncopneumonia pneumocócica grave. Paciente extremamente dispnéico e com hipoalbuminemia (1,9g/dl). Derrame pleural D moderado.

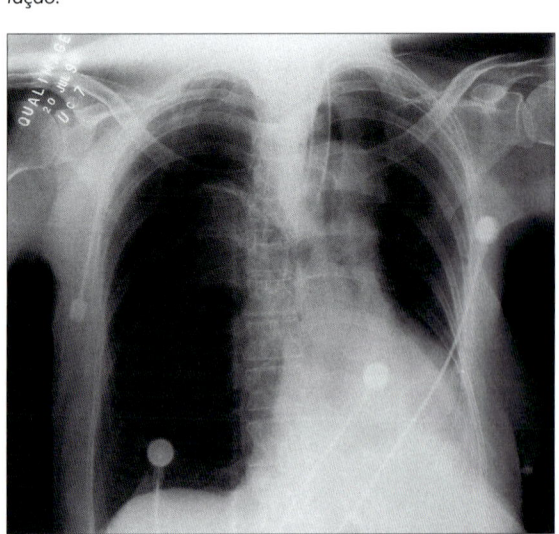

Fig. 29.3 — Barotrauma com pneumotórax hipertensivo D em portadora de DPOC.

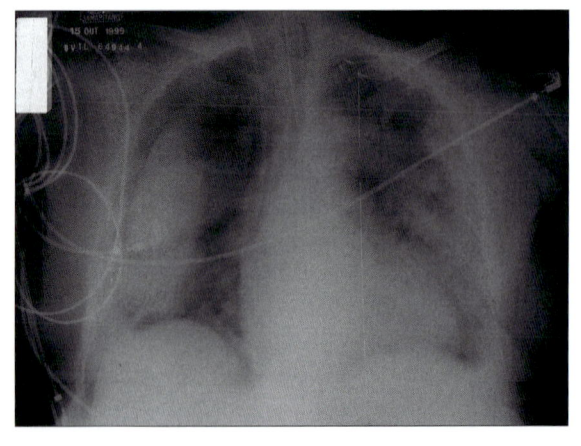

Fig. 29.5 — Infecção respiratória, SARA e pneumotórax em paciente sob ventilação mecânica.

CAPÍTULO 29

BIBLIOGRAFIA

1. Bekemeyer WB et al. Efficacy of chest radiography in a respiratory intensive care unit: a prospective study. Chest 88:691-696; 1985.
2. Corti MC et al. Serum albumin level and physical disability as predictors of mortality in older persons. JAMA 272:1036-1042; 1994.
3. David CM. Ventilação Mecânica. Ed. Revinter. Rio de Janeiro; 2001.
4. Godwin JE, Sahn AS. Thoracocentesis: a safe procedure in mechanically ventilated patients. Ann Intern Med 113:800-802; 1990.
5. Lichtenstein D et al. Feasibility and safety of ultrasound — aided thoracocentesis in mechanically ventilated patients. Intensive Care Med 25:955-8; 1999.
6. Mattison LE et al. Pleural effusions in the medical ICU. Prevalence, causes and clinical implications. Chest 111:1018-1023; 1997.
7. Mirvis SE et al. Thoracic CT in detecting occult disease in critically ill patients. AJR 148: 685-689; 1987.
8. Rolandi GA et al. Study with thoracic and abdominal spiral CT in intensive care units patients. Radiol Med (Torino) 96:485-91; 1998.
9. Roubby JJ et al. Histologic aspects of pulmonary barotrauma in critically ill patients with acute respiratory failure. Intensive Care Med 19:383-389; 1993.
10. Tagliabue M et al. CT and chest radiography in the evaluation of adult respiratory distress syndrome. Acta Radiol 35:230-234; 1994.
11. Wiener MD et al. Imaging of the intensive care unit patient. Clin Chest Med 13:818:829; 1985.
12. Woodring JH. Recognition of pleural effusion on supine radiographs: How much fluid is required? AJR 142:59-64; 1984.
13. Yu CJ et al. Diagnostic and therapeutic use of chest sonography: Value in critically ill patients. AJR 159:695-701; 1992.

Capítulo 30

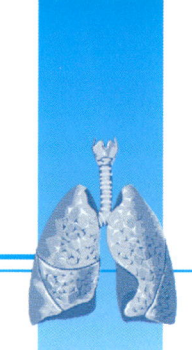

A Pleura nas Doenças Ocupacionais

O espaço pleural pode ser acometido em algumas situações ocupacionais, seja pelo desencadeamento de modificações na serosa — mais freqüente — ou pelo desenvolvimento de derrames, líquidos ou gasosos — menos comum.

As conseqüências pleurais costumam ocorrer após longo tempo de exposição ao agente causador e podem estar ligadas à produção do derrame pleural (DP), deposição local de material, degeneração das células mesoteliais e estruturas locais ou rotura da pleura visceral.

Causas

Partículas

Promovem a reação da camada mesotelial com mobilização de células de defesa, IL-1β, moléculas de adesão de parede vascular-1 (VCAM-1) e subseqüente injúria.

Asbesto

A asbestose ocorre em indivíduos que tiveram exposição ao amianto. Partículas anfíbolas (crocidolita, amosita, antofilita, tremolita e actimolita) são as responsáveis pelo acometimento pleural, que se desenvolve algumas décadas após a exposição às mesmas e pode apresentar-se sob os seguintes aspectos:

Derrame Pleural
— acima dos 60 anos — raro, predomínio unilateral.
— geralmente assintomático.
— volumes < 500ml, predomínio sero-hemático.
— exsudato linfocitário ou eosinofílico.
— pleurite fibrosa/fibrinosa.
— Reversão em poucos meses; pode recidivar.

Placas Pleurais
— maior risco de mesotelioma, estrutura hialina.
— geralmente bilaterais.
— atingem a pleura parietal.
— nem sempre visíveis na telerradiografia.
— podem ocorrer mesmo em baixas exposições
— observadas em até 60% dos expostos.
— raramente dolorosas.

Calcificações
— comuns nas zonas mais baixas e na pleura diafragmática.

Espessamentos
— *atingem a pleura visceral.*
— *localizados ou difusos.*
— *mais comum no terço superior.*
— *podem ser unilaterais.*
— *ligados a altos níveis de exposição.*
— *podem desenvolver-se após DP.*
— *quando difusos há restrição funcional pulmonar.*

Berílio

A beriliose crônica acomete indivíduos que trabalham em fábricas de lâmpadas fluorescentes, giroscópios e na indústria aeroespacial. Pode ocorrer:
— *pneumotórax, espessamento, aderências;*
— *acometimento pulmonar por inalação;*
— *desenvolvimento de bolhas e granulomas subpleurais que podem necrosar.*

Exige diagnóstico diferencial com sarcoidose devido aos granulomas, imagens reticulares e aumento hilar.

Outras Partículas

Talco   — placas, mesotelioma (quando contaminado por asbesto).
Sílica   — espessamento
Zeolita   — mesotelioma
Mulita   — mesotelioma
Mica   — calcificações
Wollastonita — espessamento, neoplasia (experimental)
Vermiculita   — derrame hemorrágico
Fibra vidro   — neoplasia (experimental)

Ondas Vibroacústicas

A doença vibroacústica deriva da exposição prolongada a um determinado ruído com desenvolvimento de uma onda vibratória constante. Pode ocorrer em indivíduos que lidam com martelos pneumáticos ou naqueles que se expõem aos testes operacionais de aeronaves. Pode se estabelecer após dez anos de exposição.

Modificam a morfologia e o comportamento das células mesoteliais, das microvilosidades e dos corpúsculos de Kampmeier de defesa, levando à menor capacidade de reabsorção de partículas pela pleura visceral e à diminuição da imunidade local.

Indivíduos submetidos por longo período de tempo a ruídos de amplitude de alta pressão (>90dB) e baixa freqüência (> 500Hz) podem vir a desenvolver doença vibroacústica.

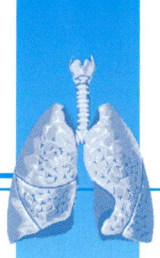

Aspectos Radiográficos

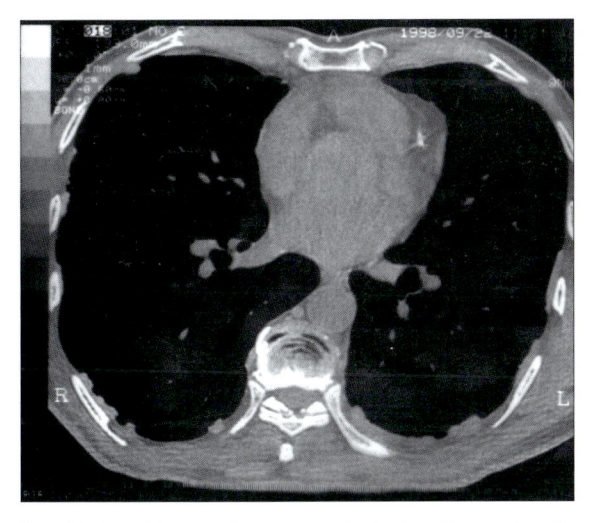

Fig. 30.1 — *Tomografia computadorizada. Placas pleurais de asbesto, esparsas em ambos os hemitóraces.*

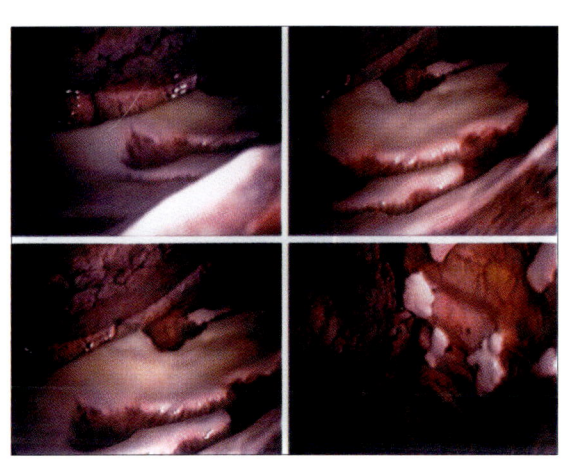

Fig. 30.2 — *Placas de asbesto (benignas), aspectos endoscópicos (Cortesia de Dr. Marcelo Cunha Fatureto).*

CAPÍTULO 30

Bibliografia

1. Bianchi C et al. Pleural plaques as risk indicators for malignant mesothelioma: a necropsy-based study. Am J Med 32:445-9; 1997.
2. Castelo Branco NAA, Rodriguez E. The Vibroacoustic Disease — An Emerging Pathology. Aviat Space Environ Med 70 (3), section II — A 1-6; 1999.
3. Chibante AMS. Doenças da Pleura. Ed. Revinter, Rio de Janeiro; 1992.
4. Chibante AMS et al. Pneumoconiose dos moedores de talco — estudo de sete casos. J Pneumol 16:57-61; 1990.
5. Choe N et al. Asbestos exposure upregulates the adhesion of pleural leukocytes to pleural mesothelial cells via VCAM-1. Am J Physiol; 277:292-300; 1999.
6. De Souza Pereira A et al. Morphofunctions study of rat pleural mesothelial cells exposed to low frequency noise. Aviat Space Environ Med.70 (3 suppl.):A78-85; 1999.
7. Gevenois PA et al. Asbestosis, pleural plaques and diffuse thickening: three distinct benign responses to asbestos exposure. Eur Respir J. 11:1201-7; 1998.
8. Hasan FM; Kazemi H. Chronic bryllium disease: a continuing epidemiologia hazard. Chest 63:289-93; 1974.
9. Langer AM, Nolan RP. Asbestos in the lungs of persons exposed in the USA. Monaldi Arch Chest Dis. 53:168-80; 1998.
10. Letourneux M. Risk assessment of bening asbestosis (dose-effect relationship — time-effect relationship, co-factors). Rev Nal Respir 16:1270-7; 1999.
11. Miller A. Chronic pleuritic pain in four patients with asbestos induced pleural fibrosis. Bri J Ind Med 47:147-53; 1990.
12. Nishimura SL, Broaddus VC. Asbestos-induced pleural disease. Clin Chest Med 19:311-29; 1998.
13. Oliveira MJR et al. Effects of high intensity/low frequency noise in the reactivity of pleural milky spots (Kampmeier's Foci) by mycobacterial infection. (Abstrat). Aviat Space Environ Med 67:688; 1996.
14. Yates DH et al. Malignant mesothelioma in southeast England: clinicopathological experience of 272 cases. Thorax 52:507-12; 1997.

Índice Remissivo

A

Abdômen, estudo do, 149
Abrams, agulha, 34
Abscesso
   amebiano, 30
      do fígado com fístula pleural, 24
   esplênico, 131
      causas, 131
      diagnóstico, 131
      quadro clínico, 131
      tratamento, 131
   hepático
      amebiano, 133
         causas, 133
         diagnóstico, 133
         tratamento, 133
      piogênico, 133
         causas, 133
         diagnóstico, 133
         tratamento, 133
   pancreático, 135
   pleural, 138
   subfrênico, 47, 136
      causas, 136
      diagnóstico, 136
      quadro clínico, 137
      tratamento, 137
Ácido(s)
   aminosalicílico, 128
   graxos, oxidação dos, 125
   hialurônico, 86, 149
   valpróico, 127
Acidose metabólica, 93
Actimolita, 177
ADA, 40, 86
Adenocarcinoma, 2
   broncogênico, 82
Adenosina desaminase, 24, 148
Adenovírus, 60
Aerobroncograma, 49
Agulha, biópsia pleural por, 34, 167
   eficácia diagnóstica, 35
   fragmento pleural, 34
   tipos de agulha, 34

AIDS (v. SIDA)
Albumina, 2
Alcoolismo, 97
Alopurinol, 128
Alterações
   da permeabilidade capilar, 29
   do parênquima pulmonar, 39
Amastia, 8
Amebíase, 67
   diagnóstico, 67
   tratamento, 67
Amianto, exposição ao, 177
Amilase, 24, 148
Amiloidose, 31, 92, 142
Amiodarona, 126
Amosita, 177
Anamnese minuciosa, 147
Anatomia e embriologia, 1-3
   célula mesotelial pleural, 1
   circulação linfática, 3
   conteúdo habitual da cavidade pleural, 2
   inervação pleural, 3
   valores médios no líquido pleural normal, 3
   vascularização das membranas pleurais, 3
Anemia progressiva, 52
Aneurisma de aorta torácica, 92
Anfotericina B, 64
Angústia respiratória do adulto, síndrome da, 142
   versus diagnóstico por imagem, 172
Anticoagulantes, derrame pleural por, 121
Anticonvulsivantes, 126
Anticorpo(s)
   antiantígenos tuberculosos, 25
   anticitoplasma neutrofílico, 109
   antimiocárdio, 120
   antinuclear, 127
   SS-A, 107
Antidepressivos, 126
Antifúngicos, 63
Antígeno carcinoembrionário, 148
Antiinflamatórios, 122
   não esteróides, 63
Antileucotrienos, 108
Antimalárico, 19
Antofilita, 177

Aorta torácica
    aneurisma de, 92
    rotura de, 115
Aortografia abdominal, 101
Arma de fogo, feridas por, 92, 100
Artéria(s)
    brônquicas, 3
    frênicas superiores, 3
    intercostais, 3
    mamária interna, 3
    musculofrênicas, 3
Arteriografia pulmonar digital, 115
Artralgias, 125
Artrite, 8
    reumatóide, 23, 31, 97, 106
        deformante, 110
        diagnóstico, 106
            biópsia pleural, 106
            clínico, 106
            ecocardiograma, 106
            estudo do líquido, 106
            por imagem, 106
            VTSA, 106
        particularidades diferenciais entre lúpus eritematoso sistêmico e, 107
        tratamento, 107
Asbestos, 2, 177
    derrame pleural por, 141
Áscaris, 69
Ascite, 8
Aspergillus, 54
    fumigatus, 63
    niger, 63
Aspergilose, 63
    diagnóstico, 64
    tratamento, 64
Atelectasia, 8
    crônica, 31
Atrito pleural, 9
Ausculta pulmonar, 9

B

BAAR, 73, 149
Bacilo de Koch, 34
Baço, 131
BACTEC, 26
Barotrauma, 100
    com pneumotórax hipertensivo, 174
Benzimidazol, 68
Berílio, 178
Beriliose, 141
Bilirrubina, 24
    dosagem de, 30
Biópsia
    hepática, 101
    pleural 60, 73, 101, 149
        por agulha, 34, 167
            eficácia diagnóstica, 35
            fragmento pleural, 34
            tipos de agulha, 34
    pulmonar transparietal, 101
Biótipo, 8
Bithionol, 68
Blastomicose, 65
    diagnóstico, 65
    tratamento, 65
Blastomyces dermatitidis, 65
Bolhas subpleurais, 15
BOOP, 143
Bromocriptina, 128
Broncofibroscópio, 35
Broncopneumonia pneumocócica grave, 174
Bronquiectasia, 51
Bussulfan, 126
Bypass arterial coronariano, derrame pós, 115

C

Calcificações, 177
    pleurais, 16, 97, 141
Calretinina, 24
Canal torácico, ligadura do, 94
Candida
    albicans, 64
    parapsilosis, 64
    pseudotropicalis, 64
    tropicalis, 64
Candidíase, 64
    diagnóstico, 65
    tratamento, 65
Capilares
    pleurais, 29
    pressões hidrostáticas dos, 6
    viscerais, 5
Carbamazepina, 128
Carbonato de lítio, 128
Carcinoma(s)
    brônquicos, 75, 92
    epidermóide, 144
    gástrico, 92
Cardiomegalia, 123
Cardiomiopatia
    obstrutiva hipertrófica, 119
    restritiva, 119
Casoni, teste de, 68
Castelain, agulha, 34
Cateteres, aplicação de, 101
Cateterismo venoso central, 167
Cateterização de veia cava superior, 92
Cavidade(s)
    cardíacas, 114
    celômica, 1
    pleural, conteúdo habitual da, 2
Cavidade pleural, abordagem da, 33-37

    biópsia pleural por agulha, 34
        eficácia diagnóstica, 35
        fragmento pleural, 34
        tipos de agulha, 34
    escovado pleural percutâneo fechado, 36
    pleuroscopia, 35
        complicações, 36
        contra-indicações, 36
        indicações
            diagnósticas, 35
            terapêuticas, 35
    toracocentese, 33
        acesso à cavidade torácica, 33
        complicação, 34
        fatores de complicações, 34
        posição do paciente, 33
        técnica de acesso à cavidade, 33
Célula(s)
    atípicas, 2
    colagenovasculares, 26
    degeneradas, 2
    gigantes tipo Langhans, 41
    hiperplásicas, 2
    LE, 148
    mesotelial(is), 41, 77, 115, 148
        pleural, 1
    mononucleares, 136
    natural killer, 77
    neoplásicas, 77, 148
    reumatóide, 26
    T, 107
Choque elétrico, 31
Churg-Strauss, síndrome de, 108
Cianose, 8, 165
Cintilografia pulmonar, 115, 149
Circulação linfática, 3
Cirrose hepática, 92, 133, 150
    causas, 133
    diagnóstico, 134
    quadro clínico, 133
    tratamento, 134
Cirurgia
    abdominal, 167
    cardíaca, 101
    cardiovasculares, 167
Cistos, 142
Citocinas, 52
Citologia, 77
Citomegalovírus, 60
Citometria de fluxo, 77
Citoqueratina, 78
Clorpromazina, 127
Clozapina, 127
Coagulação, distúrbios da, 34
Coágulo intratorácico, síndrome do, 35
Coccidiodis immitis, 65
Coccidioidomicose, 65
    diagnóstico, 66
    tratamento, 66

Colapso pulmonar, 12
Colchicina, 109
Coleção purulenta subfrênica, 138
Colesterol, 40, 77, 148
    cristais de, 98
    dosagem do, 30
    livre, concentração de, 97
    níveis elevados de, 97
Contraceptivo oral, 128
Cope, técnica de biópsia pleural pela agulha de, 35
Corpúsculos de Kampmeier, 178
Corynebacterium parvum, 79
Crescimento vascular endotelial, fator de, 114
Criptococose, 64
    diagnóstico, 64
    tratamento, 64
Crises de tosse, 92
Cristais
    de colesterol, 98
    de oxalato de cálcio, 64
Critérios de Light, 30
Crocidolita, 177
Cryptococcus neoformans, 64
Cultura
    para fungos, 149
    para germes comuns, 149
    para M. tuberculosis, 149

D

Damoiseau, parábola de, 17
Dantrolene, 126
Decorticação, 63
    pulmonar, 53
Defensinas, 25, 52
Dengue, 60
Denver, válvula de, 94
Dermatomiosite, 107
    diagnóstico, 107
        clínico, 107
        estudo do líquido, 107
Derrame
    eosinofílico, 143
        causas, 143
        estudo do líquido, 143
    ex-vácuo, 76
    infrapulmonar, 19
    neoplásico, 75
    paraneoplásico, 75
    pericárdio auto-imune, 120
    pleuropericárdico, 120
    pneumonia com, 115
    pós-bypass arterial coronariano, 115
    pós-doença pericárdica, 115
    pós-pancreatite, 115
Derrame pleural, 97, 177
    agudos
        silenciosos, 150

                sintomáticos, 151
        bilateral, 138
        de causa indeterminada, 147-154
            classificação, 150
                quanto à apresentação clínica, 150
                quanto à relação causa versus desenvolvimento, 150
                quanto ao modo de evolução, 150
            conduta nos resultados inconclusivos, 147
            parâmetros laboratoriais, 147
                bioquímicos, 147
                citológicos, 148
                marcadores, 148
                microbiológicos, 149
            recomendações frente ao, 149
                complementação por imagem, 149
                pleuroscopia, 150
                repetição da punção-biópsia pleural, 149
                toracotomia, 150
        de evolução crônica, 152
        de origem cardíaca, 119-124
            causas, 119
            diagnóstico, 120
                clínico, 120
                diferencial, 121
                laboratorial, 120
                por imagem, 120
            fisiopatologia, 119
            síndromes especiais, 120
                pós-infarto do miocárdio, 120
                pós-pericardiotomia, 120
            tratamento, 122
        drogas indutoras de, segundo a classe terapêutica, 126
        induzido por drogas, 125-129
            causas, 125
            com polisserosite, 128
            com queixas poliarticulares, 128
            com transtornos neurológicos, 128
            diagnóstico, 127
                diferencial, 128
                estudo do líquido, 127
                laboratorial, 127
                por imagem, 127
            eosinófilos, 128
            fisiopatologia, 125
            quadro clínico, 125
            tratamento, 128
        na SIDA, 71-74
            causas, 71
            diagnóstico, 71
                biópsia pleural, 73
                ecocardiograma, 73
                estudo celular, 73
                líquido pleural, 72
                microbiologia, 73
                por imagem, 71
                videotoracoscopia, 73
            tratamento, 73
        na Unidade de Tratamento Intensivo, 171-175
            gasosos, 172
            iatrogênicos, 172
            internação, 171
            líquidos, 171
            particularidades, 171
            perfil do paciente, 171
            situações especiais, 172
                síndrome da angústia respiratória do adulto versus diagnóstico por imagem, 172
                ventilação mecânica versus insuficiência respiratória aguda, 172
        não inflamatório, diagnóstico do, 30
        neoplásico, 75-83, 141-143
            aspectos radiográficos, 82
            causas, 75
            diagnóstico, 76
                biópsia pleural, 79
                bioquímica, 77
                parâmetros imunológicos, 77
                por imagem, 76
            fisiopatologia, 75
            fluxograma das condutas terapêuticas, 81
            marcadores tumorais, 78
            tratamento, 79
                escleroterapia, 79
                imunoterapia, 80
                pleurectomia, 80
                quimioterapia sistêmica, 79
                radioterapia, 79
                shunt pleuroperitoneal, 80
                toracocentese simples, 79
        por anticoagulantes, 121
        por fungos, 63-66
            aspergilose, 63
                diagnóstico, 64
                tratamento, 64
            blastomicose, 65
                diagnóstico, 65
                tratamento, 65
            candidíase, 64
                diagnóstico, 65
                tratamento, 65
            coccidioidomicose, 65
                diagnóstico, 66
                tratamento, 66
            criptococose, 64
                diagnóstico, 64
                tratamento, 64
            histoplasmose, 63
                diagnóstico, 63
                tratamento, 63
            paracoccidioidomicose, 65
                diagnóstico, 65
                tratamento, 65
        por parasitas, 67-69
            amebíase, 67
                diagnóstico, 67
                tratamento, 67
            equinococose, 68
                diagnóstico, 68

tratamento, 68
paragonimíase, 68
   diagnóstico, 68
   tratamento, 68
pneumocistose, 68
   diagnóstico, 68
   tratamento, 68
por vírus, 59-61
   diagnóstico, 59
      biópsia pleural 60
      clínico, 59
      líquido pleural, 59
      por imagem, 59
      VTSA, 60
   etiologia, 59
   fisiopatologia, 59
   tipos de agentes virais, 60
   tratamento, 60
pós-embolia pulmonar, 113-117
   causas, 113
   diagnóstico, 114
      arteriografia pulmonar digital, 115
      cintilografia pulmonar, 115
      clínico, 114
      diferencial, 115
      Doppler/Dúplex de membros inferiores, 115
      eletrocardiograma, 115
      estudo do líquido, 115
      por imagem, 114
   fatores de risco, 113
   fisiopatologia, 113
   tratamento, 115
pós-parto, 142
tardios, 151
tuberculoso, 39-43
   complicações, 42
   diagnóstico, 39
      por imagem, 39
   estudo do líquido, 40
      bioquímica, 40
      parâmetros imunológicos, 40
   fisiopatologia, 39
   parâmetros genéticos, 41
      biópsia pleural, 41
      estudo citológico, 41
      microbiologia, 41
      pleuroscopia, 41
   quadro clínico, 40
   tratamento, 41
Derrame pleural de origem infradiafragmática, 131-139
   abscesso
      esplênico, 131
         causas, 131
         diagnóstico, 131
         quadro clínico, 131
         tratamento, 131
      hepático amebiano, 133
         causas, 133
         diagnóstico, 133

         tratamento, 133
      hepático piogênico, 133
         causas, 133
         diagnóstico, 133
         tratamento, 133
      pancreático, 135
      subfrênico, 136
         causas, 136
         diagnóstico, 136
         quadro clínico, 137
         tratamento, 137
baço, 131
cirrose hepática, 133
   causas, 133
   diagnóstico, 134
   quadro clínico, 133
   tratamento, 134
diálise peritoneal, 137
   causas, 137
   quadro clínico, 137
   tratamento, 137
estômago, 132
fígado, 132
glomerulonefrite, 1356
hematoma esplênico, 131
   causas, 131
   diagnóstico, 132
   tratamento, 132
hepatite, 132
   diagnóstico, 133
   quadro clínico, 132
hérnia diafragmática, 132
   causas, 132
   diagnóstico, 132
   quadro clínico, 132
   tratamento, 132
hiperestimulação ovariana, 134
   causas, 134
   estudo do líquido pleural, 134
   tratamento, 134
infarto esplênico, 131
intraperitoneal, 131
neoplasia peritoneal, 137
ovários, 134
pâncreas, 134
pancreatite, 134
   fase aguda, 135
      causas, 135
      diagnóstico, 135
      quadro clínico, 135
      tratamento, 135
   fase crônica, 135
      causas, 135
      diagnóstico, 135
      quadro clínico, 135
      tratamento, 135
peritoneal, 136
pós-cirurgia abdominal, 137
   causas, 137

líquido pleural, 137
  tratamento, 137
 pós-transplante de fígado, 134
  causas, 134
  diagnóstico, 134
  tratamento, 134
 retroperitoneal, 134
 rim, 135
 síndrome
  de Meigs, 134
   causas, 134
   diagnóstico, 134
   quadro clínico, 134
   tratamento, 134
  nefrótica, 135
   causas, 135
   diagnóstico, 135
   tratamento, 136
 úlcera gástrica, 132
  diagnóstico, 132
  quadro clínico, 132
  tratamento, 132
 uremia, 136
  diagnóstico, 136
  quadro clínico, 136
  tratamento, 136
 urinotórax, 136
  causas, 136
  diagnóstico, 136
  tratamento, 136
Derrame pleural em pediatria, 165-170
 agentes infecciosos nos, 166
 causas, 165
 diagnóstico, 166
  biópsia pleural por agulha, 167
  clínico, 166
  diferencial, 167
  estudo
   citológico, 166
   microbiológico, 166
  líquido pleural, 166
  por imagem, 166
  toracotomia, 167
  videotoracoscopia assistida, 167
 primário, 165
 secundário, 165
 tratamento, 167
Derrame pleural nas doenças colágeno-vasculares, 105-111
 artrite reumatóide, 106
  diagnóstico, 106
   biópsia pleural, 106
   clínico, 106
   ecocardiograma, 106
   estudo do líquido, 106
   por imagem, 106
   VTSA, 106
  tratamento, 107
 dermatomiosite, 107
  diagnóstico, 107

  clínico, 107
  estudo do líquido, 107
 febre familiar do mediterrâneo, 109
 granulomatose de Wegener, 108
 linfandenopatia imunoblástica, 109
 lúpus eritematoso sistêmico, 105
  diagnóstico, 105
   biópsia pleural, 106
   clínico, 105
   ecocardiograma, 106
   estudo do líquido, 105
   por imagem, 105
 síndrome
  de Churg-Strauss, 108
  de Sjögren, 107
  lúpus-like, 106
  tratamento, 106
Derrame pleural parapneumônico, 45-50
 agentes especiais, 47
 aspectos radiográficos, 49
 diagnóstico, 45
  clínico, 45
   anamnese, 45
   exame físico, 45
  diferencial, 47
  laboratorial, 46
   parâmetros imunológicos, 46
  microbiológico, 46
   estudo do líquido pleural, 46
   população microbiana, 46
  por imagem, 45
   radiografia, 45
   tomografia computadorizada, 46
   ultra-sonografia, 46
 fisiopatologia, 45
 fluxograma da consulta terapêutica, 48
 organismos isolados no, 47
 tratamento, 46
  atuação direta, 47
  conduta básica, 47
  estreptoquinase, 48
Desidrogenase lática, 30
DHL, 40
Diabetes, 97
Diafragma
 intervenções sobre o, 92
 transfixação de, 34
Diálise peritoneal, 137
 causas, 137
 quadro clínico, 137
 tratamento, 137
Digital, 128
Diidroemetina, 67
Displasia linfática primária, 92
Dispnéia, 7, 93, 120
 com dor pleurítica, 137
Distonia neurovegetativa, 34
Distúrbio(s)
 da coagulação, 34

hidroeletrolítico, 93
Diuréticos, 126
DLH, 77
Doença(s)
  císticas, 168
  de Hodgkin, 80
  de pericárdio, 119
  do endocárdio, 119
  do miocárdio, 119
  do pericárdio, 31
  ocupacionais, pleura nas, 77-180
    causas, 177
  pericárdica, derrame pós, 115
  pleural, abordagem semiológica na, 7-9
    ausculta, 9
    inspeção, 7
    palpação, 9
    percussão, 9
    sintomas, 7
  valvares, 119
  vibroacústica, 178
Doenças colágeno-vasculares, derrame pleural nas, 105-111
  artrite reumatóide, 106
    diagnóstico, 106
      biópsia pleural, 106
      clínico, 106
      ecocardiograma, 106
      estudo do líquido, 106
      por imagem, 106
      VTSA, 106
    tratamento, 107
  dermatomiosite, 107
    diagnóstico, 107
      clínico, 107
      estudo do líquido, 107
  febre familiar do Mediterrâneo, 109
  granulomatose de Wegener, 108
  linfandenopatia imunoblástica, 109
  lúpus eritematoso sistêmico, 105
    diagnóstico, 105
      biópsia pleural, 106
      clínico, 105
      ecocardiograma, 106
      estudo do líquido, 105
      por imagem, 105
  síndrome
    de Churg-Strauss, 108
    de Sjögren, 107
    lúpus-like, 106
      tratamento, 106
Doppler/Dúplex de membros inferiores, 115
Dor(es)
  articulares, 151
  pleural, 114
  pleurítica, dispnéia com, 137
  tipo
    pericárdica, 120
    pleurítica, 120
  torácica, 52, 141

Dornase, 54
Down, síndrome de, 92
D-penicilinamina, 127
Drenagem
  pleural, 167
    aberta, 53
    subaquática, 53
  torácica, 93
  tubular fechada, 53
  venosa, 3
Dressler, síndrome de, 47
Drogas
  derrame pleural induzido por, 125-129
    causas, 125
    diagnóstico, 127
      diferencial, 128
      estudo do líquido, 127
      laboratorial, 127
      por imagem, 127
    fisiopatologia, 125
    quadro clínico, 125
    tratamento, 128
  indutoras de derrame pleural segundo a classe
    terapêutica, 126

E

Echinococcus granulosus, 68
Ecocardiograma, 73
Edema pulmonar
  agudo, 34
  inflamatório, 125
ELISA, método, 40
Emagrecimento, 7, 152
Embolia pulmoanr, 7, 47
  aguda, incidência das principais imagens
    radiológicas na, 114
  derrame pleural pós, 113-117
    causas, 113
    diagnóstico, 114
      arteriografia pulmonar digital, 115
      cintilografia pulmonar, 115
      clínico, 114
      diferencial, 115
      Doppler/Dúplex de membros inferiores, 115
      eletrocardiograma, 115
      estudo do líquido, 115
      por imagem, 114
    fatores de risco, 113
    fisiopatologia, 113
    tratamento, 115
  prévia, 113
  seqüelas de, 116
Empiema, 7, 40, 51-57, 93
  aspectos radiográficos, 56
  causas, 51
  condutas terapêuticas especiais, 54
    empiema fúngico, 54

  fibrinolíticos, 54
  videotoracoscopia assistida, 54
 diagnóstico, 51
  clínico, 51
  diferencial, 52
  estudo do líquido, 52
  laboratorial, 52
  por imagem, 52
   telerradiografia, 52
   tomografia computadorizada, 52
   ultra-sonografia, 52
 fisiopatologia, 51
 necessitatis, 12
 tratamento, 52
  com cavidade empiemática persistente, 53
  empiema
   agudo, 53
   crônico, 53
Empiemectomia, 53
Encarceramento pulmonar, 143
Endocárdio, doenças do, 119
Endometriose pleural, 142
Enfisema subcutâneo, 15, 34
Entamoeba histolytica, 67
Enzima(s)
 antioxidante, 78
 cardíacas, 120
 tumorgênica, 78
Epstein-Barr, 60
Equinococose, 68
 diagnóstico, 68
 tratamento, 68
Erionite, 85
Escarro, exame do, 46
Esclerose tuberosa, 92
Escleroterapia, 79, 141
 de varizes de esôfago, derrame pleural por, 141
Escolioses, 8
Escovado pleural percutâneo fechado, 36
Esôfago, varizes de, escleroterapia de, 141
Espaço(s)
 intercostais, 7, 33
  alargamento e protrusão dos, 8
  diminuição e retração dos, 8
 pleural, 2, 102
  fisiologia do, 5
Espessamentos pleurais, 8, 16, 39
Esporotricose, 69
Esquistossomose, 92
Estenose mitral, 123
Esterilização da cavidade pleural, 53
Esteróides, 109
Estômago, 132
Estreptomicina, 128
Estreptoquinase, 54
Estudo(s)
 citológico, 166
 do abdômen, 149
 do líquido pleural, 23-28
  aspecto macroscópio, 23
  hipóteses diagnósticas frente ao aspecto do líquido, 23
   bioquímica, 24
   gasometria/pH, 24
   marcadores tumorais, 26
   parâmetros citométricos, 26
   parâmetros imunológicos, 25
   parâmetros microbiológicos, 26
  pleurograma, 27
 microbiológico, 166
Estudo por imagem da pleura, 11-20
 radiografia, 11
  derrame gasoso, 12
   espontâneo, 12
   na forma hipertensiva, 12
   traumático, 15
  derrame pleural livre, 11
   sinais diretos, 11
   sinais indiretos, 12
  derrame pleural loculado, 12
  espessamento pleural, 12
  imagens normais, 11
   interlobares, 11
   mediastínica, 11
   periféricas, 11
  imagens sólidas, 12
 ressonância magnética, 16
 tomografia computadorizada, 16
 ultra-sonografia, 15
  indicações, 15
Esvaziamento cervical amplo, 92
Ewing, sarcoma de, 101
Exame do líquido pleural, 46
Exsudato(s)
 amarelo-citrino, 76
 causas de, nos derrames de origem cardíaca, 121
 e transudatos, 29-32
  padrão classificatório, 30
 serossanguinolento, 136

F

Fator
 de crescimento vascular endotelial, 114
 de necrose tumoral, 40, 46
 reumatóide, 25, 107
Febre, 7, 52, 120
 familiar do Mediterrâneo, 109
 Lassa, vírus da, 60
Fenitoína, 128
Fenobarbitol, 128
Fenômenos de Reynaud, 105
Ferida(s)
 cirúrgica abdominal, 8
 por arma de fogo, 92, 100
 por elementos perfurantes, 100
Ferritina, 77
Fibrina, 15

Fibrinolíticos, 54, 167
Fibrose
  cística, 168
  pleural, 8, 129
  pulmonar, 144
Fígado, 132
  transplante de, derrame pleural pós, 134
    causas, 134
    diagnóstico, 134
    tratamento, 134
Filária, 69
Filariose, 92
Fístula
  broncopleural, 64
    fechamento de, 35
  cutânea, 52
  pleural, abscesso amebiano do fígado com, 24
  transdiafragmática, 135
Franseen, agulha, 34
Fraturas costais, 15, 36
Frenagem pleural, 63
Fungos
  cultura para, 149
  derrame pleural por, 63-66
    aspergilose, 63
      diagnóstico, 64
      tratamento, 64
    blastomicose, 65
      diagnóstico, 65
      tratamento, 65
    candidíase, 64
      diagnóstico, 65
      tratamento, 65
    coccidioidomicose, 65
      diagnóstico, 66
      tratamento, 66
    criptococose, 64
      diagnóstico, 64
      tratamento, 64
    histoplasmose, 63
      diagnóstico, 63
      tratamento, 63
    paracoccidioidomicose, 65
      diagnóstico, 65
      tratamento, 65
Fungus ball, 64

G

Gama-interferon, 40
Gânglios mediastinais, 3
Germes, cultura para, 149
Glicoproteína ácida-α1, 77
Glicose, 40, 77, 148
Glomerulonefrite, 1356
Gorham, síndrome de, 92
Granulomatose de Wegener, 108
Gravidez, 92

H

Haemophilus influenzae, 47
Hantavírus, 60
Harefield, agulha, 34
Hemácias, 115
Hematimetria, 148
Hematoma, 34
  esplênico, 131
    causas, 131
    diagnóstico, 132
    tratamento, 132
  pleural de grande volume pós-cirurgia de prótese valvar, 102
Hemicúpula diafragmática, 15, 136
Hemitórax, 7
  assepsia ampla do, 33
Hemoculturas, 46
Hemograma, 120
Hemopneumotórax, 15, 99
  iatrogênico, 102
  traumático, 102
Hemotórax, 99-103
  causas de, 100
  fetal pós-amniocentese, 101
  iatrogênico, 100
    tratamento, 101
  não-traumático, 100
    tratamento, 101
  traumático, 99, 100
    diagnóstico, 99
      clínico, 99
      radiológico, 100
      toracocentese, 100
      videotoracoscopia assistida, 100
    não-perfurante, 99
    perfurante, 99
    tratamento, 100
Hepatite, 60, 132
  diagnóstico, 133
  quadro clínico, 132
  viral, 97
Hérnia diafragmática, 31, 132
  causas, 132
  diagnóstico, 132
  quadro clínico, 132
  tratamento, 132
Herpes-vírus humano, 60
Hidralazina, 127
Hidrazida, 42
Hidrazina, 167
Hidropneumotórax, 12
Hidropsia não-imune, 169
Hidroxiprolina, 25
Hiperestimulação ovariana, 134
  causas, 134
  estudo do líquido pleural, 134
  tratamento, 134
Hiperidratação, 150

Hipertensão venosa, 8
Hipoalbuminemia, 93, 135
Hipobetalipoproteinemia, 92
Hipoclorito de sódio, 53
Hipoproteinemia, 30, 52, 93, 150
Hipóteses diagnósticas do aspecto do líquido pleural, 23
    bioquímica, 24
    gasometria/pH, 24
    marcadores tumorais, 26
    parâmetros
        imunológicos, 25
        microbiológicos, 26
        citométricos, 26
Hipotireoidismo, 92
Hipotransparência do hemitórax, 12
Hipovitaminose lipossolúvel, 93
Hipoxemia, 6
Histiocitose X, 141, 168
Histoplasma capsulatum, 63
Histoplasmose, 63
    diagnóstico, 63
    tratamento, 63
Hjelm-Laurell, sinal de, 12
Hodgkin, doença de, 79

I

Icterícia, 125
IgA, 40
IgM, 40
Imobilização prolongada, 113
Implantes pleurais metásticos, 82
Imunoeletroforese de contracorrente, 26
Imunoestimulantes, 126
Imunoglobulina, 149
    anti-PPD, 40
Imuno-histoquímica, 86
Imunossupressores, 126
    tipo citotóxicos, 109
Imunoterapia, 80, 88
Imunotipagem linfocítica, 77
Incidência de Laurell, 18
Inervação pleural, 3
Infarto
    do miocárdio, 115, 120
        com insuficiência ventricular esquerda, 115
        derrame pleural pós, 120
    esplênico, 131
Infecção
    cutânea, 34
    peritoneal subfrênica, 8
    pleural, 96
    respiratória, 174
    viral, 120
Infiltração
    miocárdica com descompensação cardíaca
        transudato, 142
    pleural com obstrução dos linfáticos locais exsudato, 142

Infiltrado
    linfocítico-granulomatoso, 41
    pneumônico, 49
    pulmonar, 60, 120
Inibidor da ativação do plasminogênio-1, 40
Injúria vascular intratorácica, 36
Instabilidade cardiocirculatória, 36
Insuficiência
    cardíaca, 92
        congestiva, 30, 115, 123
    respiratória aguda, ventilação mecânica versus, 172
    ventricular esquerda, 8
        infarto do miocárdio com, 115
Interferon, 25
Interleucina-1b, 40
Interleucina-2, 40, 77, 126
Interleucina-6, 77
Interleucina-8, 46, 77
Interleucina-10, 77
Interleucina-15, 77
Irritação da pleura mediastínica, 7
Isoenzima amilase, 77
Isoniazida, 42, 127
Isotretiomina, 128
Itraconazol, 127

J

Jaffe-Campanacci, síndrome de, 92
Java, agulha, 34

K

Kampmeier, corpúsculos de, 178
Kaposi, sarcoma de, 73, 92
Kerley, linhas b de, 172
Koch, bacilo de, 34

L

Lactato, 24
Langhans, células gigantes tipo, 41
Laparotomia exploradora, 100
Lassa, febre, 60
Laurell, incidência de, 18
Leishmania, 69
LES (v. Lúpus eritematoso sistêmico)
Lesões
    cardíacas, 99
    necróticas subpleurais, 72
Leucemia mielóide crônica, 143
Leucócitos, 41, 77, 115
Leucocitose variável, 52
Leucometria, 148
    nos transudatos, 30
Leucopenia, 73
Ligadura do canal torácico, 94

Light, critérios de, 30
Linfa da pleura diafragmática, 3
Linfadenopatia, 73
   imunoblástica, 109
Linfangiectasia pulmonar congênita, 92
Linfangioma mediastínico, 92
Linfangiomiomatose, 92
Linfangite carcinomatosa, 79, 129
   bilateral, 82
Linfocitopenia, 93
Linfócitos
   B, proliferação hiperimune de, 109
   T, 39, 41
Linfocitose, 165
Linfomas, 75
   primitivo de pleura, 90
Linfonodos
   hilares, 142
   mediastinais, 142
Linfopenia, 73
Linhas B de Kerley, 172
Lipopolissacarídios bacterianos, 2
Lipossarcoma, 86
Líquido(s)
   ascítico, 8
   pleural, 3, 15
   pleural, estudo do, 23-28, 46, 120
     aspecto macroscópio, 23
     fase de organização, 46
     fase exsudato estéril, 46
     fase fibrinopurulenta, 46
     hipóteses diagnósticas frente ao aspecto do
       líquido pleural, 23
       bioquímica, 24
       gasometria/pH, 24
       marcadores tumorais, 26
       parâmetros citométricos, 26
       parâmetros imunológicos, 25
       parâmetros microbiológicos, 26
     pleurograma, 27
Lisozimas, 40
Lítio, carbonato de, 128
L-triptofano, 127
Lúpus eritematoso sistêmico, 31, 105
   diagnóstico, 105
     biópsia pleural, 106
     clínico, 105
     ecocardiograma, 106
     estudo do líquido, 105
     por imagem, 105
   particularidades diferenciais entre, e artrite reumatóide, 107

M

Macrófagos, 40
Mama, tumores de, 75
Marcadores tumorais, 77, 78, 120
Marca-passo, colocação de, 101

Martelos pneumáticos, 178
Massa(s)
   pleural, 14
   pulmonares, 73
Mediastinite
   actínica, 92
   esclerosante, 92
Mediastino, alargamento do, 72
Mediastinoscópio, pleuroscopia com, 54
Mediterrâneo, febre familiar do, 109
Meigs, síndrome de, 134
   causas, 134
   diagnóstico, 134
   quadro clínico, 134
   tratamento, 134
Membros inferiores, Doppler/Dúplex de, 115
Mesalamina, 128
Mesotelioma, 31, 85-89
   benigno, 88
     diagnóstico, 88
       cirúrgico, 88
       clínico, 88
       diferencial, 89
       estudo do líquido, 88
       por imagem, 88
     fisiopatologia, 88
     tratamento, 89
   maligno, 85
     diagnóstico, 85
       clínico, 86
       diferencial, 86
       estudo do líquido, 86
       por imagem, 86
     etiologia, 85
     fisiopatologia, 85
     tratamento, 86
       cirurgia, 88
       imunoterapia, 88
       pleurodese, 88
       quimioterapia, 88
       radioterapia, 88
       sintomático, 88
   peritoneal, 137
Methotrexate, 126
Metildopa, 128
Método ELISA, 40
Mialgias, 125
Miastenia, 125
Mieloma múltiplo, 92
Minoxidil, 127
Miocárdio
   doenças do, 119
   infarto do, 115, 120
     com insuficiência ventricular esquerda, 115
     derrame pleural pós, 120
   perfuração do, por manobras diretas, 121
Miocardiopatia
   dilatada, 119
   infiltrativa, 119

Miocardite, 119
   descompensada, 115
Mioplastia da cavidade empiemática, 53
Mitomicina, 127
Mixedema, 31, 121, 142
Mycoplasma pneumoniae, pneumonia atípica por, 49

N

Necrose pulmonar subpleural, 68
Neomicina, 53
Neoplasia
   maligna pleural, 100
   peritoneal, 137
Neurolépticos, 126
Neutrofilia, 165
Nitrofurantoína, 126, 128
Nódulos
   metastáticos, 15
   pulmonares, 68
Noonan, síndrome de, 92

O

Obstrução da veia cava superior, 142
Ondas vibroacústicas, 178
Ortopnéia, 8
Osteoartropatia hipertrófica, 86
Ovários, 134
Oxacilina, 167
Oxalato de cálcio, cristais de, 64
Oxidação dos ácidos graxos, 125
Oxitetraciclina, 88

P

Palpação da parede torácica, 9
Pâncreas, 134
Pancreatite, 31, 92, 134
   aguda, 47, 135
   derrame pós, 115
   fase aguda, 135
      causas, 135
      diagnóstico, 135
         líquido pleural, 135
         por imagem, 135
         quadro clínico, 135
      tratamento, 135
   fase crônica, 135
      causas, 135
      diagnóstico, 135
         líquido pleural, 135
         por imagem, 135
         quadro clínico, 135
      tratamento, 135
Paquipleuris, 8

Parábola de Damoiseau, 17
Paracoccidioides brasiliensis, 65
Paracoccidioidomicose, 65
   diagnóstico, 65
   tratamento, 65
Paragonimíase, 68, 97
   diagnóstico, 68
   tratamento, 68
Paragonimus
   myazakii, 68
   westermani, 68
Parede torácica
   implante tumoral na, 36
   palpação da, 9
Parênquima pulmonar, 114
   alterações do, 39
Partículas anfíbolas, 177
Parto, derrame pleural pós, 142
Pediatria, derrame pleural em, 165-170
   agentes infecciosos nos, 166
   causas, 165
   diagnóstico, 166
      biópsia pleural por agulha, 167
      clínico, 166
      diferencial, 167
      estudo
         citológico, 166
         microbiológico, 166
      líquido pleural, 166
      por imagem, 166
      toracotomia, 167
      videotoracoscopia assistida, 167
   primário, 165
   secundário, 165
   tratamento, 167
Penicilamina, 128
Penicilina, 128
Pentamidina, 68
Percussão, 9
Perfuração
   do esôfago, derrame pleural por, 141
   do miocárdio por manobras diretas, 121
   pulmonar, 34
Pericárdio, 35
   doenças de, 31, 119
Pericardiotomia, 120
pH, 40, 77
Pirazinamida, 42, 167
Placas pleurais, 177
Pleura
   apical, 8
   diafragmática, 3, 8
   linfoma primitivo de, 90
   mediastínica, 3
      irritação da, 7
   nas doenças ocupacionais, 177-180
      causas, 177
   parietal, 1
   scanning microscópico eletrônico da, 2

visceral, 3
Pleura, estudo por imagem da, 11
   radiografia
      derrame gasoso, 12
         espontâneo, 12
         na forma hipertensiva, 12
         traumático, 15
      derrame pleural livre, 11
         sinais diretos, 11
         sinais indiretos, 12
      derrame pleural loculado, 12
      espessamento pleural, 12
      imagens normais, 11
         interlobares, 11
         mediastínica, 11
         periféricas, 11
   ressonância magnética, 16
   tomografia computadorizada, 16
   ultra-sonografia, 15
      indicações, 15
Pleurectomia, 80, 94
Pleurite, 8
   actínica, 8, 142
   inespecífica, 73, 147
   tuberculosa, 2, 20
Pleurodese, 18, 73, 79, 88, 94
Pleurograma, 27
Pleuropericardite viral, 121
Pleuropneumonectomia, 88
Pleuroscopia, 35, 150
   com mediastinoscópio, 54
   com pleuroscópio, 54
   complicações, 36
   contra-indicações, 36
   indicações, 35
      diagnósticas, 35
      terapêuticas, 35
Pleuroscópio, pleuroscopia com, 54
Pleurostomia, 53
Plexo braquial, 3
Pneumatocele, 168
Pneumocistose, 68
   diagnóstico, 68
   tratamento, 68
Pneumocystis carinii, 68
Pneumonia, 7
   atípica por Mycoplasma pneumoniae, 49
   com derrame, 115
   necrotizante subpleural, 64
Pneumonite actínica, 144
Pneumotórax, 6, 73, 141, 167, 172
   catamenial, 142
   em paciente sob ventilação mecânica, 174
   espontâneo, 8
   hipertensivo, barotrauma com, 174
   refratário, 35
Polidrâmnio materna, 92
Polimerase, reação em cadeia da, 149
Polisserosite, derrame pleural induzido por drogas com, 128

Pós-cirurgia abdominal, 137
   causas, 137
   líquido pleural, 137
   tratamento, 137
Pós-pleurodese, 19
Pós-pneumonia, 56
Pós-queimadura elétrica, 143
Pós-transplante, 143
Practolol, 127
Praziquantel, 68
Prazosin, 128
Pressão(ões)
   coloidosmótica, 29
   hidrostáticas dos capilares, 6
   oncótica das proteínas plasmáticas, 6
   venosa sistêmica, aumento da, 5
Procainamida, 127
Proteína(s), 40, 77
   C reativa, 25, 30, 46, 149
   séricas, 30
Prótese valvar, TC hematoma pleural de grande volume, pós-cirurgia de, 102
Pseudoquilotórax, 23, 30, 42, 97
   causas, 97
   diagnóstico, 97
      clínico, 97
      diferencial, 98
      estudo do líquido pleural, 98
      por imagem, 97
   e empiema, 93
   fisiopatologia, 97
   tratamento, 98
Pulmão
   em favo de mel, 142
   encarcerado, 31
   transplante de, 94
Punção-biópsia
   pleural, 149
   transparietal, 172

Q

Queixas poliarticulares, derrame pleural induzido por drogas com, 128
Quilotórax, 23, 30, 91-96
   causas de, 92
   de grandes proporções, 94
      em recém-nascido com acentuada dispnéia, 169
   diagnóstico, 92
      clínico, 92
      diferencial, 93
         com pseudoquilotórax e empiema, 93
         conseqüências, 93
      emprego de marcadores, 93
      estudo do líquido, 92
      por imagem, 92
   etiologia, 91
   fisiopatologia, 91

no adulto, 96
riqueza linfocitária nos, 96
tratamento, 93
cirúrgico, 94
conservador, 93
Quimiocinas, 2
Quimioterapia, 88
sistêmica, 79
Quimioterápicos, 126
Quinidina, 127

R

Radiografia da pleura, 11
imagens normais, 11
interlobares, 11
mediastínicas, 11
periféricas, 11
imagens patológicas, 11
derrame gasoso, 12
espontâneo, 12
na forma hipertensiva, 12
traumático, 15
derrame pleural livre, 11
sinais diretos, 11
sinais indiretos, 12
derrame pleural loculado, 12
espessamento pleural, 12
sólidas, 12
Radioterapia, 79, 88
Rash cutâneo, 125
Reação(ões)
de fixação do complemento, 63
em cadeia da polimerase, 41, 149
Reflexo vasovagal, 34
Regra de Starling, 5
Repouso intestinal, 94
Reserpina, 128
Respiração por ventilação mecânica, 34
Ressecção
cirúrgica, 64
costal, 53
gástrica, 92
pulmonar, 92
Ressonância magnética da pleura, 16
Reynaud, fenômenos de, 105
Rifampicina, 42, 167
Rim, 135
Rotura
de aorta torácica, 115
de vasos intratorácicos, 99
traqueal, 99

S

Sais de ouro, 127
SARA (v. Síndrome da angústia respiratória do adulto)

Sarcoidose, 31, 92, 142
Sarcoma de Ewing, 73, 92, 101
Scanning microscópico eletrônico da pleura, 2
Seios costofrênicos, 11
Seqüelas de embolia pulmonar, 116
Shunt
pleuroperitoneal, 80, 94
pulmonar, 6
SIDA, derrame pleural na, 71-74
causas, 71
diagnóstico, 71
biópsia pleural, 73
ecocardiograma, 73
estudo celular, 73
líquido pleural, 72
microbiologia, 73
por imagem, 71
videotoracoscopia, 73
tratamento, 73
Sífilis, 97, 143
Simpatectomia torácica alta, 36
Sinal
de Hjelm-Laurell, 12
do violão, 12
Síndrome(s)
da angústia respiratória do adulto, 60, 142
versus diagnóstico por imagem, 172
da imunodeficiência adquirida (v. SIDA)
da unha amarela, 92, 142
da veia cava superior, 142
de Churg-Strauss, 108
de Down, 92
de Dressler, 47
de Gorham, 92
de Jaffe-Campanacci, 92
de Meigs, 134
causas, 134
diagnóstico, 134
quadro clínico, 134
tratamento, 134
de Noonan, 92
de Sjögren, 107
de Turner, 92
do coágulo intratorácico, 35
lúpus-like, 106, 125
tratamento, 106
nefrótica, 92, 135
causas, 135
diagnóstico, 135
tratamento, 136
paraneoplásica, 76
pleuropulmonares prévias, 143
Sistema BACTEC, 41
Sjögren, síndrome de, 107
Sódio, hipoclorito de, 53
Somatostatina, 94
Sondas, uso de, 168
Starling, regra de, 5
Strongyloides, 69
Sudorese, 88

T

Taenia, 69
Taquipnéia, 7
Técnica de biópsia pleural pela agulha de Cope, 35
Teicoplamina, 167
Telerradiografia, 52
   de tórax, 100
Telerradiografia, 76
Terapia anticoagulante, complicações, 100, 101
Teste
   de Casoni, 68
   tuberculínico, 39
Tetraciclina, 128
Tiazídicos, 128
Timpanismo, 9
Tomografia computadorizada da pleura, 16
Toracocentese, 33, 100, 122
   acesso à cavidade torácica, 33
   complicação, 34
   posição do paciente, 33
   simples, 79
Toracoplastia, 54
Toracotomia, 33, 88, 150, 167
Tórax, telerradiografia de, 100
Tortuosidade vascular intercostal, 34
Tosse, 34
   crises de, 92
   seca, 125
tPA, 77
Transparência pulmonar, 12
Transplante
   de fígado, derrame pleural pós, 134
      causas, 134
      diagnóstico, 134
      tratamento, 134
   de pulmão, 94
Transtornos neurológicos, derrame pleural induzido por drogas com, 128
Transudatos e exsudatos, 29-32
   padrão classificatório, 30
Tremolita, 177
Trepopnéia, 8
Triglicerídeos, 24, 77, 148
Triptofano, 128
Trombocitopenia, 60
Tromboembolismo, 36
Trombomodulina, 24
Trombose de veia
   cava superior, 92
   subclávia, 92
   profunda, 113
Tuberculose, 35, 92, 97
   linfática, 39
   pleural crônica, 56
   pulmonar, 47
Tumor(es)
   de mama, 75
   de Wilms, 92
   encapsulado, 85
   fantasma, 12
   metastáticos, 12
   pleurais, 16
   primitivos, 12
Turner, síndrome de, 92

U

Úlcera gástrica, 132
   diagnóstico, 132
   quadro clínico, 132
   tratamento, 132
Ultra-sonografia
   da pleura, 15
      indicações, 15
   intra-útero evidenciando derrame pleural fetal bilateral, 169
Unha amarela, síndrome da, 92, 142
Unidade de tratamento intensivo, derrame pleural na, 171-175
   gasosos, 172
   iatrogênicos, 172
   internação, 171
   líquidos, 171
   particularidades, 171
   perfil do paciente, 171
   situações especiais, 172
      síndrome da angústia respiratória do adulto versus diagnóstico por imagem, 172
      ventilação mecânica versus insuficiência respiratória aguda, 172
Uremia, 31, 136, 152
   diagnóstico, 136
   quadro clínico, 136
   tratamento, 136
Urinotórax, 136
   causas, 136
   diagnóstico, 136
   tratamento, 136
Uroquinase, 54
Urticárias, 125
UTI (v. Unidade de tratamento intensivo)

V

Válvula de Denver, 94
Vancomicina, 167
Varicela-zóster, 60
Varidase, 54
Varizes de esôfago, escleroterapia de, 141
Vascularização das membranas pleurais, 3
Vasos
   intercostais, laceração de, 36
   intratorácicos, rotura de, 99
Veia(s)
   ázigos, 3, 11
   cava superior, 92, 142
      cateterização de, 92

  obstrução da, 142
  trombose de, 92
 hemiázigos, 3
 mamárias internas, 3
 pulmonares, 3
 subclávia, trombose de, 92
Ventilação mecânica
 pneumotórax em paciente sob, 174
 respiração por, 34
 versus insuficiência respiratória aguda, 172
Videoscopia, 35
Videotoracoscopia, 73, 88
 assistida, 54, 68, 100, 167
Vin-Silverman, agulha, 34
Vírus, derrame pleural por, 59-61
 diagnóstico, 59
  biópsia pleural 60
  clínico, 59
  líquido pleural, 59
  por imagem, 59
  VTSA, 60
 etiologia, 59
 fisiopatologia, 59
 tipos de agentes virais, 60
 tratamento, 60

W

Wegener, granulomatose de, 108
Wilms, tumor de, 92
Wolastonita, 2